Haug

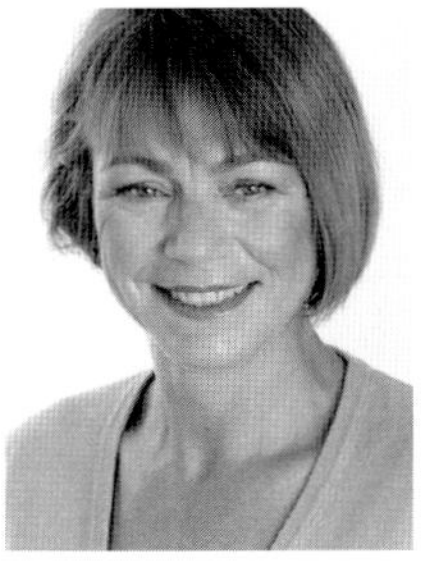

**Dr. med. Ingrid Pfanzelt** kam schon während ihres Studiums an der LMU München durch die Vorlesungen von Willibald Gawlik und Arthur Braun mit der Homöopathie in Berührung. Die homöopathische Heilung der Neurodermitis ihres Sohnes überzeugte sie endgültig von der Wirksamkeit der Globuli entgegen allen naturwissenschaftlichen Prinzipien. Sie absolvierte neben ihrer Ausbildung zur Psychoanalytikerin und Fachärztin für Psychosomatische Medizin und Psychotherapie ihre homöopathische Weiterbildung, die sie 1993 abschloss und anschließend das Homöopathie-Diplom des DZVHÄ erwarb. Ihre psychotherapeutische Arbeit konfrontierte sie immer wieder mit traumatisierten Patienten, was sie dazu veranlasste, sich in der traumatherapeutischen EMDR-Methode zu spezialisieren. Sie leitet auch Balintgruppen (BLÄK), publiziert regelmäßig in der AHZ und hält Vorträge und Workshops zum Thema „Trauma und Homöopathie". Als Mitglied der „Homöopathen ohne Grenzen – HOG" engagiert sie sich seit vielen Jahren in verschiedenen Projekten, zuletzt in der homöopathischen Ausbildung von Krankenschwestern in Sierra Leone. Seit 1993 ist sie niedergelassen in eigener Kassenpraxis für Psychotherapie und Homöopathie.

# Homöopathie und Psychotraumatologie

Ingrid Pfanzelt

21 Abbildungen

Karl F. Haug Verlag · Stuttgart

*Bibliografische Information der Deutschen Nationalbibliothek*
Die Deutsche Nationalbibliothek verzeichnet diese Publikation in der Deutschen Nationalbibliografie; detaillierte bibliografische Daten sind im Internet über http://dnb.d-nb.de abrufbar.

**Anschrift**
Dr. med. Ingrid Pfanzelt
St.-Anna-Platz 8
80538 München
Deutschland

Ihre Meinung ist uns wichtig! Bitte schreiben Sie uns unter:
www.thieme.de/service/feedback.html



www.haug-verlag.de

Printed in Germany

Umschlaggestaltung: Thieme Verlagsgruppe
Umschlagfoto: Michael Zimmermann, Stuttgart, www.leuchtgrau.de
Satz: L42 Media Solutions, Berlin
Druck: AZ Druck und Datentechnik GmbH, Kempten

ISBN 978-3-8304-7659-7 1 2 3 4 5 6

Auch erhältlich als E-Book:
eISBN (PDF) 978-3-8304-7660-3
eISBN (epub) 978-3-8304-7661-0

# Danksagung

Zuallererst danke ich Frau Susanne Schimmer, denn ohne sie wäre dieses Buch nicht zustande gekommen. Mein Kollege, Rainer Sohre, las mein Manuskript und gab mir wertvolle Anregungen, auch ihm möchte ich danken. Bei der grafischen Umsetzung meiner Ideen stand mir Heinz Fuchs zur Seite, ein Dankeschön an ihn. Mein größter Dank und Respekt gilt aber denjenigen meiner Patienten, deren Geschichten ich in diesem Buch erzählen darf. Das eigene Schicksal öffentlich zu machen, ist nicht leicht, auch wenn die Daten anonymisiert wurden. Sie waren damit einverstanden, weil sie anderen Mut machen wollen, den psychotherapeutisch-homöopathischen Behandlungsweg zu wählen, um ein Trauma zu überwinden.

# Vorwort

Dieses Buch soll eine Brücke schlagen zwischen zwei Wissenschaften, die auf den ersten Blick nichts miteinander zu tun zu haben scheinen: Homöopathie und Psychotraumatologie. Erstere ist mittlerweile 200 Jahre alt, basiert auf einem großen empirischen Wissen und ringt immer noch um Anerkennung in der wissenschaftlichen Welt. Letztere ist jung, erst einige Jahrzehnte alt, und doch schon akzeptiert und etabliert. Alt und Jung scheinen also nicht zusammenzupassen, und der Inhalt schon gleich gar nicht!

Untersucht und vergleicht man jedoch die theoretischen und praktischen Grundlagen der beiden Wissenschaften genauer, stößt man auf faszinierende Analogien: Sowohl in den Konzepten der Ätiologie wie Dynamik von traumatisch bedingten Erkrankungen folgen Psychotraumatologie und Homöopathie ähnlichen Vorstellungen. Und wenn man homöopathische Arzneien unter einem traumadynamischen Aspekt betrachtet, kann man bestimmten Traumafolgestörungen spezifische Arzneimittel zuordnen, denn die Traumadynamik findet sich in den Arzneimittelbildern!

Zu diesen Erkenntnissen führte mich die psychotherapeutisch-homöopathische Behandlung traumatisierter Patienten. Meine Erfahrung möchte ich in diesem Buch mit dem Wissen aus der Psychotraumatologie verbinden und einem interessierten Fachpublikum zur Verfügung stellen. Gerade die psychotherapeutische Langzeitbehandlung von Traumafolgestörungen ermöglicht nämlich, die psychischen Prozesse der Patienten zu beobachten und zu interpretieren, sie mit den jeweils verordneten Arzneimitteln zu verbinden und damit ein genaues Bild zu bekommen, was die Homöopathie in diesen Fällen leisten kann. Und obwohl die meisten homöopathischen Kollegen ein anderes Arbeitssetting haben, hoffe ich doch, dass meine Ausführungen auch für sie von Interesse sind. Denn: Durch die Verbindung des traumatherapeutischen und homöopathischen Ansatzes können traumatisierte Patienten besser behandelt werden.

Dieses Buch richtet sich an Kollegen, die homöopathisch arbeiten oder in homöopathischer Ausbildung sind und ihr Wissen erweitern wollen. Auch psychotherapeutisch arbeitende Kollegen könnten sich mithilfe dieses Buches an die Homöopathie annähern, denn sie kann für die Traumatherapie eine wichtige Ergänzung sein. Umgekehrt kann die Psychotraumatologie für die Homöopathie eine Weiterentwicklung bedeuten, wenn sie sich nach dem Vorbild Hahnemanns „vorurteilsfrei" damit auseinandersetzt. Das könnten Homöopathen im Interesse ihrer Patienten tun, denn es geht um sie allein und ihr Recht auf eine Behandlung, die auch neuere wissenschaftliche Entwicklungen berücksichtigt. Meine Patienten sind es auch, denen ich von Herzen danke, denn von ihnen lernte ich am meisten!

München, im Dezember 2014 **Ingrid Pfanzelt**

# Inhaltsverzeichnis

# 1 Das Trauma in der Homöopathie und Psychotherapie

**Aufgrund des ätiologischen Ansatzes von Homöopathie und Psychotherapie spielt das Trauma in beiden Behandlungsmethoden eine zentrale Rolle. Der Begriff des „Traumas" wird im folgenden Kapitel konkretisiert und in Bezug gesetzt zur Homöopathie und Psychotherapie.**

Homöopathisch arbeitende Ärzte, Heilpraktiker und Therapeuten haben zunehmend mit dem Thema „Trauma" zu tun. Weil das Trauma kein Tabu mehr ist, sprechen Patienten offener über eigene traumatische Erlebnisse. Ein Homöopath, der sensibel nach einer möglichen traumatische Genese der Krankheiten fragt, wird häufig Traumatisierungen in der Patientenbiografie finden. Und gerade weil in der homöopathischen Behandlung die Ätiologie der Erkrankung eine zentrale Rolle spielt, ist das Trauma in der Homöopathie ein wichtiges Thema. Auch in einer psychotherapeutischen Behandlung wird untersucht, ob die aktuelle Symptomatik eine traumatische Genese hat.

**Historischer Exkurs**

Dass Menschen nach dem Erleben von traumatischen Situationen krank werden können, wird immer mehr thematisiert. Das war nicht immer so: Noch in den 50er-Jahren des letzten Jahrhunderts mussten Opfer des Zweiten Weltkrieges um die Anerkennung ihrer psychischen Leiden als Folge von Krieg, Gefangenschaft oder KZ kämpfen.

Überhaupt wurde erst durch die großen Kriege des letzten Jahrhunderts die traumatische Genese psychischer und psychosomatischer Störungen deutlich: Die „Kriegszitterer" des Ersten Weltkrieges wurden unter dem aufkommenden Einfluss der Psychoanalyse erstmals als Betroffene von Kriegsneurosen gesehen. Somit verstand man das neurologische Symptom des Zitterns nicht länger als organische Krankheit, sondern als seelisch bedingte Folgeerkrankung von Kriegserlebnissen. Auch nach dem Zweiten Weltkrieg zwang die Forderung der Opferverbände nach Wiedergutmachung die deutsche Öffentlichkeit, sich mit den traumatischen Kriegsfolgen auseinanderzusetzen. Und in den 1970er-Jahren zeigten die Vietnam-Veteranen in den USA so schwere psychische Symptome, dass erstmals das diagnostische Konzept der posttraumatischen Belastungsstörung entwickelt und als Krankheit anerkannt wurde.

## 1.1 Traumaerfahrungen

Trauma ist aber nicht gleich Trauma. Was der eine als Trauma erlebt, muss für den anderen nicht unbedingt eines sein. Einen schweren Autounfall beispielsweise verarbeitet jeder Mensch unterschiedlich. Jemand mit ausreichend psychischen Ressourcen, guter sozialer Unterstützung und ohne Vortraumatisierung wird das Trauma vielleicht unbeschadet überstehen, während ein Anderer schwere Folgestörungen entwickeln kann. Andererseits können scheinbar normale Lebensereignisse wie Trennungen für Menschen traumatisierend wirken, wenn sie psychisch labil oder einsam sind und als Kind keine verlässlichen Beziehungen erlebt haben.

Traumaerfahrungen können individuell oder kollektiv stattfinden, auch das hat Auswirkungen auf die Folgen. Ein kollektives Trauma wie Krieg oder Naturkatastrophen betrifft jeden in der sozialen Gemeinschaft, das Leid wird geteilt und dadurch sprichwörtlich halbiert. Es können sich soziale Hilfssysteme entwickeln oder aber auch kollektive Abwehrmechanismen, wie in der jüngeren deutschen Vergangenheit zu beobachten war: Die jahrzehntelange Verleugnung der Kriegstraumata hatte Folgen für die deutsche Gesellschaft, die vielleicht erst jetzt ausreichend erkannt und untersucht werden [6]. Die damaligen Kriegskinder erinnern sich oft im Alter an traumatische Situationen, weil es ein unausgesprochenes Einvernehmen in der Nachkriegsgesellschaft gab, nicht darüber zu sprechen; es musste ja angepackt und Deutschland wieder aufgebaut werden. Mittlerweile hat man verstanden, dass viele psychische und psychosomatische Krankheiten dieser Generation auf verdrängte Kriegstraumata zurückzuführen sind.

Bei individuellen Traumata fällt der kollektive Kontext weg und damit bekommt ein zusätzlicher Faktor Gewicht: die Scham darüber, als Einziger von diesem Trauma betroffen zu sein, denn die Traumaerfahrung trennt den Einzelnen ab von dem gemeinschaftlichen Erleben. Besonders bei sexueller Traumatisierung schämen sich die Betroffenen so sehr, dass sie oft jahrelang nicht darüber sprechen können.

**Der Traumabegriff** Der Begriff des Traumas wird allerdings mittlerweile etwas inflationär verwendet. Viele psychische Erkrankungen werden nicht durch ein unbewusstes Trauma verursacht, wie oft populärwissenschaftlich vermutet wird, sondern durch verdrängte Konflikte. Deshalb ist es notwendig, genauer zu differenzieren: Ist die Symptomatik wirklich traumatisch bedingt? Oder wirkt etwa ein unbewusster Konflikt im Hintergrund?

## 1.2 Traumafolgen

Ein Trauma kann sich hinter allen möglichen Beschwerden verstecken, denn die Folgen von psychischer Traumatisierung sind vielfältig. Nur ein geringer Teil der traumatisierten Patienten zeigt eine „reine“ Posttraumatische Belastungsstörung.

Die meisten haben allgemeine Symptome wie Kopfschmerzen, Herzbeschwerden, gastrointestinale Störungen, depressive Verstimmungen oder Angstgefühle – die sogenannten Traumafolgestörungen, die wegen ihrer unspezifischen Erscheinung zunächst nicht unbedingt einem Trauma zugeordnet werden. Diese Zuordnung kann eine homöopathische Behandlung leisten, denn hier wird versucht, die aktuelle Erkrankung in ihrem biografischen Kontext zu verstehen. Deshalb wird eine mögliche traumatische Genese der Krankheitssymptome von einem homöopathisch arbeitenden Therapeuten auch eher erkannt. Das ist die Chance, die die Homöopathie bietet.

Andererseits verführt aber die Konzentration auf die Ätiologie einer Erkrankung Homöopathen dazu, jede Erkrankung als traumatisch bedingt einzuordnen, wenn sich in der Anamnese des Patienten eine Gewalterfahrung findet. Doch nicht jede traumatisch erlebte Situation verursacht eine Traumafolgestörung. Viele Menschen verfügen über ausreichende Bewältigungsmöglichkeiten und können ein Trauma verarbeiten, ohne krank zu werden. Später auftretende Krankheiten können dann auch nicht als Traumafolgestörung gesehen werden. Deshalb ist es gerade für homöopathische Praktiker wichtig, differenzieren zu können: Welche Erkrankung ist auf die „Causa“ eines erlittenen Traumas zurückzuführen und welche nicht?

**Traumadynamik** Um das herauszufinden ist es nötig, die Traumafolgestörungen in ihrer neurobiologischen und psychischen Dynamik zu verstehen. Zu diesem Verständnis kann die Psychologie beitragen, denn sie befasst sich sowohl theoretisch wie praktisch mit der Erforschung und Behandlung des psychischen Traumas. Sie kann dem Homöopathen wichtige Erkenntnisse zur Verfügung stellen, um die Symptomatik der Patienten richtig einordnen und traumatisierte Patienten störungsspezifisch behandeln zu können.

**B Ätiologie**

In der Homöopathie wie in der Psychotherapie spielt die Ätiologie eine zentrale Rolle, deshalb richtet sich der Fokus beider Behandlungen auch auf eine mögliche traumatische Genese der aktuellen Erkrankung. Oft wird ein Trauma erst in der ausführlichen homöopathischen Erstanamnese oder im Verlauf einer Psychotherapie erkennbar, denn sowohl in der homöopathischen als auch in der psychotherapeutischen Behandlung wird versucht, die zugrunde liegende „Causa“ der nach außen scheinenden Symptomatik zu erkennen, und das kann ein Trauma sein. Hier zeigt sich eine grundlegende Analogie von Homöopathie und Psychotherapie: Beide Methoden ähneln sich in ihrer Herangehensweise, wenn ein Mensch an Krankheitssymptomen leidet.

## 1.3 Analogien

Traumabezogene Analogien zwischen Psychotherapie und Homöopathie finden sich im theoretischen Konzept der psychodynamisch orientierten Psychotherapie und Hahnemanns Theorie der Entstehung von chronischen Krankheiten.

Die homöopathische Krankheitslehre geht davon aus, dass ein äußeres Symptom eine tiefer liegende chronische Krankheit verdecken oder kompensieren kann. Eine Neurodermitis beispielsweise entwickelt sich oft in Zusammenhang mit einer asthmatischen Veranlagung. Durch die sog. „Unterdrückung" der Hautkrankheit kann ein Asthmaanfall ausgelöst werden, wenn eine Cortisonsalbe das Ekzem verschwinden lässt. Dann ist zwar das äußere Symptom des Hautausschlags nicht mehr sichtbar, die asthmatische Diathese ist aber nicht geheilt und kommt umso heftiger zum Vorschein. Diese Krankheitsentwicklung entspricht dem von Hahnemann beschriebenen Prinzip der chronischen Krankheiten. Umgekehrt kann bei der homöopathischen Behandlung eines Asthmaleidens eine Hautreaktion ausgelöst werden – und dies ist eine willkommene Krankheitsentwicklung im Sinne der Heilung von innen nach außen, wie die Hering'sche Regel besagt, die Constantin Hering aufbauend auf Hahnemanns Krankheitslehre entwickelte.

Ganz ähnlich verhält es sich mit der durch ein Trauma verursachten Symptomatik: Zuerst erscheint ein körperliches oder psychisches Symptom, dahinter steht aber die tiefere psychische Problematik eines Traumas. Wird ein solch äußeres Symptom geheilt, erscheint als Folge einer Unterdrückung im homöopathischen Sinn die eigentliche psychische Symptomatik, nämlich die emotionale Reaktion auf eine tiefer liegende psychische Verletzung. Chronische abdominelle oder gynäkologische psychosomatische Beschwerden können beispielsweise auf eine sexuelle Traumatisierung hindeuten. Die Patientinnen können mit Angstattacken reagieren, wenn ihnen das Symptom durch eine erfolgreiche somatische Behandlung genommen wird. Hier wirkt auch das Prinzip der Unterdrückung: Wenn die symbolhafte Bedeutung eines Körpersymptoms nicht in seinem traumatisch bedingten Kontext verstanden und rein symptomatisch behandelt wird, verschlimmert sich die psychische Symptomatik.

Analog zur Entwicklung einer chronischen Krankheit im homöopathischen Krankheitsverständnis verläuft auch die Symptomatologie nach Traumatisierung: Wird es dem Organismus nicht ermöglicht, das akute Geschehen zu verarbeiten, verschiebt sich die Pathologie in eine tiefere, chronische Schicht. Dementsprechend entwickeln sich Traumafolgestörungen, wenn ein Mensch seine Traumatisierung nicht verarbeiten kann. Wenn es nicht möglich ist, die Gefühle nach einem traumatischen Erlebnis auszudrücken, sondern sie unterdrückt werden müssen, entstehen psychische oder psychosomatische Symptome.

In der homöopathischen Krankheitslehre entspricht diese Dynamik der Entwicklung einer schweren Pathologie: Wenn ein äußerer Angriff auf den Organismus nicht adäquat durch eine Abwehrreaktion beantwortet werden kann, verschiebt sich die zuerst gesunde Reaktion auf eine pathologische Ebene. Das Symptom „Fieber" beispielsweise ist eine pathognomonische Reaktion auf eine äußere Noxe, nämlich ein Virus oder Bakterium. Senkt man die erhöhte Körpertemperatur durch Medikamente zu schnell, nimmt man dem Organismus diese Möglichkeit, auf die Erreger zu reagieren. Im homöopathischen Krankheitsverständnis kann sich dann bei eingeschränkter Lebenskraft eine Pneumonie oder chronische Bronchialerkrankung entwickeln.

**Merke**

**Im homöopathischen Verständnis von chronischen Krankheiten wie in der posttraumatischen Krankheitsentwicklung gilt also: Unterdrückt man den natürlichen Ausdruck der Lebenskraft, nämlich eine heftige körperliche oder emotionale Reaktion auf eine akute Erkrankung oder ein Trauma, verschiebt sich die Symptomatik auf eine tiefere, chronische Ebene. Die Entstehung von chronischen Krankheiten und von Traumafolgestörungen folgt einem ähnlichen Prinzip.**

Das homöopathische Prinzip der Krankheitsentwicklung ist auch in der Psychodynamik der Traumatisierung erkennbar, und dementsprechend wird therapiert: Die tiefer liegende Ursache der nach außen scheinenden Krankheit sollte erkannt werden, z. B. ein verdrängtes psychisches Trauma.

Dann gilt es in der homöopathischen Behandlung, die äußeren Symptome mit dem inneren psychischen Geschehen durch die Wahl eines Arzneimittels, welches beides erfasst, zu verbinden. In der Traumatherapie wird versucht, den psychischen oder psychosomatischen Ausdruck eines traumatischen Erlebnisses zu verstehen und dem Bewusstsein zugänglich zu machen, damit das Trauma verarbeitet werden kann.

Sowohl in der homöopathischen Krankheitslehre wie in der Psychodynamik der Traumatisierung verläuft die Krankheitsentwicklung von außen nach innen und die Heilung von innen nach außen: Dem Patienten wird von außen eine emotionale Verletzung zugefügt, die er psychisch nicht verarbeiten kann – ähnlich einer schweren Infektion, die zu einer chronisch-miasmatischen Krankheit führt, wenn sie die eigenen Verarbeitungsmöglichkeiten der Lebenskraft überfordert. Diese unverarbeitete Belastung zeigt sich dann entweder durch körperliche oder psychische Symptome, die aber nur der äußere Ausdruck einer inneren Dynamik sind. In der Psychotherapie wie in der Homöopathie gilt es, das Innen nach außen zu bringen: Bei der homöopathischen Behandlung erfolgt innere Heilung, wenn äußerlich Körpersymptome auftauchen und sich gleichzeitig die psychische Symptomatik bessert. Analog gilt bei einer Traumatherapie: Die zum Trauma gehörigen Erinnerungen und Gefühle können ausgedrückt werden, indem sie ins Bewusstsein rücken, also nach außen abgeführt werden, während gleichzeitig die Traumafolgestörungen abklingen.

Die Psychodynamik der Traumatisierung folgt also einem ähnlichen Prinzip, wie wir es aus der homöopathischen Krankheitslehre für die Entstehung von chronischen Krankheiten kennen: von außen nach innen. In umgekehrter Weise werden chronische Krankheiten wie auch Traumafolgestörungen geheilt, nämlich von innen nach außen.

### Fazit

Homöopathie und Psychotherapie haben demnach ein sehr ähnliches Verständnis von den möglichen Folgen eines traumatischen Erlebnisses für die psychische und physische Gesundheit. Auch entsprechen sich beide Wissenschaften in der Vorstellung eines dynamischen Krankheitsgeschehens, das durch eine Traumatisierung ausgelöst wird. Eine Gemeinsamkeit findet sich ebenfalls im therapeutischen Vorgehen: Die der Krankheit zugrunde liegende Ursache, nämlich ein oft unbewusstes Trauma, muss erkannt werden, um eine Heilung zu ermöglichen. Im psychotherapeutischen Prozess wird dann das traumatische Ereignis dem bewussten Erleben wieder zugänglich gemacht, wodurch die verdrängten Emotionen ausgedrückt und verarbeitet werden können. In einer homöopathischen Behandlung findet die Durcharbeitung des Traumas sowohl auf der somatischen wie auch der psychischen Ebene statt, indem frühere mit dem Trauma assoziierte Symptome wieder auftauchen und noch einmal durchlebt werden. Auf diese Weise wird das Trauma ganzheitlich verarbeitet.

Das Trauma spielt also sowohl in der Homöopathie wie in der Psychotherapie eine zentrale Rolle, um die Krankheit des Patienten in ihrer Ursache zu verstehen und zu heilen.

# 2 Skizzierung zweier Krankengeschichten

**Die beiden in diesem Kapitel skizzierten Krankengeschichten sind exemplarisch für akute und chronische Traumatisierung. Sie werden auch in den folgenden Kapiteln behandelt. So werden Ihnen Frau Schneider und Herr Achmed immer wieder begegnen. Konsequent durchziehen sie das ganze Werk, um die theoretisch getroffenen Aussagen zu veranschaulichen.**

Psychische Traumata lassen sich im Prinzip in zwei Kategorien einteilen: chronische, komplexe **Beziehungstraumata**, die schon in der Kindheit stattfinden und bis in das Erwachsenenleben dauern können, und **Extremtraumata** durch Gewalteinwirkung wie Unfälle, Vergewaltigung, Naturkatastrophen oder Krieg. Diese beiden Traumakategorien unterscheiden sich sowohl in ihrer Symptomatik wie in ihrer Psychodynamik: Nach einer akuten traumatischen Situation kann sich eine Posttraumatische Belastungsstörung entwickeln, während die Folgen einer Beziehungstraumatisierung meist chronische psychische und psychosomatische Krankheiten sind. Die der unterschiedlichen Symptomatik zugrunde liegende Psychodynamik ist bei einem Beziehungstrauma gekennzeichnet durch Internalisierung, bei einem Extremtrauma durch Abspaltung der Gewalterfahrung. Dazu aber später noch in dem Kapitel über die Psychodynamik der Traumatisierung (Kap. 4.2.2).

Natürlich gibt es wie bei jeder Kategorisierung einen großen Bereich zwischen beiden Polen, und es zeigen sich Mischbilder: Auch eine Posttraumatische Belastungsstörung (PTBS) kann chronisch werden und in eine anhaltende psychische oder psychosomatische Krankheit münden, genauso wie sich nach einer Beziehungstraumatisierung auch eine PTBS entwickeln kann.

Um diese Kategorisierung besser zu verstehen, sollen hier zwei Krankengeschichten exemplarisch dargestellt werden. In den folgenden Kapiteln des Buches wird dann immer wieder darauf Bezug genommen, um die einzelnen Theoriepunkte anhand der konkreten Fallgeschichten zu verdeutlichen.

## 2.1 Ein Fall von Extremtraumatisierung Beispiel 1: Herr Achmed

Herr Achmed hatte in Deutschland einen sicheren Ort gefunden und gehofft, seine traumatische Vergangenheit hinter sich lassen zu können. Er lebte schon lange hier. Zuerst hatte er als politischer Flüchtling Asyl gefunden, sich nach und nach integriert und ein „gutes Leben", wie er sagt, aufgebaut: Er hat eine feste Anstellung, eine nette Frau und einen 5-jährigen Sohn. Vor kurzem hatte er sogar eine Eigentumswohnung gekauft und schien nun wirklich in der deutschen Gesellschaft angekommen zu sein. Und seit der Geheimdienst seines Heimatlandes ihn nicht mehr verfolgen konnte, weil die Behörden ihn schützten, fühlte er sich hier auch sicher.

Dieses gute Leben wurde jäh durch ein Ereignis erschüttert, das ihn wieder in seine traumatische Vergangenheit katapultierte: Er saß in der U-Bahn, als er plötzlich einen vernichtenden Schmerz in der linken Brust spürte, der in den linken Arm ausstrahlte. Mit ungeheurer Anstrengung und Todesangst schleppte er sich zu seinem Hausarzt, der ihn gleich in die Klinik einwies. Es wurde ein Myokardinfarkt diagnostiziert, er bekam einen Stent und anschließend eine ambulante kardiologische Rehabilitation. Dort hatte er einige Gespräche mit einer Psychologin, die einen Zusammenhang seiner kardiologischen Symptomatik mit seinen traumatischen Erlebnissen während des Iran-Irak-Krieges erkannte und ihm dringend empfahl, eine Traumatherapie zu machen. Diesen Rat gab ihm auch der Kardiologe, denn es war auffällig, dass seine retrosternalen Schmerzen persistierten, obwohl kein organpathologischer Befund mehr zu erheben war. Diese Schmerzen traten nicht bei körperlicher, sondern emotionaler Belastung auf – und deshalb vermutete auch der Arzt ein psychosomatisches Geschehen. Herr Achmed befolgte diesen Rat und kam zur ambulanten Traumatherapie in meine Behandlung.

Zum Erstgespräch erschien ein blasser, sehr erschöpft wirkender Mann, der keinen Blickkontakt mit mir aufnehmen konnte. Beim Erzählen seiner Geschichte schaute er meist zu Boden und erwiderte nur selten meinen Blick. Immer wieder stockend erzählte er mit monotoner Stimme seine Geschichte und lächelte dabei etwas entrückt oder verschämt, jedenfalls aber unpassend zum Inhalt der Erzählung:

„Ich wuchs als einziger Sohn einer wohlhabenden Kaufmannsfamilie in einem arabischen Land auf. An meine Kindheit erinnere ich mich gerne, denn mit meinen Eltern verband mich eine liebevolle Beziehung. Meiner Mutter stand ich aber näher als meinem Vater, wir waren sehr zärtlich zueinander. In der Kleinstadt, wo wir lebten, genossen wir hohes Ansehen, denn mein Vater war ein erfolgreicher Kaufmann und gerechter Mensch. Ich hatte viele Freunde, ging gern in die Schule und machte Sport, Fußball oder Leichtathletik. Im Winter gingen wir Skifahren, und im Sommer waren wir viel am Meer. Dieses unbeschwerte Leben hatte ein jähes Ende, als ich als Jugendlicher Zeuge eines Massenmordes wurde: Eines Tages kamen Milizen des Regimes in unsere Stadt und machten Jagd auf Oppositionelle. Sie durchsuchten alle Häuser, trieben die Männer an einem Platz zusammen und erschossen sie. Wir mussten alle zusehen, wie unsere Freunde und Nachbarn erschossen wurden und konnten nichts tun! Die Soldaten warfen die Getöteten auf einen Lastwagen und brachten sie weg – ich lief ihnen hinterher und sah, wie sie die Leichen in einem Massengrab verscharrten."

Dieses und ähnliche Erlebnisse politisierten den jungen Mann, und er schloss sich als Student einer oppositionellen Gruppe an. Mehrere Gefängnisaufenthalte und Folter waren die Folge, und im Zuge einer Razzia in seinem Elternhaus, die ihm galt, wurde seine Mutter angeschossen und erlag einige Zeit später ihren Verletzungen.

Herr Achmed wurde in den Krieg geschickt und erlebte unvorstellbare Grausamkeiten. Eine Situation sei dafür beispielhaft beschrieben: Als einziger Überlebender seiner Truppe und Kompanieführer musste er die Leichenteile seiner Kameraden nach einer Granatenexplosion zusammensuchen, in Plastiksäcke verpacken und zu den Angehörigen schicken.

Nach dem Krieg flüchtete Herr Achmed bei Nacht und Nebel aus seinem Land und musste seinen kranken Vater zurücklassen, den er bis zu dessen Tod nicht mehr sah. Die Flucht führte ihn mehrere Jahre durch verschiedene Länder und Kontinente, wo er sich immer mit Gelegenheitsarbeiten über Wasser hielt. Schließlich kam er nach Deutschland.

### 2.1.1 Anamnese

Seit seiner Flucht aus dem Heimatland leidet Herr Achmed unter extremer Schlaflosigkeit und Albträumen: Sobald er die Augen schließt, überfallen ihn die Bilder aus dem Krieg, sodass er schweißgebadet hochschreckt. Auf diese Weise findet er nur zwei bis drei Stunden Schlaf pro Nacht. Tagsüber kann er mit Mühe und höchster Disziplin seine Arbeit machen, ist aber mittlerweile so erschöpft, dass sein Chef ihm anriet, Rente zu beantragen. Außerdem hat er seit Jahren schwere Migräneattacken.

Immer wieder wird er plötzlich in ganz unterschiedlichen Alltagssituationen an seine traumatischen Erlebnisse erinnert, die wie ein innerer Film in ihm ablaufen. Dann zieht er sich von Freunden und Verwandten zurück und wird scheinbar grundlos still und unzugänglich. Deshalb gilt er mittlerweile als Sonderling, den man dann in Ruhe lassen muss, sonst reagiert der eigentlich sanftmütige Mann gereizt. Seine Kollegen fürchten ihn, weil er inadäquate Wutausbrüche wegen Kleinigkeiten bekommt. In den letzten Monaten vor seiner kardiologischen Erkrankung zog er sich zunehmend von allen zurück und nahm auch zu seiner Frau und seinem Sohn keinen Kontakt mehr auf: Tagelang saß er dann in der Wohnung und starrte vor sich hin. Er hatte keinen Antrieb mehr, kam morgens nicht aus dem Bett, fühlte sich deprimiert und hoffnungslos. Unvermittelt überkamen ihn aber auch Wutausbrüche, dann kam es schon mal vor, dass er die Wohnung zertrümmerte. Er war allerdings noch nie aggressiv gegen seine Familie geworden.

Herr Achmed raucht nicht und trinkt wenig Alkohol, machte in besseren Zeiten Sport und ernährt sich gesund. Familienanamnestisch sind keine schweren Krankheiten bekannt.

### 2.1.2 Diagnosen nach ICD10 und allopathische Medikation

- Zustand nach subakutem Myokardinfarkt (I 21.9)
- koronare Eingefäßerkrankung (I 25.11)
- Migräne (G 43.0)
- komplexe Traumafolgestörung mit Posttraumatischer Belastungsstörung (F 43.1)
- mittelgradige depressive Episode (F 33.1)
- Psychosomatose des kardiovaskulären Systems

**Allopathische Medikation**

- ASS 100 mg
- Clopidogrel 75 mg
- Bisoprolol 2,5 mg
- Ramipril 2,5 mg
- Simvastatin 20 mg

Diese Medikation blieb während der psychotherapeutisch-homöopathischen Behandlung unverändert.

### 2.1.3 Therapieplanung

Nach den ersten Gesprächen überlegte ich, was für eine Behandlung bei Herrn Achmed stattfinden soll. Natürlich schien er der klassische Patient für eine Traumatherapie zu sein, jedoch aufgepasst: Parallel zu der PTBS entwickelte er eine schwere somatische Erkrankung, eine Verengung der Herzkranzgefäße, die schon zu einem Infarkt geführt hatte. Obwohl er allopathische Medikamente nimmt und derzeit keinen organpathologischen Befund zeigt, spürt er immer noch seine Herzschmerzen bei emotionaler Belastung – nicht bei körperlicher. Das spricht für ein psychosomatisches Krankheitsgeschehen, und deshalb warnte ihn sogar der Kollege in der kardiologischen Rehabilitation davor, sich aufzuregen, denn er könnte erneut einen Infarkt bekommen!

In eine psychosomatische oder traumatherapeutische Klinik wollte der Patient auf keinen Fall, denn er fürchtete aufgrund seiner traumatischen Gefängniserfahrung jegliche Art von „Eingesperrtsein". Eine ambulante, konfrontative Traumatherapie wiederum barg die Gefahr, dass er durch die Konfrontation mit dem Trauma und der damit verbundenen emotionalen Belastung während einer Sitzung seine Herzsymptomatik bekommen könnte und im schlimmsten Fall einen Reinfarkt. Deshalb war eine konfrontative Traumatherapie wie die EMDR-Methode in ambulantem Setting momentan kontraindiziert.

Es galt also, den Patienten zuerst psychisch zu stabilisieren und eine vorsichtige narrative Bearbeitung (Kap. 8) seines Traumas einzuleiten, soweit er sie zulassen und ertragen konnte. In der Sicherheit und Kontinuität der psychotherapeutischen Behandlung konnte er sich den Erinnerungen stellen und sie durch das Erzählen verarbeiten. Allerdings bestand die Gefahr, dass er durch die emotional belastende Erinnerungsarbeit wieder in seine kardiale Symptomatik dekompensierte. Deshalb schlug ich ihm vor, den traumatherapeutischen Prozess mit einer homöopathischen Behandlung zu begleiten. So könnten wir versuchen, seine Belastungssymptomatik zu lindern.

Ich werde im Folgenden hauptsächlich den homöopathischen Behandlungsverlauf in Verbindung mit wesentlichen therapeutischen Entwicklungen schildern. Die Psychotherapie fand in wöchentlichen Sitzungen statt und dauerte insgesamt zwei Jahre.

### 2.1.4 Behandlung: Repertorisation, Verordnung und Verlauf

Bereits in der ersten Therapiestunde begann Herr Achmed, zum ersten Mal in seinem Leben über seine traumatischen Erlebnisse zu sprechen. Bisher hatte er noch niemandem, auch nicht seiner Frau, davon erzählt! Nach der dritten Stunde war er so unendlich müde, dass er sich nur mit Mühe nach Hause schleppen konnte: „Ich fühlte mich so, wie wenn ich zwölf Stunden auf dem Bau gearbeitet hätte", so erzählt er beim nächsten Mal. Diese Müdigkeit kann als Ausdruck seiner schweren inneren Arbeit gesehen werden, denn er stellt sich nun in dem therapeutischen Prozess seinen verdrängten traumatischen Erinnerungen.

„Und außerdem hatte ich das letzte Mal, als ich aus der Praxis ging, das Gefühl, irgendetwas verloren zu haben", berichtet er weiter. „Auch als ich nach Hause kam, suchte und suchte ich irgendwas, aber ich wusste gar nicht, was! Meine Frau wurde schon ganz ärgerlich, weil ich die Wohnung auf den Kopf stellte ... Und immer noch habe ich dieses seltsame Gefühl ...“ – In der Therapiestunde konnten wir dann dieses Gefühl, ja die fast wahnhafte Idee deuten: Er hatte durch die Gespräche realisiert, welche Träume und Lebensperspektiven er verloren hatte. Dieses Verlorene suchte er nun. Er wollte in seinem Land eine juristische Karriere machen, die Tradition seiner Familie weiterführen und das Ansehen und den Besitz vermehren, er wollte eine große Familie gründen. Alles schien so vorbereitet zu sein in seiner Kindheit und Jugend, um ein erfolgreiches und sicheres Leben zu führen. Das hatte er alles verloren, als er sein Land verlassen musste, weil er durch sein oppositionelles politisches Engagement in Lebensgefahr war. „Ich bin nach Deutschland gekommen mit einem kleinen Rucksack, einem Handtuch und den Kleidern auf meinem Körper, sonst nichts. Alles andere habe ich in meinem Heimatland gelassen: meinen Vater, meine Freunde und Verwandten und meinen ganzen Besitz. Alles das hab ich verloren! Und das nur, weil in meinem Land eine menschenverachtende Diktatur herrscht, die mir alles nahm!“

Herr Achmed war durch die therapeutischen Sitzungen schnell in einen intensiven psychischen Prozess gekommen und nun mit seinen jahrelang verdrängten Gefühlen in Kontakt: Trauer und Wut über das verlorene Leben. Und er begann, wieder somatisch auf diese so schmerzhaften Gefühle zu reagieren, weil sie ihn schier zu überwältigen drohten: Er bekam Herzschmerzen, die sich so ähnlich anfühlten wie vor dem Infarkt.

Eigentlich war eine homöopathische Erstanamnese erst für die folgende Woche geplant. Weil er aber jetzt gefährdet war, in seine Herzsymptomatik zu dekompensieren, repertorisierte ich seine akuten Symptome (► **Tab. 2.1**, ► **Tab. 2.2**).

Schlaflosigkeit nach Schreck ist eine wichtige Rubrik: Es gibt in ihr nur drei Arzneimittel, und **Aconitum** ist 3-wertig!

► **Tab. 2.1** Repertorisation der Symptome: Schock, Schlaflosigkeit, Albträume, Herzinfarkt.

| Rubriken | Gewichtung | Symptome | Anzahl der Arzneien |
|---|---|---|---|
| 1 | 3 | Gemüt – Beschwerden durch – Schreck | 80 |
| 2 | 3 | Gemüt – Beschwerden durch – Schock; seelischen | 42 |
| 3 | 3 | Schlaf – Schlaflosigkeit – Schreck, nach | 3 |
| 4 | 1 | Träume – Albträume, Albdrücken | 157 |
| 5 | 1 | Brust – Herzens; Beschwerden des | 196 |
| 6 | 1 | Brust – Angina pectoris | 142 |
| 7 | 1 | Brust – Schmerz – Herz | 185 |

► **Tab. 2.2**

| | Acon. | Ign. | Op. | Spong. | Arn. | Nux-v. | Jod. | Merc. | Sulf. | Puls. |
|---|---|---|---|---|---|---|---|---|---|---|
| | **13/31** | **12/22** | **11/20** | **10/18** | **10/17** | **10/16** | **10/13** | **10/12** | **10/12** | **9/19** |
| 1 | 3 | 2 | 3 | 1 | 1 | 2 | 1 | 1 | 1 | 3 |
| 2 | 1 | 2 | 2 | 2 | 2 | 1 | 1 | 1 | 1 | 1 |
| 3 | 3 | 2 | 1 | – | – | – | – | – | – | – |
| 4 | 2 | 1 | 1 | 1 | 1 | 2 | 2 | 1 | 3 | 1 |
| 5 | 3 | 2 | 1 | 3 | 2 | 2 | 2 | 2 | 1 | 3 |
| 6 | 2 | 1 | – | 3 | 3 | 2 | 1 | 1 | 1 | – |
| 7 | 3 | – | – | 2 | 2 | 1 | 2 | 2 | 1 | 3 |

## Vier Wochen nach Therapiebeginn

Herr Achmed bekam **Aconitum** XM, 3 Globuli, wiederholt nach einer Stunde und nach 24 Stunden.

Nach der Einnahme hatte er in der Nacht Schmerzen in der ganzen Brust, „wie wenn jemand die Kraft aus mir zieht“, er konnte nicht schlafen und hatte große Angst. Am Morgen danach verschwanden die Schmerzen, er konnte eine Woche lang wunderbar schlafen und hatte keine Albträume mehr: „In einer Nacht habe ich 16 Stunden durchgeschlafen, das ist ein Wunder, das konnte ich seit 20 Jahren nicht mehr!“, freute er sich. Allerdings litt er unter Übelkeitsattacken; plötzlich kam dann ein Brechreiz über ihn, aber er konnte sich nicht übergeben. In der Therapie konnten wir dieses Symptom deuten: Es war, als ob er die schrecklichen Erinnerungen „herauskotzen“ wollte! Psychoanalytisch könnte dieses Symptom auch gedeutet werden als Versuch seines Unbewussten, das traumatische Introjekt auszustoßen (Kap. 4.2.2). Eine gesunde Reaktion also, umso mehr, als er sich insgesamt ruhiger fühlte.

Die Besserung hielt etwa zwei Wochen an. Ab der dritten Woche kamen seine Schlafstörungen zurück und trotz der wiederholten Gabe von Aconitum – auch in unterschiedlichen Potenzen – wurden sie nicht mehr besser. Es tauchten neue Symptome auf (► **Tab. 2.3**, ► **Tab. 2.4**): Er schwitzte nachts so sehr, dass er sich mehrmals umziehen musste und seinen Schlafanzug regelrecht auswringen konnte! Die Träume wurden konkreter: Er träumte von Leichenbergen und Kriegssituatio-

► **Tab. 2.3** Repertorisation der Symptome: Schock, Schuldgefühle, Leichenträume, Mundbluten, Ohrenschmerzen, Schlaflosigkeit, Albträume.

| Rubriken | Gewichtung | Symptome | Anzahl der Arzneien |
|---|---|---|---|
| 1 | 1 | Gemüt – Beschwerden durch – Schreck | 80 |
| 2 | 1 | Gemüt – Beschwerden durch – Schock; seelischen | 42 |
| 3 | 1 | Gemüt – Tadelt sich selbst, macht sich Vorwürfe | 58 |
| 4 | 1 | Ohr – Schmerz – brennend | 114 |
| 5 | 1 | Ohr – Schmerz – links | 58 |
| 6 | 1 | Mund – Bluten | 69 |
| 7 | 1 | Schweiß – Reichlich – nachts | 95 |
| 8 | 1 | Schlaf – Gestört – Albtraum; durch einen | 24 |
| 9 | 1 | Träume – Leichen | 62 |

► **Tab. 2.4**

| | Merc. | Nat-m. | Sulf. | Acon. | Sil. | Lyc. | Nit-ac. | Op. | Ph-ac. | Vanil. |
|---|---|---|---|---|---|---|---|---|---|---|
| | **9/14** | **8/14** | **8/10** | **7/11** | **6/11** | **6/10** | **6/10** | **6/10** | **6/9** | **6/9** |
| 1 | 1 | 2 | 1 | 3 | 3 | 3 | 1 | 3 | 3 | 2 |
| 2 | 1 | 1 | 1 | 1 | 1 | – | 1 | 2 | 1 | 3 |
| 3 | 1 | 2 | 1 | 2 | 1 | 1 | – | 2 | 1 | – |
| 4 | 3 | 3 | 1 | 1 | – | 1 | – | 1 | 1 | – |
| 5 | 1 | 1 | – | 1 | – | – | – | – | – | 1 |
| 6 | 2 | 1 | 1 | 2 | – | 1 | 2 | – | – | 1 |
| 7 | 3 | 2 | 3 | – | 3 | 2 | 3 | 1 | 2 | 1 |
| 8 | 1 | 2 | 1 | 1 | 2 | 2 | 2 | 1 | – | – |
| 9 | 1 | – | 1 | – | 1 | – | 1 | – | 1 | 1 |

nen. Auch bekam er brennende Ohrenschmerzen links und Bluten im Mund. Er erinnerte sich, dass er diese Schmerzen und das Blut im Mund im Krieg nach einer Granatenexplosion gehabt hatte. Plötzlich spürte er Schuldgefühle, weil er als Einziger seiner Kompanie den Krieg überlebt hatte.

## Drei Monate nach Therapiebeginn

Ich verordnete **Mercurius solubilis** C 12 täglich, zwei Wochen lang. Unter dieser Medikation verschwanden seine Ohrenschmerzen und das Blut im Mund, auch schwitzte er weniger. Der Schlaf wurde etwas besser und die Albträume weniger. Er bekam schlimme Zahnschmerzen und der Zahnarzt musste einen Zahn ziehen – was auch als eine Art Ausscheidungsreaktion interpretiert werden kann. Die Zahnextraktion wurde mit Arnica C 30 begleitet.

Vier Wochen nach der Zahnoperation kam er völlig verstört in die Therapie. „Heute hätte ich fast nicht mehr hierhergefunden", so erzählt er, „ich bin wie immer in die U-Bahn eingestiegen und plötzlich ganz woanders gelandet, an einem Ort, den ich nicht kannte. Ich weiß nicht, wie ich dahingekommen bin, die Zeit zwischen dem Ein- und Ausstieg ist weg, ich weiß von diesen zehn Minuten nichts mehr!" Das sei ihm die letzte Woche öfter passiert, er ging aus dem Haus und fand sich an einem anderen Ort wieder, an dem er „wie aufgewacht" sei. – Das waren Dissoziationen, ein Abwehrmechanismus, den er nun unbewusst aktivierte, weil wir in den Therapiestunden immer mehr in seine traumatischen Kriegserinnerungen eintauchten.

Ich repertorisierte erneut und übersetzte die Dissoziationen in die Repertoriumssprache als „Bewusstlosigkeit unvollständig" (► **Tab. 2.5**, ► **Tab. 2.6**).

## Fünf Monate nach Therapiebeginn

Der Patient bekam **Opium** C 1000 täglich, eine Woche lang. Daraufhin verschwanden die ausgeprägten Dissoziationen und er war wieder fähig, sich im Alltag zurechtzufinden. Allerdings tauchten nun brennende Magenschmerzen auf, die durch kalte Speisen besser wurden. Deshalb aß er jetzt öfter Eiscreme. Danach verschwanden zwar kurzzeitig die Magenschmerzen, er litt aber weiterhin an Übelkeit und Brechreiz. „Je mehr ich mich an die schrecklichen Kriegserlebnisse erinnere, desto mehr möchte ich alles herauskotzen!", so

► **Tab. 2.5** Repertorisation der Symptome: Schock, Dissoziation, Schlaflosigkeit, Albträume, Nachtschweiß.

| Rubriken | Gewichtung | Symptome | Anzahl der Arzneien |
|---|---|---|---|
| 1 | 1 | Gemüt – Beschwerden durch – Schreck | 80 |
| 2 | 1 | Gemüt – Beschwerden durch – Schock; seelischen | 42 |
| 3 | 1 | Gemüt – Bewusstlosigkeit – unvollständig | 16 |
| 4 | 1 | Schlaf – Schlaflosigkeit – Schreck, nach | 3 |
| 5 | 1 | Schlaf – Gestört – Albtraum; durch einen | 24 |
| 6 | 1 | Schweiß – Reichlich – nachts | 95 |

► **Tab. 2.6**

| | Op. | Sil. | Acon. | Ign. | Nat-m. | Nit-ac. | Merc. | Nat-c. | Sulf. | Sec. |
|---|---|---|---|---|---|---|---|---|---|---|
| | **6/9** | **4/9** | **4/8** | **4/7** | **4/7** | **4/7** | **4/6** | **4/6** | **4/6** | **4/4** |
| 1 | 3 | 3 | 3 | 2 | 2 | 1 | 1 | 1 | 1 | 1 |
| 2 | 2 | 1 | 1 | 2 | 1 | 1 | 1 | – | 1 | 1 |
| 3 | 1 | – | – | 1 | – | – | – | 1 | – | 1 |
| 4 | 1 | – | 3 | 2 | – | – | – | – | – | – |
| 5 | 1 | 2 | 1 | – | 2 | 2 | 1 | 2 | 1 | 1 |
| 6 | 1 | 3 | – | – | 2 | 3 | 3 | 2 | 3 | – |

sagte er einmal während einer Stunde. Dabei war er nicht wütend, sondern wirkte sehr bedrückt und traurig. Er haderte mit seinem Schicksal: „Warum musste gerade mir das alles passieren?“, so fragte er sich (▶ Tab. 2.7, ▶ Tab. 2.8).

## Siebter Monat nach Therapiebeginn

**Phosphorus** C30, täglich 3 Globuli zwei Wochen lang, nahm ihm seine Magenschmerzen und er begann zu trauern. Er musste viel an seine toten Kameraden denken. Ein Traum, in dem das abgetrennte Bein seines toten Freundes neben ihm hergeht, beschäftigte ihn sehr. Er verstand den Traum als Hinweis, dass sein toter Freund ihn solange noch begleitet, wie er sich nicht von ihm verabschiedet. Tatsächlich ging Herr Achmed nach der Therapiestunde auf einen nahen Friedhof, sprach dort mit seinen toten Freunden und Kameraden und bat sie um Verzeihung, dass er als Einziger überlebt hatte. Er war sehr traurig und weinte viel.

Nach dieser Trauerphase ging es ihm besser. Die Schlafstörungen und Albträume quälten ihn zwar noch immer, aber er war trotzdem nicht mehr so erschöpft und verzweifelt. Nun traten aber heftige Nierenschmerzen auf, er hatte früher schon einmal Nierenkoliken gehabt (▶ Tab. 2.9, ▶ Tab. 2.10). Die Untersuchung beim Urologen ergab, dass er tatsächlich nun auch wieder einen kleinen Nierenstein hatte.

## Zwölfter Monat nach Therapiebeginn

Der Patient bekam **Lycopodium** C200, 3 Globuli täglich eine Woche lang, und der Nierenstein ging ab. Er hatte keine Schmerzen mehr.

▶ **Tab. 2.7** Repertorisation der Symptome: Schock, Kummer, Magenschmerzen.

| Rubriken | Gewichtung | Symptome | Anzahl der Arzneien |
|---|---|---|---|
| 1 | 1 | Gemüt – Beschwerden durch – Kummer | 89 |
| 2 | 1 | Gemüt – Beschwerden durch – Schreck | 80 |
| 3 | 1 | Gemüt – Beschwerden durch – Furcht | 29 |
| 4 | 1 | Magen – Schmerz – brennend | 245 |
| 5 | 3 | Magen – Schmerz – Eiscreme – amel. | 1 |

▶ **Tab. 2.8**

| | Phos. | Ign. | Gels. | Nat-m. | Acon. | Bell. | Caust. | Ph-ac. | Graph. | Lyc. |
|---|---|---|---|---|---|---|---|---|---|---|
| | **7/16** | **4/10** | **4/9** | **4/9** | **4/8** | **4/8** | **4/8** | **4/8** | **4/7** | **4/7** |
| 1 | 3 | 4 | 2 | 4 | 1 | 2 | 3 | 3 | 2 | 1 |
| 2 | 3 | 2 | 3 | 2 | 3 | 2 | 2 | 3 | 2 | 3 |
| 3 | 1 | 2 | 3 | 1 | 3 | 2 | 2 | 1 | 1 | 1 |
| 4 | 3 | 2 | 1 | 2 | 1 | 2 | 1 | 1 | 2 | 2 |
| 5 | 2 | – | – | – | – | – | – | – | – | – |

▶ **Tab. 2.9** Repertorisation der Symptome: Schreck, Nierenschmerzen.

| Rubriken | Gewichtung | Symptome | Anzahl der Arzneien |
|---|---|---|---|
| 1 | 1 | Gemüt – Beschwerden durch – Schreck | 80 |
| 2 | 1 | Nieren – Schmerz – stechend | 72 |
| 3 | 1 | Nieren – Schmerz – rechts- | 18 |
| 4 | 1 | Nieren – Schmerz – ausstrahlend | 32 |
| 5 | 1 | Nieren – Nierensteine | 83 |
| 6 | 1 | Nieren – Schmerz – begleitet von – Nierenkolik- | 11 |

► Tab. 2.10

| | Lyc. | Nux-v. | Berb. | Bell. | Phos. | Sars. | Calc. | Lach. | Ter. | Arn. |
|---|---|---|---|---|---|---|---|---|---|---|
| | **6/13** | **5/8** | **4/9** | **4/7** | **4/7** | **4/7** | **4/6** | **4/6** | **4/6** | **4/5** |
| 1 | 3 | 2 | – | 2 | 3 | – | 1 | 2 | – | 1 |
| 2 | 2 | 2 | 3 | 2 | 1 | – | – | 2 | 2 | 2 |
| 3 | 1 | 1 | – | – | – | 1 | – | – | – | – |
| 4 | 2 | 2 | 2 | 2 | 1 | 2 | 1 | 1 | 1 | 1 |
| 5 | 3 | 1 | 2 | 1 | 2 | 3 | 3 | 1 | 1 | 1 |
| 6 | 2 | – | 2 | – | – | 1 | 1 | – | 2 | – |

Jetzt kamen mehr und mehr seine Aggressionen hoch und er stellte sich seiner Schuld als Täter: Im Krieg war er auch zum Mörder geworden, denn „nur wenn du gekämpft hast, konntest du überleben", wie er mir mit funkelnden Augen sagte. Er entwickelte Rückenschmerzen wie damals im Krieg, als sie wochenlang in der Wüste mit den Leichen der toten Kameraden eingegraben waren und in Schützengräben die feindlichen Panzerangriffe abwehrten. Er träumte wieder von Leichenbergen (► **Tab. 2.11**, ► **Tab. 2.12**).

► **Tab. 2.11** Repertorisation der Symptome: Schock, Kämpfen, Schuldgefühle, Leichenträume, Rückenschmerzen.

| Rubriken | Gewichtung | Symptome | Anzahl der Arzneien |
|---|---|---|---|
| 1 | 1 | Gemüt – Beschwerden durch – Schreck | 80 |
| 2 | 1 | Gemüt – Beschwerden durch – Schock; seelischen | 42 |
| 3 | 1 | Gemüt – Kämpfen, möchte | 21 |
| 4 | 1 | Gemüt – Schlagen | 53 |
| 5 | 1 | Gemüt – Heftig, vehement | 106 |
| 6 | 1 | Gemüt – Tadelt sich selbst, macht sich Vorwürfe | 58 |
| 7 | 3 | Träume – Leichen | 62 |
| 8 | 1 | Rücken – Schmerz – Bewegung – agg. | 91 |
| 9 | 1 | Rücken – Schmerz – kalt – Luft; kalte – agg. | 14 |

► Tab. 2.12

| | Merc. | Dulc. | Sulf. | Nux-v. | Anac. | Arn. | Cocc. | Sil. | Nit-ac. | Bry. |
|---|---|---|---|---|---|---|---|---|---|---|
| | **11/12** | **10/13** | **9/12** | **8/19** | **8/15** | **8/10** | **8/10** | **8/10** | **8/8** | **7/11** |
| 1 | 1 | 1 | 1 | 2 | 1 | 1 | 1 | 3 | 1 | 1 |
| 2 | 1 | 1 | 1 | 1 | – | 2 | – | 1 | 1 | – |
| 3 | 1 | 3 | – | 2 | 1 | – | 1 | – | – | – |
| 4 | 1 | 1 | – | 3 | 1 | – | – | – | – | – |
| 5 | 1 | 1 | 2 | 3 | 2 | 1 | 1 | 1 | 1 | 2 |
| 6 | 1 | – | 1 | 3 | 1 | 1 | 2 | 1 | – | – |
| 7 | 1 | 1 | 1 | – | 3 | 1 | 1 | 1 | 1 | 1 |
| 8 | 2 | 1 | 3 | 3 | – | 2 | 2 | 1 | 1 | 3 |
| 9 | 1 | 2 | 1 | 2 | – | – | – | – | 1 | 2 |

### 14. Monat nach Therapiebeginn

Der Patient nahm **Mercurius solubilis** C 200, 3 Globuli täglich eine Woche lang, worauf seine Rückenschmerzen rasch besser wurden. Aber am meisten freute ihn, dass er nun jede Nacht acht Stunden schlafen konnte und seine Albträume weniger wurden. „Ich habe wieder Kraft", so sagte er, „und es geht mir viel, viel besser! Mit den anderen Mitteln ging es mir besser, aber nicht viel, viel besser!" Er war in seinem inneren Aufarbeitungsprozess in eine neue Phase eingetreten, was folgender Traum zeigt:

„Ich bin in meiner Heimat und stehe vor einem unserer Reisfelder. Die eine Hälfte dieses Feldes ist noch grün, die andere reif und bereit, geerntet zu werden. Ich wundere mich, dass zur selben Zeit dieses Feld so unterschiedlich sein kann!"

Nach seinen Assoziationen zu dem Traum befragt erzählt er: „Da wo ich herkomme, ist der Reisanbau sehr wichtig, aber auch ungeheuer arbeitsintensiv. Die Bauern müssen von März bis August immer in den Feldern im Wasser stehen und die Pflanzen vereinzeln, Unkraut jäten und düngen. Das ist eine schwere und ungesunde Arbeit, und viele Bauern werden krank davon. Aber wenn dann der Reis geerntet werden kann, ist er gut, alle freuen sich und wir können wieder ein Jahr lang davon leben!"

Vor diesem Hintergrund lässt sich der Traum folgendermaßen interpretieren: Das Reisfeld ist seine innere, psychisch-emotionale Welt, die gleichzeitig reif und unreif ist. Es braucht viel psychische Arbeit, um den Reifungsprozess weiterzuführen, und es ist anstrengend und kann die Gesundheit gefährden – wenn Herr Achmed beispielsweise nach den intensiven therapeutischen Sitzungen Herzschmerzen oder dissoziative Zustände bekommt. Aber die Arbeit lohnt sich, denn die reifen Früchte sichern ein Weiterleben, so wie eine psychische Reife auch ein gesundes Leben möglich macht.

Dieser Traum zeigt einen Wendepunkt in der inneren Entwicklung von Herrn Achmed, und zwar in mehrfacher Hinsicht: Zum einen akzeptiert er nun wirklich die therapeutische Arbeit, auch wenn sie schwer und belastend ist, weil er unbewusst weiß, dass sie zum Erfolg, zur „Ernte", führen wird; zum anderen beginnt er mit diesem Traum, die Welt der traumatischen Introjekte zu verlassen. Bisher träumte er immer von Kriegssituationen und wiederholte in seinen Albträumen unbewusst ständig die schrecklichen traumatischen Erlebnisse – er war wie gefangen in seinem Trauma. Nun fängt sein Unbewusstes an zu symbolisieren und Metaphern zu kreieren. – Eine neue Entwicklungsstufe wird dadurch möglich, so wie bei einem Kind, wenn es zu sprechen beginnt und verbale Symbole für Wahrnehmungsprozesse lernt.

Eineinhalb Jahre nach Beginn der Therapie wurde seine Migräne schlimmer. Wir hatten uns in den letzten Monaten so auf seine akut auftauchenden Symptome konzentriert, dass die chronischen Kopfschmerzen in den Hintergrund getreten waren. Nun gestand Herr Achmed, dass er schon jahrelang Schmerzmedikamente nehmen würde, vor allen Dingen Paracetamol. Es bestanden also ein Analgetika-Abusus und der Verdacht auf eine paracetamolinduzierte Kopfschmerzentwicklung (► Tab. 2.13, ► Tab. 2.14).

### 18. Monat nach Therapiebeginn

Die Migräne wurde anfangs zwar durch **Belladonna** in aufsteigenden Potenzen von C 12 bis C 200 besser, aber leider nicht anhaltend, sodass der Patient einwilligte, in eine Schmerz-Tagesklinik zu gehen. Er verbrachte vier Wochen in der Klinik, währenddessen kam er weiter zur ambulanten Psychotherapie. Er machte in dieser Zeit eine Analgetika-Entwöhnung, lernte Entspannungsverfahren und Selbstfürsorge. Seine Migräneattacken reduzierten sich erheblich. In der Klinik bekam er Rizatriptan/Maxault lingua 5 mg bei Bedarf und homöopathisch nahm er nun **Natrium muriaticum** C 1000, denn er war sehr traurig, konnte aber nicht weinen. Er konnte nicht schlafen, weil er um seine Eltern trauerte. Von ihnen träumte er auch nachts (► Tab. 2.15, ► Tab. 2.16).

### 19. Monat nach Therapiebeginn

Herr Achmed konnte in den Therapiestunden seine Trauer aufarbeiten, ohne depressiv zu werden. Das war eine schwere innere Arbeit und sehr belastend, aber er blieb arbeitsfähig. Diesen Prozess begleitete **Natrium muriaticum** C 1000, das er immer nahm, wenn ihn sein psychischer Schmerz zu überwältigen drohte.

Nach dieser Trauerphase arbeiteten wir noch ein halbes Jahr psychotherapeutisch weiter, und Herr

► **Tab. 2.13** Repertorisation der Symptome: Schock, Kopfschmerzen.

| Rubriken | Gewichtung | Symptome | Anzahl der Arzneien |
|---|---|---|---|
| 1 | 1 | Gemüt – Beschwerden durch – Schreck | 80 |
| 2 | 1 | Kopf – Schmerz –Seiten – rechts | 120 |
| 3 | 1 | Kopf – Schmerz –Seiten – pulsierend | 20 |
| 4 | 1 | Kopf – Schmerz – Dunkelheit – amel. | 18 |
| 5 | 1 | Kopf – Schmerz – Geräusche – agg. | 97 |
| 6 | 1 | Kopf – Schmerz – begleitet von – Übelkeit | 175 |

► **Tab. 2.14**

| | Bell. | Zinc. | Calc. | Nit-ac. | Sep. | Sil. | Ars. | Bry. | Arg-n. | Caust. |
|---|---|---|---|---|---|---|---|---|---|---|
| | **6/13** | **6/6** | **5/9** | **5/9** | **5/9** | **5/9** | **5/8** | **5/8** | **5/6** | **4/8** |
| 1 | 2 | 1 | 1 | 1 | 2 | 3 | 1 | 1 | 2 | 2 |
| 2 | 3 | 1 | 3 | 1 | 3 | 1 | 1 | 2 | 1 | 2 |
| 3 | 1 | 1 | – | 2 | – | – | 2 | – | 1 | – |
| 4 | 2 | 1 | 1 | – | 1 | 2 | – | 1 | – | – |
| 5 | 3 | 1 | 3 | 3 | 1 | 2 | 2 | 2 | 1 | 1 |
| 6 | 2 | 1 | 1 | 2 | 2 | 1 | 2 | 2 | 1 | 3 |

► **Tab. 2.15** Repertorisation der Symptome: Schock, Kummer, Trauer, Schlaflosigkeit, Kopfschmerzen.

| Rubriken | Gewichtung | Symptome | Anzahl der Arzneien |
|---|---|---|---|
| 1 | 1 | Gemüt – Beschwerden durch – Schreck | 80 |
| 2 | 1 | Gemüt – Beschwerden durch – Schock, seelischen | 42 |
| 3 | 1 | Gemüt – Beschwerden durch – Kummer | 89 |
| 4 | 3 | Gemüt – Weinen – kann nicht weinen, obwohl er traurig ist | 16 |
| 5 | 1 | Schlaf – Schlaflosigkeit –traurige Ereignisse, durch | 3 |
| 6 | 1 | Kopf – Schmerz – Seiten - rechts | 120 |

► **Tab. 2.16**

| | Nat-m. | Ign. | Vanil. | Gels. | Sep. | Nux-v. | Op. | Puls. | Apis | Carc. |
|---|---|---|---|---|---|---|---|---|---|---|
| | **8/23** | **8/21** | **8/16** | **7/13** | **6/13** | **6/11** | **6/10** | **6/9** | **6/8** | **6/6** |
| 1 | 2 | 2 | 2 | 3 | 2 | 2 | 3 | 3 | 2 | 1 |
| 2 | 1 | 2 | 3 | 1 | – | 1 | 2 | 1 | 1 | 1 |
| 3 | 4 | 4 | 3 | 2 | 2 | 2 | 2 | 2 | 2 | – |
| 4 | 4 | 3 | 2 | 2 | 2 | 2 | 1 | 1 | 1 | 1 |
| 5 | 2 | 1 | 1 | – | – | – | – | – | – | – |
| 6 | 2 | 3 | 1 | 1 | 3 | – | – | – | – | 1 |

Achmed nahm währenddessen in unregelmäßigen Abständen immer wieder **Mercurius solubilis** in der C200 ein, vor allem, wenn wieder Albträume auftauchten oder Körpersymptome wie nächtliches Schwitzen. Nach zwei Jahren konnten wir die Therapie beenden. Sein Zustand hatte sich erheblich verbessert. Er war psychisch und physisch stabil, nicht mehr erschöpft und voll arbeitsfähig. Er hatte wieder Lebensmut und sah optimistisch in die Zukunft. Aber vor allen Dingen hatte er die Beziehung zu seiner Frau und seinem Sohn wiedergefunden, auch hatte er wieder Kontakte zu seinen Freunden aufgenommen. Er hatte keine Wutausbrüche mehr und fühlte sich ausgeglichener. Seine Herzsymptomatik war vollkommen verschwunden. Allerdings litt er immer wieder unter Migräneattacken, die aber leichter und seltener waren: Früher kamen sie wöchentlich, nun im monatlichen Abstand. Und obwohl seine Albträume ihn immer noch quälten, konnte er insgesamt besser schlafen. Meinen Vorschlag, nun die Albtraumsymptomatik mithilfe einiger EMDR-Sitzungen zu bearbeiten, lehnte er ab. Meiner Einschätzung nach wäre er jetzt stabil genug gewesen, um diese Intrusionen konfrontativ zu bearbeiten. „Vielleicht später", so sagte er im Abschlussgespräch, „im Moment bin ich ganz zufrieden so, und mit meinen Albträumen lebe ich schon so lange ..."

### 2.1.5 Zusammenfassung

Der komplex traumatisierte Patient wurde zwei Jahre lang kombiniert psychotherapeutisch und homöopathisch behandelt. Es wurde eine psychodynamisch orientierte Traumatherapie durchgeführt (Kap. 8.2). Dadurch kam Herr Achmed schnell mit seinem Trauma in Kontakt und es tauchten in rascher Abfolge Körpersymptome auf. Sein Körper reagierte auf die Traumaerinnerung mit den dazugehörigen Symptomen und er bekam „body flashbacks": Ohrenschmerzen und Blut im Mund bei der Erinnerung an das Knalltrauma einer Bombenexplosion, Rückenschmerzen bei der Erinnerung an den Stellungskrieg in den Schützengräben in der Wüste. Die Dramatik seiner wechselnden Symptome erinnerte dabei an den psychovegetativen Erregungszustand eines Hyperarousals (Kap. 4.2.1). Die Behandlung verlief nicht linear gemäß der Hering'schen Regel, sondern eher zirkulär. Immer wieder schossen unkontrolliert Symptome aus dem Untergrund, verschwanden, kamen wieder, veränderten sich. Es war in den ersten Monaten der homöopathischen Behandlung keine klassische Heilungsentwicklung zu sehen, es herrschte eher das Chaos des Traumas. Deshalb wechselten im ersten Jahr die homöopathischen Mittel so schnell wie seine Beschwerden. Erst im zweiten Jahr beruhigte sich das Bild, und es kristallisierte sich sein Konstitutionsmittel heraus: **Mercurius solubilis**. Dieses Mittel ermöglichte einen entscheidenden Schritt in seiner therapeutischen Arbeit und half ihm bei immer wieder auftauchenden Belastungssymptomen. Übrigens erzählte er am Ende der Therapie beiläufig, dass er einmal an Syphilis erkrankt war! Eine Bestätigung des Arzneimittels, denn Mercurius ist eines der wichtigsten syphilitischen Mittel.

Je mehr Vertrauen der Patient (und ich auch!) in die Behandlungsmethode entwickelte, desto besser konnte er seine Gefühle bewusst zulassen und verarbeiten. Es war für ihn erfahrbar, dass beispielsweise die Herzschmerzen durch die Globuli besser wurden und er keinen Infarkt mehr bekam. Das ermutigte ihn, seinen Emotionen nachzuspüren und er durchlebte in der Therapie Momente der Todesangst, Verzweiflung, Schuldgefühle, Trauer und eine mörderische Aggression.

Durch die Dramatik seiner Beschwerden und die Intensität der Therapie wurden seine chronischen Kopfschmerzen und der Analgetika-Abusus im ersten Jahr nicht thematisiert. Man könnte diese Verleugnung auch als Spaltungsabwehr interpretieren, die also auch während der Behandlung stattfand (Kap. 4.2). Im zweiten Jahr unterzog er sich deshalb einer tagesklinischen Behandlung, die zwar nicht traumazentriert war, ihm aber Werkzeuge zur Stabilisierung vermittelte: Er lernte Entspannungsverfahren und Selbstfürsorge, was für seinen Heilungsprozess sehr wichtig war.

Insgesamt half die homöopathische Behandlung, eine ambulante Traumatherapie bei einem schwer und komplex traumatisierten Patienten durchzuführen. Die jeweils verordneten Arzneimittel ermöglichten es, kritische Situationen zu beherrschen: wenn der Patient beispielsweise in Gefahr geriet, wieder kardiologisch auf die enorme psychische Belastung zu reagieren oder dissoziative Zustände als Abwehr der traumatischen Erinnerungen auftauchten. Die jeweils passenden Arzneimittel wurden zwar nach der aktuellen Symptomatik repertorisiert, hatten jedoch alle eine Verbindung zum Trauma: Sie finden sich in den Schreck- und Schock-Rubriken. Die Arzneimittel vertieften seinen therapeutischen Prozess und linderten gleichzeitig die auftauchenden psychischen und physischen Symptome, ohne sie zu unterdrücken. Die Traumatherapie mit den phasenspezifischen Krisen konnte ohne psychopharmakologische Medikation durchgeführt werden.

## 2.2 Ein Fall von Beziehungstraumatisierung Beispiel 2: Frau Schneider

Die 32-jährige, alleinstehende Patientin leidet seit fünf Jahren unter Depressionen, die trotz verschiedener Kombinationen von Antidepressiva nicht besser werden. Sie wünscht eine psychotherapeutische und homöopathische Behandlung, um von den ungeliebten Medikamenten loszukommen, die sie sehr müde machen und ihren Zustand nicht wirklich verbessern. Beim Erstgespräch sitzt mir eine hübsche und gepflegte, junge Frau gegenüber, die aber sehr unzugänglich wirkt. „Ich hoffe, Sie können mir helfen", so sagt sie mit ausdrucksloser Miene, „denn ich bin sehr verzweifelt". Diese Verzweiflung kann ich jedoch in der Gegenübertragung nicht spüren, es ist, als ob sie für mich emotional nicht erreichbar ist, wie hinter einem Schleier.

Sie erzählt, dass die depressiven Phasen immer mit Körpersymptomen beginnen und sich im weiteren Verlauf auf ihre ganze psychische und physische Befindlichkeit ausbreiten: Zuerst hat sie Migräne und Magen-Darm-Störungen, dann zieht sie sich zurück, mag niemanden mehr sehen und ist sehr erschöpft, sogar nach längerem Schlaf. Sie hat Fressattacken und stopft sich mit Töpfen voller Grießbrei voll. Gliederschmerzen, Konzentrationsschwierigkeiten, Antriebs- und Hoffnungslosigkeit bringen sie in einen Zustand, in dem sie nicht mehr leben möchte.

Sie arbeitet als Krankenschwester, und dieser Beruf ist ihre Passion. Sie kümmert sich sehr engagiert um ihre Patienten und kann durch ihre große Disziplin noch ihrer Arbeit nachgehen, die ihrem Leben Sinn und Struktur gibt. Was sie deshalb am meisten belastet ist der Verlust ihrer Empathiefähigkeit während der Depression: Dann kann sie sich nicht mehr in ihre Patienten einfühlen. Es kommen immer wieder Situationen vor, in denen sie durch ihre Konzentrationsstörungen Fehler macht, die ihren Patienten schaden könnten. Sie empfindet aber darüber gar kein Schuldgefühl oder Bedauern, und diese Gleichgültigkeit erschreckt sie sehr!

### 2.2.1 Anamnese

Frau Schneider ist das vierte von sieben Kindern. Die Eltern waren Mitglieder einer fundamentalreligiösen Sekte, in der es verboten war, Familienplanung zu betreiben. Die Mutter war jedoch mit den vielen Kindern, die in kurzen Abständen geboren wurden, hoffnungslos überfordert: Sie hatte weder Zeit noch Kraft, sich um die einzelnen Kinder ausreichend zu kümmern. Die Patientin kann sich beispielsweise nicht erinnern, jemals von ihrer Mutter getröstet worden zu sein. Wenn sie weinte, bekam sie immer entweder einen Schnuller oder etwas zu essen, damit sie wieder ruhig war!

Den Gepflogenheiten der Sekte entsprechend herrschte der brutale Vater in patriarchalischer Art über seine Familie: Bei Missachtung der strengen Regeln wurden die Kinder mit einem Gürtel oder großen Kochlöffel gezüchtigt. Der Vater hatte als Kriegsversehrter ein Holzbein, und die verängstigten Kinder flüchteten immer schon in die hintersten Ecken, wenn sie das Klacken seines Holzbeins auf der Treppe hörten!

Von der Mutter vernachlässigt und vom Vater misshandelt fand das Mädchen den einzigen Halt bei den Geschwistern und hatte deshalb eine enge Beziehung zu ihnen. Im Alter von etwa vier Jahren holte sie immer ein Onkel ab, um mit ihr Ausflüge zu machen. Er missbrauchte sie dabei sexuell. Dieser Missbrauch wurde nie in der Familie thematisiert.

Als Mitglied der Sekte war sie in Kindergarten und Schule immer eine Außenseiterin. Sie durfte weder Ostern noch Weihnachten mit den anderen Kindern feiern, da in ihrer Religion eigene Feste stattfanden. Weil sie etwas pummelig war, wurde sie doppelt gehänselt und ausgeschlossen. Trotzdem schaffte das kluge Mädchen das Abitur und wollte Medizin studieren. Weil sie aber zunehmend mit dem Vater und der Sekte in Konflikt geriet, entschied sie sich für eine Ausbildung als Krankenschwester. Dadurch konnte sie früher unabhängig werden und Geld verdienen.

Nach einem Streit mit dem Vater verließ sie als 18-Jährige bei Nacht und Nebel das Haus und fand Unterschlupf bei einer Bekannten. Diese hatte wechselnde Männerbekanntschaften, und eines Nachts erschienen drei unbekannte Männer und vergewaltigten die Patientin. Über diese Vergewaltigung sprach sie in der Psychotherapie das erste Mal in ihrem Leben.

Nach der Flucht aus dem Elternhaus sagte sie sich auch von der Sekte los und hat deshalb bis heute Schuldgefühle: Wenn ihr etwas Schlechtes im Leben widerfährt ist ihr erster Gedanke, dass Gott sie für ihren Abfall vom rechten Glauben damit bestraft!

Die Partnerschaften mit verschiedenen Männern verliefen immer unbefriedigend, mehrmals war sie schwanger und erlitt Aborte, obwohl sie sich sehr ein Kind wünschte. Der letzte Versuch, eine ernsthafte Partnerschaft zu entwickeln, endete mit einer Katastrophe: Der Mann misshandelte sie und sperrte sie zwei Jahre lang ein. Durch die Hilfe einer Freundin konnte sie sich schließlich befreien, flüchtete in eine andere Stadt und versuchte, ein neues Leben aufzubauen. Tatsächlich fand sie eine gute Arbeitsstelle, in der sie ihre Kompetenz und ihr Engagement entfalten konnte, eine schöne Wohnung und gute Freunde, bis sie von ihrer depressiven Symptomatik so überrollt wurde, dass diese Erfolge nunmehr ernsthaft gefährdet scheinen.

### 2.2.2 Diagnosen nach ICD10 und allopathische Medikation

- Rezidivierende depressive Störung mit somatischen Symptomen (F 33.11)
- Somatisierungsstörung (F 45.0)
- Essstörung bei anderen psychischen Störungen (F 50.4)

**Aktuelle allopathische Medikation:** Mirtazapin 30 mg

### 2.2.3 Therapieplanung

Die Patientin war trotz antidepressiver Medikation immer wieder in schwere depressive Phasen gerutscht. Durch das zuletzt verordnete Medikament blieb sie zwar arbeitsfähig, weil ihre Konzentrations- und Schlafstörungen etwas leichter wurden; die Stimmung und der Antrieb besserten sich jedoch nicht wirklich. Was sie zusätzlich sehr belastete, war der Verlust ihrer Empfindungs- und Empathiefähigkeit. Tatsächlich wirkte sie in den Erstgesprächen seltsam unzugänglich, wie hinter einer Glaswand. Sie berichtete zwar von ihren Beschwerden, aber die zugehörigen Affekte waren nicht zu spüren.

Frau Schneider war komplex traumatisiert durch äußerst traumatische Beziehungserfahrungen: durch den sexuellen Missbrauch mit vier Jahren, die brutalen Misshandlungen des Vaters, die emotionale Vernachlässigung der Mutter, die Vergewaltigungen und schließlich die Quälereien des letzten Partners.

Solch eine schwere Beziehungstraumatisierung braucht eine längerfristige kontinuierliche psychotherapeutische Behandlung, in der die Patientin eine korrigierende Beziehungserfahrung machen kann. Deshalb ist hier eine psychoanalytische Therapie indiziert, die ich bei der Patientin modifiziert, d. h. einmal wöchentlich im Sitzen und nicht zweimal wöchentlich im Liegen, wie sonst üblich, durchführte. Das sitzende Setting und die reduzierte wöchentliche Stundenzahl wurde deshalb gewählt, weil die Patientin aufgrund ihrer traumatischen Erfahrungen mit nahen Personen zuerst eine stabile Vertrauensbeziehung zur Therapeutin aufbauen musste und nicht in ein regressives Erleben geführt werden durfte, wie es das liegende Setting ermöglicht.

Sie hatte bei ihren Patienten in der Klinik die gute Wirkung von homöopathischen Mitteln erlebt und wollte nun selbst eine homöopathisch-psychotherapeutische Behandlung machen, weil sie überzeugt war, dadurch von dem Antidepressivum (AD) loszukommen. Deshalb hatte sie auf eigene Faust recherchiert und sich bei mir vorgestellt. Wir vereinbarten also, eine psychoanalytische Therapie in Verbindung mit einer homöopathischen Behandlung durchzuführen. Wegen ihrer ausgeprägten depressiven Symptomatik sollte das AD jedoch nicht gleich abgesetzt, sondern parallel zur homöopathisch-psychotherapeutischen Behandlung langsam reduziert werden.

### 2.2.4 Behandlung: Repertorisation, Verordnung und Verlauf

Nach den Vorgesprächen und der Beantragung der Psychotherapie wurde eine ausführliche **Erstanamnese** durchgeführt.

Sie fühlte sich in dieser Zeit sehr deprimiert und hoffnungslos. Trotz Medikation mit 30 mg Mirtazapin konnte sie schlecht schlafen, war morgens wie gerädert und litt unter schweren Migräneattacken. Der Orthopäde hatte eine beginnende Arthrose an den Knien festgestellt, die sehr schmerzte. Sie zog sich zurück, hatte keinen Kontakt mehr zu ihren Freunden und Kollegen und konnte nur noch mit Mühe ihrer Arbeit nachgehen. Sie verschlang Berge von Essen, vor allen Dingen Brei, ohne satt zu werden. In letzter Zeit hatte sie immer wieder das Empfinden, als ob ihr Uterus sich nach unten senken würde; dieses Gefühl kannte sie noch aus der Zeit, als ihre Endometriose akut und sehr schmerzhaft war. Die Empathielosigkeit erschreckte die eigentlich mitfühlende Patientin sehr, weil sie so gar nicht zu ihrem Wesen passte.

Diese Symptome wurden repertorisiert (▶ **Tab. 2.17**, ▶ **Tab. 2.18**). Das Symptom „Verlust der Empathie“ wurde dabei in die Repertoriumssprache übersetzt mit „Gleichgültigkeit gegenüber der Familie“, denn ihre Patienten waren für die alleinstehende Frau ja eigentlich ihre Familie! Ihre

▶ **Tab. 2.17** Repertorisation der Symptome: Kummer, Depression, Bulimie, Kopfschmerz, Endometriose, Arthrose.

| Rubriken | Gewichtung | Symptome | Anzahl der Arzneien |
|---|---|---|---|
| 1 | 1 | Gemüt – Beschwerden durch – Kummer | 89 |
| 2 | 1 | Gemüt – Traurigkeit – morgens – Erwachen – beim | 24 |
| 3 | 1 | Gemüt – Gleichgültigkeit, Apathie – Familie; gegen seine | 14 |
| 4 | 1 | Gemüt – Bulimie | 73 |
| 5 | 1 | Magen – Appetit – unstillbar | 42 |
| 6 | 1 | Kopf – Schmerz – Seiten – links | 142 |
| 7 | 1 | Kopf – Schmerz – pulsierend | 163 |
| 8 | 1 | Kopf – Schmerz – Bücken – agg. | 143 |
| 9 | 1 | Weibliche Genitalien – Endometriose | 10 |
| 10 | 1 | Extremitäten – Knie; Beschwerden der | 122 |

▶ **Tab. 2.18**

| | Sep. | Lyc. | Phos. | Ign. | Plat. | Bell. | Sulf. | Puls. | Lach. | Nux-v. |
|---|---|---|---|---|---|---|---|---|---|---|
| | **10/24** | **8/15** | **8/15** | **8/13** | **8/10** | **7/15** | **7/15** | **7/14** | **7/13** | **7/12** |
| 1 | 2 | 1 | 3 | 4 | 2 | 2 | 1 | 2 | 3 | 2 |
| 2 | 2 | 2 | 1 | 1 | 1 | – | – | – | 3 | – |
| 3 | 3 | – | 3 | – | – | – | 1 | – | – | – |
| 4 | 3 | 3 | 1 | 1 | 1 | 2 | 2 | 1 | – | 1 |
| 5 | 2 | 3 | – | 1 | 1 | 2 | – | 1 | – | – |
| 6 | 3 | 1 | 2 | 1 | 2 | 2 | 2 | – | 2 | 1 |
| 7 | 2 | 3 | 2 | 2 | 1 | 3 | 3 | 3 | 2 | 2 |
| 8 | 3 | 1 | 2 | 2 | 1 | 3 | 3 | 3 | 1 | 2 |
| 9 | 1 | – | – | – | – | – | – | 1 | 1 | 1 |
| 10 | 3 | 1 | 1 | 1 | 1 | 1 | 3 | 3 | 1 | 3 |

Attacken von Fresssucht, denen allerdings kein Erbrechen folgte, wurden unter der Rubrik „Bulimie" eingeordnet – es gibt im Repertorium keine andere Rubrik für Essstörungen.

## Erstanamnese bei Therapiebeginn

Die Patientin bekam **Sepia** C 200, 3-mal 3 Globuli einmalig. Gleichzeitig fanden wöchentliche therapeutische Sitzungen statt. Kurz nach der Einnahme hatte sie einen schweren Migräneanfall, dieses Mal aber links statt rechts. Sie begann zu frieren, bekam Zahnschmerzen und eine Zahnfleischentzündung. Außerdem erschienen wieder große borkige Schuppen auf der Kopfhaut, wie sie es als Kind schon hatte. Auch die Magenschmerzen kamen wieder, unter denen sie als kleines Mädchen litt. Aber am erstaunlichsten war ihre emotionale Veränderung: Sie tauchte aus ihrer Erstarrung auf, musste viel weinen bei den kleinsten Anlässen und war deswegen fast nicht mehr arbeitsfähig. Allerdings fühlte sie sich gleichzeitig besser, „so, wie wenn das Sepia aufräumen würde", sagte sie, „und mir einen Schleier wegzieht. Ich beginne, aus meiner Tinte aufzutauchen, die ich aus Schutz um mich verbreitet habe!"

Nach einem halben Jahr Therapie kamen Erinnerungen an die Vergewaltigung und ihr Zustand verschlechterte sich. Wenn sie alleine war weinte sie oft, das erleichterte sie. Schlaflosigkeit, sozialer Rückzug und Hoffnungslosigkeit kamen wieder, und auch ein neues Symptom: Sie war sehr geruchsempfindlich. Sie konnte keinen Tabakrauch riechen, alles roch zu stark. Flashbacks traten auf: Dann hörte sie unvermittelt in Alltagssituationen das Holzbein ihres Vaters und spürte die Schläge mit dem Kochlöffel.

Es wurde neu repertorisiert (► **Tab. 2.19**, ► **Tab. 2.20**). Dabei wurden ihre traumatischen Erinnerungen als Folge eines Schrecks bewertet, ebenso wie sich ihre depressive Symptomatik als „Beschwerden durch Kummer" im Repertorium findet.

► **Tab. 2.19** Repertorisation der Symptome: Schock, Kummer, Geruchsempfindlichkeit.

| Rubriken | Gewichtung | Symptome | Anzahl der Arzneien |
|---|---|---|---|
| 1 | 1 | Gemüt – Beschwerden durch – Schreck | 80 |
| 2 | 1 | Gemüt – Beschwerden durch – Schock; seelischen | 42 |
| 3 | 1 | Gemüt – Beschwerden durch – Kummer | 89 |
| 4 | 1 | Gemüt – Weinen – allein, wenn | 8 |
| 5 | 1 | Gemüt – Weinen – amel. | 24 |
| 6 | 1 | Nase – Geruch, Geruchssinn – überempfindlicher Geruchssinn – Tabak | 10 |

► **Tab. 2.20**

| | Ign. | Puls. | Vanil. | Nat-m. | Phos. | Gels. | Lyc. | Nux-v. | Plat. | Nit-ac. |
|---|---|---|---|---|---|---|---|---|---|---|
| | **6/12** | **5/10** | **5/10** | **4/9** | **4/8** | **4/7** | **4/7** | **4/7** | **4/7** | **4/4** |
| 1 | 2 | 3 | 2 | 2 | 3 | 3 | 3 | 2 | 2 | 1 |
| 2 | 2 | 1 | 3 | 1 | – | 1 | – | 1 | 1 | 1 |
| 3 | 4 | 2 | 3 | 4 | 3 | 2 | 1 | 2 | 2 | 1 |
| 4 | 1 | – | 1 | 2 | – | – | 1 | – | – | – |
| 5 | 1 | 2 | 1 | – | 1 | 1 | 2 | – | 2 | 1 |
| 6 | 2 | 2 | – | – | 1 | – | – | 2 | – | – |

## Sechster Monat nach Therapiebeginn

Nach der Einnahme von **Ignatia** C1000, 3-mal 3 Globuli, litt sie unter großer Übelkeit und Brechreiz: „Ich möchte die Bilder rauskotzen“, so beschrieb sie ihren Zustand, denn die Traumaerinnerungen kamen überfallartig und sie konnte sich nicht dagegen wehren. Diese Übelkeit hatte sie immer gehabt, bevor sie in die Depression versank. Nun war es anders, denn sie konnte die Flashbacks mit dem Symptom des Brechreizes verbinden und einen Sinn darin sehen: Ihr Körper wehrte sich gegen diese traumatischen Introjekte und wollte sie loswerden. Ein ähnliches Phänomen wurde bereits bei Herrn Achmed (Kap. 2.1.4) beschrieben.

Im Laufe der Psychotherapie erinnerte sich Frau Schneider immer mehr an ihre traumatische frühe Kindheit. In dieser Phase ging es ihr so schlecht, dass sie nicht mehr arbeiten konnte und teilweise krankgeschrieben werden musste. **Ignatia** in der XM-Potenz half ihr immerhin so gut, dass sie trotzdem das Antidepressivum nicht erhöhen musste, sondern sogar langsam weiter reduzieren konnte auf 15 mg jeden zweiten Tag.

Neun Monate nach Therapiebeginn entwickelte sie Aggressionen. Kleine Fehler ihrer Mitarbeiter oder auch fremder Menschen machten sie wütend, sie war immer gereizt und wollte niemanden sehen. Außerdem reagierte sie äußerst empfindlich auf Geräusche und hatte es am liebsten, wenn es ganz still war. Nach einer Therapiestunde hatte sie suizidale Impulse, sodass ich ihr **Aurum** C1000 gab (► **Tab. 2.21**, ► **Tab. 2.22**).

## Neunter Monat nach Therapiebeginn

In dieser Behandlungssituation wird der Unterschied zwischen **Ignatia** und **Aurum** deutlich. Beide haben depressive Symptome; Ignatia ist aber so antriebs- und hoffnungslos, dass eher eine psychische „Implosion“ stattfindet, Aurum hingegen ist aggressiv bis hin zur Autoaggression, es kommt zu einer „Explosion“, der Selbstvernichtung.

Aurum hilft also bei Depression mit aggressiven Gefühlen und Todessehnsucht, Ignatia bei Depression mit Traurigkeit und Verlassenheitsgefühlen (Kap. 7).

► **Tab. 2.21** Repertorisation der Symptome: Suizidalität, Geräuschempfindlichkeit.

| Rubriken | Gewichtung | Symptome | Anzahl der Arzneien |
|---|---|---|---|
| 1 | 3 | Gemüt – Suizidneigung; Neigung zum Selbstmord | 114 |
| 2 | 1 | Gemüt – Empfindlich – Geräusche, gegen | 182 |
| 3 | 1 | Gemüt – Gesellschaft – Abneigung gegen | 177 |
| 4 | 1 | Gemüt – Reizbarkeit, Gereiztheit | 462 |
| 5 | 1 | Gemüt – Abscheu – Leben; gegen das | 84 |
| 6 | 1 | Gemüt – Lebensüberdruss | 86 |

► **Tab. 2.22**

| | Aur. | Nat-m. | Nux-v. | Ars. | Chin. | Nat-s. | Sep. | Bell. | Puls. | Alum. |
|---|---|---|---|---|---|---|---|---|---|---|
| | **8/25** | **8/20** | **8/20** | **8/18** | **8/18** | **8/18** | **8/18** | **8/17** | **8/17** | **8/15** |
| 1 | 4 | 2 | 2 | 2 | 2 | 3 | 2 | 2 | 2 | 2 |
| 2 | 2 | 2 | 3 | 2 | 3 | 2 | 3 | 3 | 2 | 1 |
| 3 | 2 | 4 | 3 | 1 | 2 | 1 | 3 | 2 | 2 | 3 |
| 4 | 3 | 3 | 3 | 3 | 2 | 2 | 3 | 3 | 3 | 3 |
| 5 | 3 | 3 | 3 | 3 | 3 | 2 | 2 | 1 | 2 | 1 |
| 6 | 3 | 2 | 2 | 3 | 2 | 2 | 1 | 2 | 2 | 1 |

Nach der Aurum-Phase wurde die traumatische Partnerschaft Thema. Ihr Partner hatte sie so sehr enttäuscht und verletzt wie ihre Mutter: Auch er hatte ihr versprochen, ihre Sehnsucht nach Geborgenheit und liebevoller Zuwendung zu stillen und sie stattdessen verlassen, ja darüber hinaus gequält und missbraucht. Sie erkannte, dass sie in ihm mütterliche Qualitäten gesucht hatte und fühlte sich nun wie das verlassene und verletzte Kind. In dieser Phase half ihr wieder Ignatia, mittlerweile als einziges Arzneimittel, denn das Antidepressivum war bereits abgesetzt.

In dem weiteren therapeutischen Prozess durchlebte die Patientin immer wieder abwechselnd Phasen von Sepia, Ignatia und Aurum – jeweils ohne Psychopharmaka zu brauchen. Ein äußerst dramatischer Abort machte eine stationäre Einweisung nötig, wodurch sie sich an frühere Aborte erinnerte und sich mit ihrem Kinderwunsch auseinandersetzte. Ihr wurde bewusst, wie wenig sie in der Lage war, Mutter zu werden, weil sie selbst so wenig Mütterlichkeit erfahren hatte!

Die Therapie dauerte insgesamt vier Jahre. In dieser Zeit stabilisierte sie sich psychisch und physisch, wurde wieder voll arbeitsfähig und konnte sogar eine neue Partnerschaft eingehen und auch wieder beenden, ohne wie früher in ihre Depression zu dekompensieren. Sie benötigte keine weitere antidepressive Medikation.

### 2.2.5 Zusammenfassung

Die komplex und sexuell traumatisierte Patientin bekam als erstes Arzneimittel **Sepia**, weil dieses Mittel ihrer Konstitution am nächsten kam. Sie hatte bisher aus Scham niemandem ihre traumatische Geschichte erzählt – und die Sepia-Frau verbirgt sich aus Scham hinter „ihrer Tinte". Sepia öffnete ihr den Zugang zum emotionalen Erleben und damit zur Verarbeitung ihrer Traumatisierung. Sie konnte Schritt für Schritt ihre Abwehr aufgeben, die sie gegen das Trauma aufgerichtet hatte: eine Gefühllosigkeit, damit sie die mit dem Trauma verbundenen Schmerzen, die Wut, Trauer, Verzweiflung, Scham und den Selbsthass nicht spüren musste. Sie begann wieder zu fühlen und ihre Empathiefähigkeit kam wieder: Sie „tauchte aus der Tinte auf", wie sie selbst sagte. Dann konnten die Erinnerungen an die traumatischen Erlebnisse kommen. Die dazugehörigen Gefühle waren Verzweiflung und Traurigkeit, auch darüber, dass niemand ihr geholfen hatte und sie schon als Kind allein und verlassen war. In dieser Phase erfasste **Ignatia** das Traumathema am besten: als Arzneimittel gegen traumatische Trennungen, Kummer und Folgen von Schreck. Im weiteren therapeutischen Prozess wurden auch aggressive Gefühle möglich, die zu der Verarbeitung eines Traumas gehören: Die Patientin konnte ihre Mitmenschen nicht mehr riechen und war gereizt. Als die Aggression drohte, sich gegen sich selbst zu richten und sie suizidale Impulse spürte, half ihr **Aurum** – eines der wirksamsten Mittel gegen Selbstmordtendenzen.

In der Psychotherapie kamen die drei Phasen immer abwechselnd vor: **Sepia** scheint hier immer auch mit dem Gefühl von Scham verbunden zu sein und mit der Ebene des sexuellen Missbrauchs – es ist ja auch ein triebhaftes Arzneimittel, das viele Symptome auf sexueller Ebene und im weiblichen Genitalbereich zeigt. **Ignatia** war verbunden mit dem Gefühl des verlassenen, der Gewalt ausgelieferten Kindes. Und **Aurum** als Mittel des äußersten Selbsthasses erschien, wenn die Patientin das traumatische Introjekt nicht von ihrem Selbst trennen konnte und in Gefahr war, sich selbst und dadurch auch das traumatische Introjekt zu vernichten. – Dieser Vorgang wird später noch ausführlicher in Kap. 4.2.2 behandelt.

Diese drei Arzneimittel begleiteten im Wesentlichen den traumatherapeutischen Prozess. Die Patientin konnte trotz der schweren depressiven und psychosomatischen Symptomatik und trotz ernsthafter suizidaler Krisen das Antidepressivum schrittweise reduzieren und sogar absetzen. Sie stabilisierte sich zusehends, ihre Depression und Psychosomatik verschwand und sie wurde wieder voll arbeitsfähig. Aber am meisten freute sie sich darüber, dass sie wieder empfindungsfähig war: Sie konnte sich in ihre Patienten einfühlen, sich freuen und alle Gefühle unmittelbar spüren! Und sie hatte ihren Optimismus und ihre Energie wiedergefunden!

## 2.3 Fazit der homöopathisch-psychotherapeutischen Behandlung

In den beiden Falldarstellungen begleitete die homöopathische Behandlung eine Traumatherapie. Sowohl bei der anfangs bestehenden Depression und Belastungsstörung als auch bei den während des therapeutischen Prozesses auftauchenden psychischen und psychosomatischen Symptomen wurde jeweils das entsprechende Arzneimittel gegeben. Dadurch fand eine Stabilisierung und kontinuierliche Besserung der Symptomatik statt, sodass in dem einen Fall das Antidepressivum abgesetzt werden konnte und in dem anderen Fall trotz der Schwere der PTBS keine Psychopharmaka nötig wurden. Der therapeutische Prozess und die homöopathische Behandlung ergänzten sich, und es wurden spezifische Arzneimittel in ihrem Bezug zur Traumadynamik deutlich, die in den nächsten Kapiteln ausführlicher dargestellt werden.

In den Behandlungsverläufen spiegelt sich auch die unterschiedliche Dynamik von akutem und chronischem Trauma wider. Das akute oder Typ-1-Trauma produziert heftige psychische oder psychosomatische Symptome, die in schneller Reihenfolge auftauchen. Dementsprechend konzentriert sich die homöopathische Behandlung auch hauptsächlich auf die jeweiligen aktuellen Symptome. Bei einem chronischen Typ-2-Trauma hat sich das Trauma viel mehr mit der Konstitution verwoben und deshalb wird eine eher konstitutionell orientierte Behandlung die Traumatherapie begleiten (Kap. 4.1). Die unterschiedliche Dynamik von Extremtraumatisierung und Beziehungstraumatisierung findet sich also auch in der homöopathischen Verordnung wieder.

In dem folgenden Kapitel sollen deshalb Analogien zwischen Traumadynamik und homöopathischer Theorie aufgezeigt werden, um die homöopathische Behandlung traumaadaptiert durchführen zu können.

# 3 Traumatheorie und chronische Krankheiten

**In diesem Kapitel werden Analogien und Unterschiede in den theoretischen Konzepten von Homöopathie und Psychoanalyse aufgezeigt: Das Trauma bei Hahnemann und Freud und ihre Konzepte einer immateriellen Kraft in der Entstehung und Heilung von Krankheiten.**

Ein Trauma und seine psychischen und psychosomatischen Folgen sind oft nicht auf den ersten Blick sichtbar. Wie in Kap. 2 „Skizzierung zweier Krankengeschichten" beschrieben, kam **Herr Achmed** zuerst mit einem Herzinfarkt in die Klinik, **Frau Schneider** war schwer depressiv (Kap. 2.1, Kap. 2.2). Erst in der ausführlichen Anamnese im Falle von Herrn Achmed (Extremtraumatisierung) oder im Laufe der Psychotherapie von Frau Schneider (Beziehungstraumatisierung) wurde die traumatische Genese der Erkrankung hinter ganz verschiedenen Symptomen deutlich.

Ein Trauma kann sich also verbergen, und es gilt, das Verborgene hinter der nach außen scheinenden Symptomatik zu erkennen. – Erinnert uns dieses Phänomen nicht an die Krankheitskonzepte von Psychoanalyse und Homöopathie, nämlich den Einfluss des Unbewussten und der Miasmen auf die Entstehung von Krankheiten?

Beiden Konzepten liegt die Idee einer immateriellen Kraft zugrunde, die nach außen durch Symptome, Verhalten und Eigenschaften sichtbar wird. Ein traumatisches Erlebnis wird, wenn es nicht bewusst verarbeitet werden kann, in die unbewusste Ebene verdrängt und wirkt nach außen durch die Generierung von Symptomen – ähnlich einer miasmatischen Belastung, auf deren Basis sich durch äußere Auslöser eine chronische Erkrankung entwickeln kann.

In dem folgenden Kapitel soll versucht werden, die homöopathische und psychoanalytische Theorie der Krankheitsentwicklung zu vergleichen, um Analogien und Unterschiede zu verdeutlichen.

## 3.1 Lebenskraft und Unbewusstes

**Sowohl in der Homöopathie als auch in der Psychoanalyse wurde jeweils ein neues Prinzip eingeführt, das die Selbstregulation des Organismus und die Dynamik von Krankheitsentwicklung beschreibt: die Lebenskraft und das Unbewusste.**

Schon die Gründerväter beider Wissenschaften, der Homöopathie und der Psychoanalyse, Samuel Hahnemann und Sigmund Freud, waren sich in ihrem Charakter ähnlich: Beide waren eigenständige Denker, die sich nicht von gängigen Denkmustern einschränken ließen.

**Hahnemann** entdeckte etwa 100 Jahre vor Freud entgegen der damals üblichen ärztlichen Praxis, die hauptsächlich von Aderlässen bestimmt war, eine neue Behandlungsmethode. Er beobachtete die Symptomatik der Malaria und die Wirkung der Chinarinde und zog daraus seine Schlussfolgerungen:

### Chinarinden-Versuch

Hahnemann unternahm 1790 einen Selbstversuch: Er nahm einige Tage lang täglich zweimal 15 g Chinarinde ein und stellte fest, dass er alle Symptome bekam, die ihm vom Wechselfieber (Malaria) her bekannt waren: Finger und Füße wurden kalt, er wurde matt und schläfrig, das Herz klopfte stark, er fing an zu zittern und bekam Angst. *„Dieser Paroxysm dauerte zwei bis drei Stunden jedesmal und erneuerte sich, wenn ich diese Ghabe wiederholte, sonst nicht. Ich hörte auf und ich war gesund"* (Hahnemann, RAM, Bd. 2, S. 109). Seine Schlussfolgerung, dass die Substanz, welche solche Symptome hervorbringen kann, in geringer Dosierung genau diese heilen könnte, führte zu dem homöopathischen Grundsatz „Similia similibus curentur": **Ähnliches werde durch Ähnliches geheilt.**

**Freud** beobachtete etwa ein Jahrhundert später, dass sich die Symptomatik von hysterischen Patientinnen durch eine „Redekur" besserte – ganz im Gegensatz zu dem Zeitgeist, der psychischen Krankheiten mit Zwangsjacken und Eisbädern begegnete. Er hatte bei dem zu seiner Zeit berühmten französischen Psychiater Charcot assistiert und miterlebt, wie sogenannte „hysterische" Patientinnen mit Hypnose behandelt wurden und sich während dieser hypnotischen Sitzungen an traumatische Lebenssituationen erinnerten. Diese Patientinnen hatten aber im wachen Zustand keinerlei bewussten Zugang zu ihren Erinnerungen, weswegen er annahm, dass es ein „Unbewusstes" geben müsse, welches diese Erinnerung speichert. Um eine Verbindung zwischen Unbewusstem und Bewusstem herzustellen, entwickelte er das psychoanalytische Setting, indem der Arzt hinter dem liegenden Patienten sitzt. So wird eine „freie Assoziation" möglich, die nicht beeinflusst wird von der Interaktion einer Gesprächssituation, in der man sich gegenübersitzt. Diese freie Assoziation ermöglicht im wachen Zustand einen Zugang zum Unbewussten, wodurch verdrängte Traumata und Konflikte bewusst verarbeitet werden können.

Beide, Hahnemann und Freud, hatten genügend Selbstbewusstsein, um dem Sturm der fachlichen Entrüstung die Stirn zu bieten und aus ihren Beobachtungen eine jeweils eigene Theorie der Entstehung von Krankheiten und deren Behandlung zu entwickeln. Die Grundhaltung von beiden war eine zutiefst humanistische – und sie beobachteten genau. So konnte ihnen nicht verborgen bleiben, dass sich Krankheiten aufgrund von Belastungen in der Biografie der Patienten entwickeln können. Hahnemann schreibt dazu im Organon: *„zwölf Jahre brachte ich darüber zu, um die Quelle jener ... langwierigen Leiden aufzufinden und die ... antipsorischen Heilmittel zu entdecken ..."* (Organon, 6. Aufl., § 80, Fußnote 1), und er erkannte die Ursache der langwierigen Leiden: *„... besonders aber die Gesundheits-Erschütterung durch eine äussere, grosse Beschädigung oder ein sehr trauriges, das Gemüt beugendes Ereignis, öfter Schreck, grosser Gram und Kummer und anhaltende Ärgernis brachten oft das eine oder mehrere ... Leiden ... hervor"* (CK, S. 11–12).

Was ist das anderes als die Beschreibung eines Traumas als Auslöser einer chronischen Erkrankung? Hahnemann gebrauchte zwar nicht den Begriff des psychischen Traumas, aber er erkannte schon zu seiner Zeit die oft verheerende Wirkung solch einer traumatischen Erfahrung auf das Leben seiner Patienten. – Was für eine revolutionäre Erkenntnis in seiner Zeit! Und welche Bestätigung finden seine Schlussfolgerungen mittlerweile in der heute aktuellen Theorie der Entstehung von Traumafolgestörungen!

Sigmund Freud machte eine ähnliche Entdeckung: Während der Behandlung seiner hysterischen Patientinnen erinnerten sich diese an sexuelle Übergriffe, die sie als Kinder erlitten hatten. Das führte ihn zu seiner Theorie, dass die Ursache einer Neurose ein verdrängtes psychisches Trauma sein kann – beispielsweise ein sexueller Missbrauch [34]).

Er entwickelte in seinem „Entwurf einer Psychologie" 1895 ein erstes theoretisches Verständnis des Traumas, das heutige neurobiologische Forschungen bestätigen (Kap. 4.2.1). Als ausgebildeter Neuropathologe war er bemüht, seine psychoanalytische Theorie auf eine naturwissenschaftliche Basis zu stellen. Er postulierte ein neuronales Modell, das von außen kommende „Erregungsquanten" abführen oder binden kann. Die dazu notwendige psychische Organisation ist das „Ich", welches diese Quanten filtert, indem es einen Reizschutz aufrichtet. Das ist die sogenannte „Abwehr", die das Eindringen von exogenen schädlichen Energiequanten in den psychischen Raum verhindern soll. Wenn jedoch diese Energiequanten zu groß sind, wird dieser Reizschutz durchbrochen und es kommt zum Trauma mit den daraus resultierenden Folgen. Psychische Krankheiten können also eine traumatische Ursache haben, und hysterische Neurosen entwickeln sich oft aufgrund einer sexuellen Traumatisierung.

Freud wurde in der damaligen sexualfeindlichen viktorianischen Zeit von seinen Kollegen derart angegriffen, dass er seine Theorie der sexuell-traumatischen Genese von psychischen Krankheiten revidierte – um am Ende seines Lebens wieder darauf zurückzukommen. Heute werden in der psychoanalytischen Krankheitslehre psychische und psychosomatische Krankheiten sowohl auf unbewusste Konflikte wie auch auf verdrängte Traumata zurückgeführt. Im Unbewussten werden derlei psychische Belastungen gespeichert. Wenn sie so schwerwiegend sind, dass sie nicht verarbeitet werden können, zeigen sich äußere Symptome.

Eine ähnliche Vorstellung, nämlich ein ätiologisches Verständnis von Krankheiten, finden wir auch bei Hahnemann. Er postuliert ebenfalls eine innere, immaterielle organisierende Kraft, die dafür sorgt, dass der Organismus im Gleichgewicht bleibt: *„Im gesunden Zustande des Menschen waltet die geistartige, als Dynamis den materiellen Körper (Organism) belebende Lebenskraft (Autokratie) unumschränkt und hält alle seine Teile in bewundernswürdig harmonischem Lebensgang in Gefühlen und Tätigkeiten, sodass unser inwohnende, vernünftige Geist sich dieses lebendigen, gesunden Werkzeugs frei zu dem höhern Zweck unseres Daseins bedienen kann."* (Organon, § 9)

*„Wenn der Mensch erkrankt, so ist ... diese Lebenskraft ... durch den, dem Leben feindlichen dynamischen Einfluss eines krankmachenden Agens verstimmt."* (Organon, § 11)

Freud nannte diese äußeren Einflüsse zunächst „Quanten", Hahnemann bezeichnet sie als „krankmachendes Agens".

Hahnemann wie Freud hatten also eine durchaus ähnliche Vorstellung von der Selbstorganisation des Organismus durch eine geistartige, ordnende Kraft und deren Schwächung oder Beeinflussung durch äußere, schädliche Einflüsse, seien sie materieller oder immaterieller Natur.

Dieses selbstorganisierende Prinzip nennt Hahnemann „Lebenskraft" und Freud „Unbewusstes". Und obwohl beide Begriffe in dem jeweiligen Kontext der Homöopathie und Psychoanalyse eine ganz eigenständige Bedeutung entwickelt haben und man sie deshalb nicht unmittelbar vergleichen kann, lohnt es doch, sie näher zu untersuchen. Denn durch sie wurde in die Medizin eine neue Sicht von Krankheit eingeführt.

In der homöopathischen Krankheitslehre ist *„die ... Lebenskraft der primäre Ort der Symptome. Krankheiten entstehen nach Hahnemann nicht in erster Linie im materiellen Körper; dieser ist sekundär betroffen und kann dann die Symptome und Krankheiten durch pathologische Veränderungen aufrechterhalten ..."*, wie Anne Sparenborg-Nolte [87] schreibt. Es gibt also in der homöopathischen Vorstellung von Krankheit eine unsichtbare, nicht auf materielle Substanzen zurückzuführende Dynamik der Krankheitsentwicklung.

Ähnliche Gedanken entwickelte Freud bei seiner Erforschung des Unbewussten. Angeregt von dem Fallbericht seines Kollegen Josef Breuer über die Hypnosebehandlung einer hysterischen Patientin (Anna O., die später als Berta Pappenheim bekannte Frauenrechtlerin), verglich er dessen Beobachtungen mit seinen eigenen. Dabei entdeckte er, dass Symptome verschwinden, wenn sich die Patienten an traumatische Situationen erinnern und die dazugehörigen Affekte wiedererleben. Es musste also eine Kraft geben, die diese Erinnerungen „verdrängte", weil sie zu schmerzhaft waren, um dem Bewusstsein zugänglich zu sein. Diese Kraft nennt er „Abwehr", und sie wirkt in der Ebene des Unbewussten: *„Die Symptome verschwinden, wenn man ihre unbewussten Vorgänge bewusst gemacht hat ... Unsere Therapie wirkt dadurch, dass sie Unbewusstes in Bewusstes verwandelt."* Durch die psychoanalytische Therapie kann also die Abwehr der traumatischen Erinnerungen überwunden, das Trauma bewusst und dadurch geheilt werden.

Das Unbewusste wirkt in Freuds frühen Überlegungen als immaterielle Kraft, die nach außen sichtbar wird durch verschiedene Phänomene: durch Träume, Symptome, Fehlleistungen. Sie kann durch eine Psychotherapie beeinflusst werden, sodass ein Heilungsprozess möglich wird.

### Fazit

Lebenskraft und Unbewusstes als theoretische Konzepte bilden sowohl in der Homöopathie wie auch in der Psychoanalyse die Grundlage zum Verständnis von Krankheits- und Heilungsprozessen. Sie postulieren beide ein immaterielles, „psychisches" oder „geistartiges", Geschehen, das unsere individuellen Möglichkeiten steuert, mit äußeren Einflüssen umzugehen.

## 3.2 Trauma und Miasma

**Das Trauma dringt ins Unbewusste wie das Miasma in die Lebenskraft. Ein Vergleich der Begrifflichkeiten Trauma und Miasma soll dies verdeutlichen. Auch in den theoretischen Konzepten von Trauma und Miasma finden sich Ähnlichkeiten, wie in Folgendem ausgeführt werden soll.**

Als Trauma bezeichnet man in der Psychologie ein „Erlebnis, das von solcher Intensität ist, dass es die psychischen Verarbeitungsmöglichkeiten des Betreffenden überschreitet" [58]. Wenn ein solch traumatisches Erlebnis also nicht bewusst verarbeitet werden kann, wird es in die unbewusste Ebene „verdrängt". Es kann durch aktuelle, an das ursprüngliche Trauma erinnernde Situationen wieder an die Oberfläche kommen. Dann entstehen psychische oder psychosomatische Symptome, die zuerst nicht unmittelbar auf das Trauma hinweisen, weil sie quasi verschlüsselt sind. Am Beispiel von Frau Schneider (Kap. 2.2) war eine Zahnbehandlung eine Situation, die sie an frühere Traumatisierungen erinnerte – und sie wurde wieder symptomatisch. Diese Retraumatisierung wird in Kap. 6.7.1 ausführlich dargestellt. Ein anderer Patient bekam immer unerklärliche Panikattacken in geschlossenen Räumen, wenn ein bestimmter Geruch dort herrschte. Während der Psychotherapie erinnerte er sich schließlich daran, dass es in der Küche seiner Großeltern so gerochen hatte, als er Zeuge wurde, wie sein Vater von dem Großvater mit einem Schürhaken erschlagen wurde. Er hatte diese äußerst traumatische Erinnerung ein Leben lang verdrängt und stattdessen eine Angststörung entwickelt. Ein Trauma kann also ein Leben lang unerkannt im Unbewussten wirken und verschiedene Symptome erzeugen.

Auch eine miasmatische Belastung kann die Lebenskraft beeinträchtigen und sich in verschiedenen akuten oder chronischen Symptomen zeigen.

Den Miasma-Begriff führte Hahnemann in die homöopathische Theorie ein, als er in der Behandlung chronischer Krankheiten an seine Grenzen kam. Obwohl er die auftauchenden Symptome mit den zu seiner Zeit verfügbaren Arzneimitteln zu heilen versuchte, wurden seine Patienten nicht gesund. Daraus leitete er ab, dass sie an einer „Einschränkung der Lebenskraft" leiden müssten, die in der biografischen oder familiären Anamnese zu suchen sei: *„Als Beihülfe der Heilung dienen dem Arzte die Data der wahrscheinlichsten Veranlassung der acuten Krankheit, so wie die bedeutungsvollsten Momente aus der ganzen Krankheits-Geschichte des ... Siechthums, um dessen Grundursache, die meist auf einem chronischen Miasma beruht, ausfindig zu machen ..."* (Organon, § 5)

Der Miasma-Begriff bei Hahnemann geht zuerst von einer materiellen Substanz, einer Ansteckung mit Infektionskrankheiten aus. Er postulierte, dass sich eine Ansteckung mit den damals großen Infektionen wie Krätze, Tuberkulose, Feigwarzen und Syphilis sowohl individuell wie kollektiv, ja sogar über Generationen hinweg in chronischen Krankheitssymptomen zeigt. Sie können erst geheilt werden, wenn der homöopathische Behandler die versteckte Ursache der Krankheit – das Miasma – durch ein miasmatisches Arzneimittel erfasst.

Später weitete Hahnemann seinen Miasma-Begriff dahingehend aus, dass eine miasmatische Belastung nicht nur durch materielle Substanzen wie Parasiten, Bakterien oder Viren (Mikroorganismen) ausgelöst werden kann, sondern auch durch „Gram oder Kummer", also durch „psychische Traumata", wie wir das heute nennen würden: *„(Eine Chronische Krankheit) ... bleibt oft mehrere Jahre unkenntlich ...; sie kömmt aber, in späteren Jahren, bei widrigen Ereignissen ... unausbleiblich aufs Neue zum Vorschein, je mehr das Lebensprinzip durch schwächende Leidenschaften, Gram und Kummer ... zerrüttet worden war."* (Organon, § 78)

Eine miasmatische Belastung ist „erworben", kommt primär von außen, schwächt die Lebenskraft und generiert akute Symptome solange, bis sie erkannt und in ihrer ursächlichen Wirksamkeit durch ein geeignetes miasmatisches Arzneimittel behandelt wird. Dieser Prozess ähnelt einem psychischen Trauma, das auch primär exogen – im Gegensatz zu innerpsychischen Konflikten – passiert und einem vergleichbaren destruktiven Wirkprinzip folgt.

Auch die Wirkung eines Miasmas über Generationen hinweg erinnert an die transgenerationale Weitergabe eines Traumas. Ein Nachkomme eines Tuberkulosekranken kann im miasmatischen Verständnis tuberkulöse Symptome bekommen, ohne je wirklich infiziert worden zu sein. Ebenso können Kinder und Enkelkinder von Traumatisierten an Symptomen einer PTBS leiden, ohne je selbst traumatisiert worden zu sein. Nachkommen von Holocaust-Überlebenden beispielsweise leiden häufiger an Depressionen, sie haben Albträume von Gaskammern, Stacheldraht, Verfolgung und Flucht, obwohl sie selbst nie solche Situationen erleben mussten und auch oft keine Erzählungen darüber hörten [4]. Diese Phänomene werden erklärbar durch den Abwehrmechanismus der projektiven Identifizierung (Kap.4.2.2): Das eigene unaussprechliche und abgespaltene Trauma wird unbewusst von den Betroffenen auf ihre Kinder und Enkel projiziert, die sich ebenso unbewusst damit identifizieren [9].

Ein Trauma wirkt also sowohl in seiner Destruktivität wie auch seinen chronischen Folgen ähnlich auf das Unbewusste wie eine miasmatische Belastung auf die Lebenskraft. Das ist ein dynamischer Prozess, und die neueren Schulen der Homöopathie nehmen diesen Faden auf. Bei Sankaran verändert sich der Miasmen-Begriff: Nicht mehr die Ursache, sondern die Entwicklung einer Krankheit gewinnt an Bedeutung. Seine Miasmen-Theorie bewegt sich an der „zentralen Empfindung" der Hoffnung entlang. Er stellt eine Hierarchie der miasmatischen Zustände auf: Krankheiten entwickeln sich in ihrer Schwere vom akuten, leichtesten hin zum chronischen, schwersten Krebs-Miasma.

Ein Mensch, der sich in einem akuten Miasma-Zustand befindet, erleidet eine psychische oder physische Belastung und kann darauf aktiv reagieren. Er hat Hoffnung, durch aktives Handeln die Belastung reduzieren oder auflösen zu können. Sein Körper reagiert mit heftigen Symptomen, beispielsweise mit Fieber zur Abwehr von Infektionen. Seine Psyche drückt den Schmerz durch starke Emotionen aus. Je schwerer oder auch chronischer sein Krankheitszustand ist, desto weniger aktive Abwehrmöglichkeiten stehen ihm zur Verfügung. Er rutscht in der Hierarchie der Miasmen tiefer, bis er sich schließlich im schwersten Syphilis- oder Krebs-Miasma befindet, das von der absoluten Hoffnungslosigkeit beherrscht wird. Er ist seiner Krankheit und seinem Schicksal ausgeliefert.

Die Entwicklung von Traumafolgestörungen folgt einem ähnlichen Prinzip. Der Grad einer Traumatisierung hängt ab von der individuellen Bewältigungsmöglichkeit. Eine akute traumatische Situation kann von einem stabilen, gesunden Menschen aktiv verarbeitet werden. Es besteht Hoffnung, diese belastende Situation zu beherrschen, denn er kann „kämpfen oder fliehen". Ist das nicht möglich, rutscht das Trauma in tiefere Schichten des Unbewussten und wirkt dort weiter durch die Generierung von Symptomen: Wenn eine PTBS chronisch wird, erlebt der Mensch die posttraumatische Symptomatik immer wieder und immer heftiger. In der weiteren Krankheitsentwicklung drücken chronische psychische und psychosomatische Symptome das Trauma aus. Die schwersten Traumafolgestörungen sind Psychosen und Borderline-Störungen. Eine solche chronische Traumatisierung erzeugt auch das Gefühl der Hoffnungslosigkeit, wie Herr Achmed und Frau Schneider ausdrückten.

**Herr Achmed**

Als Herr Achmed zum Erstgespräch kommt, sagt er: „Für mich gibt es keine Hoffnung, das Leben ist vorbei".

**Frau Schneider**

Frau Schneider war immer wieder so hoffnungslos, dass sie suizidale Impulse hatte. „Wenn ich wählen könnte, in welchen Zug ich einsteigen soll, in den ins Leben oder in den in den Tod, ich würde den zweiten wählen."

Beide Patienten hatten Traumata erlebt, die sie nicht aktiv abwehren konnten. Sie konnten nicht „kämpfen oder fliehen", das Trauma wirkte so destruktiv, dass sie schwer krank wurden.

Gurmej Virk vergleicht die miasmatische Dynamik der Krankheitsentwicklung nach dem Verständnis der Sankaran-Schule mit dem Fahrplan der Londoner U-Bahn. In der Skizze (► **Abb. 3.1**) wird ihm die Entwicklung von Traumafolgestörungen gegenübergestellt. [93]

Übrigens gibt es neuere Untersuchungen, die einen Zusammenhang zwischen Kriegstraumata und Krebserkrankungen vermuten lassen [20]. Das scheint die aufgezeigte Analogie von Trauma und Miasma zu bestätigen.

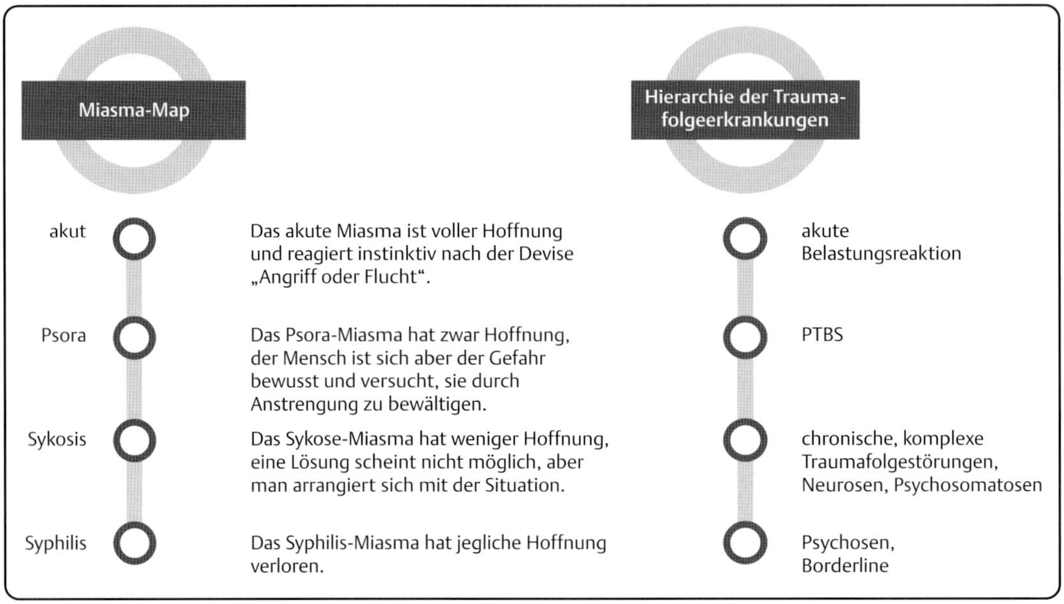


► **Abb. 3.1** Miasma-Map.

## Fazit

Sowohl in der kausalen wie dynamischen Vorstellung eines Krankheitsgeschehens finden sich Analogien in den Konzepten von Traumafolgestörungen und miasmatischen Krankheiten. Unter einem ätiologischen Aspekt kann das Trauma ähnlich destruktive Erkrankungen verursachen wie ein Miasma. Verwendet man den miasmatischen Begriff in einem dynamischen Sinn, scheint auch der Prozess der posttraumatischen Krankheitsentwicklung theoretisch vergleichbar zu sein mit einer miasmatischen Dynamik.

# 4 Einführung in die Theorie der Psychotraumatologie

Die Psychotraumatologie hat sich in den letzten Jahren in der theoretischen Forschung und der psychotherapeutischen Behandlungspraxis als eigenständiges Fach etabliert. Es gibt einen großen Erkenntnisfortschritt, und langsam wird deutlich, dass es Unterschiede in den physiologischen und psychisch-emotionalen Prozessen gibt, die durch traumatische Erfahrungen ausgelöst werden. Vielen psychischen Erkrankungen liegt ein Trauma zugrunde. Auch psychiatrische Krankheiten wie Psychosen müssen demnach viel öfter in einem traumatischen Kontext verstanden werden als es bisher der Fall war. In diesem Kapitel werden die Forschungsergebnisse aus der Neurobiologie und Psychologie zusammengefasst dargestellt.

## 4.1 Was ist ein Trauma?

Der Begriff „Trauma" kommt aus dem Griechischen und bedeutet „Wunde". Im somatomedizinischen Kontext spricht man von Traumatologie, wenn es um die operative Versorgung von körperlichen Verletzungen geht. Im psychologischen Sprachgebrauch steht der Begriff Trauma für eine seelische Verletzung, deshalb spricht man hier auch korrekterweise von „Psychotraumatologie". Bei einem Trauma geht es also um die körperliche oder psychische Verletzung eines Menschen. In diesem Buch wird der Einfachheit halber der Begriff „Trauma" im Sinne einer psychischen Traumatisierung verwendet.

Der Traumabegriff wird mittlerweile etwas inflationär verwendet, um alle möglichen negativen oder leidvollen Lebenserfahrungen zu beschreiben. In der psychologischen Fachliteratur wird ein belastendes Lebensereignis jedoch nur dann als Trauma bezeichnet, wenn die dadurch verursachte seelische Verletzung so groß ist, dass die inneren Bewältigungsmöglichkeiten überfordert sind und sich deshalb psychische oder psychosomatische Folgestörungen entwickeln. Um eine Krankheit als Folge einer Traumatisierung zu definieren genügt es aber nicht, in der Anamnese oder Familienanamnese eines Patienten eine Gewalterfahrung zu finden. Die Traumafolgestörung muss durch die Psychodynamik erklärbar und diagnostisch einzuordnen sein, doch dazu später noch in Kap. 4.2.

### 4.1.1 Definition

In der Fachliteratur finden sich verschiedene Definitionen von Traumata.

Riedesser und Fischer [76] definieren ein Trauma als

> *[…] ein vitales Diskrepanzerlebnis zwischen bedrohlichen Situationsfaktoren und den individuellen Bewältigungsmöglichkeiten, das mit Gefühlen von Hilflosigkeit und schutzloser Preisgabe einhergeht und so eine dauerhafte Erschütterung von Selbst- und Weltverständnis bewirkt.*

Im ICD10, dem europäischen Klassifikationssystem für psychische Störungen, versteht man unter einem Trauma

> *[…] ein belastendes Ereignis oder eine Situation kürzerer oder längerer Dauer, mit außergewöhnlicher Bedrohung oder katastrophenartigem Ausmaß, die bei fast jedem eine tiefe Verzweiflung hervorrufen würde (z. B. Naturkatastrophe oder menschlich verursachtes schweres Unheil – man-made disaster –, Kampfeinsatz, schwerer Unfall, Beobachtung des gewaltsamen Todes Anderer oder Opfersein von Folter, Terrorismus, Vergewaltigung oder anderen Verbrechen).*

Und im DSM4, dem Diagnose-Manual für den angelsächsischen Raum, spricht man von einem Trauma, wenn

> *(1) die Person erfuhr, beobachtete oder konfrontiert war mit einem oder mehreren Ereignissen, die tatsächlichen oder drohenden Tod, tatsächliche oder drohende ernsthafte Körperverletzung oder*

*eine Bedrohung der körperlichen Unversehrtheit von einem selbst oder Anderen einschloss.*
*(2) die Reaktion der Person starke Angst, Hilflosigkeit oder Grauen einschloss.*

### 4.1.2 Differenzierung von Traumata

Die oben beschriebenen Definitionen zeichnen einen eng gefassten Traumabegriff einer psychischen Verletzung durch umschriebene exogene Faktoren. Chronische Beziehungstraumatisierungen durch unempathisches oder feindseliges Verhalten, seelisch-emotionale Misshandlung, sexueller Missbrauch oder Vernachlässigung werden dadurch nicht ausreichend erfasst. Eine weitere Differenzierung ist nötig, und deshalb muss eine Traumatisierung unterschieden werden nach **Kausalität, Symptomatologie und Psychodynamik**, aber auch nach einer primären oder sekundären Traumadynamik.

#### Differenzierung nach Kausalität

Die Frage nach der Kausalität lautet: Welches Lebensereignis oder welche Lebensumstände wirkten so traumatisch, dass die individuellen Bewältigungsmöglichkeiten überfordert waren und sich eine psychische oder psychosomatische Krankheit entwickelte?

Ursächlich traumatisierende Erlebnisse werden unterschieden in Typ-1- und Typ-2-Traumata [91].

**Typ-1-Traumata**
Typ-1-Traumata sind Ereignisse wie Unfall, Naturkatastrophen, Krieg, Verbrechen oder das Miterleben eines Suizids. Diese Form der Traumatisierung nennt man akutes Trauma. Das Risiko, eine Traumafolgestörung zu entwickeln, beträgt hier 2–10 %.

**Herr Achmed**
Herr Achmed erlitt ein Typ-1-Trauma. Er hatte als Jugendlicher Folter und Massenerschießungen erlebt und musste als Soldat den Iran-Irak-Krieg mit all der schier unvorstellbaren Grausamkeit eines Wüsten-Stellungskrieges erfahren. Diese Ereignisse brachen akut über sein vorher sicheres und geordnetes Leben herein und überforderten seine psychischen Bewältigungsmöglichkeiten.

**Typ-2-Traumata**
Typ-2-Traumata sind länger dauernde zwischenmenschliche Gewalterfahrungen und chronische Beziehungstraumatisierungen wie sexueller Missbrauch, Vergewaltigung, Folter, Kindesmisshandlung und -vernachlässigung. Diese Form der Traumatisierung bezeichnet man als chronisch oder auch „komplex“. Das Risiko einer Traumafolgestörung beträgt hier 50 %.

**Frau Schneider**
Frau Schneider musste in ihrer Kindheit nicht nur emotionale Vernachlässigung durch ihre Mutter und brutale Übergriffe des Vaters erleben, sondern sie wurde auch noch durch einen Onkel sexuell missbraucht und von drei Unbekannten vergewaltigt. Sie erlebte frühe und prägende Beziehungen traumatisch und konnte diese Beziehungserfahrungen nicht verarbeiten. Sie erlitt ein Typ-2-Trauma.

#### Differenzierung nach Symptomatologie

Nach einer Traumatisierung können sich verschiedene Störungen entwickeln. Patienten, die ein Typ-1-Trauma erleben, entwickeln meist die typischen Symptome einer PTBS, die dann akut oder chronisch sein kann. Komplex traumatisierte Patienten des Typ-2-Traumas zeigen hingegen Traumafolgestörungen, die eher unspezifisch und chronisch sind: Beziehungs- und Selbstwertstörungen, Angsterkrankungen, Depressionen, Psychosomatische Krankheiten, Persönlichkeitsstörungen und Psychosen.

**Herr Achmed**
Herr Achmed litt nach seiner extremen Typ-1-Kriegstraumatisierung an einer chronischen PTBS, die immer wieder angetriggert wurde und dann akute Symptome zeigte. Chronisch waren seine Schlaflosigkeit, Albträume, Hypervigilanz, sozialer Rückzug, Hoffnungslosigkeit und aggressive Durchbrüche. Akut reagierte er mit vegetativen Belastungssymptomen auf Triggersituationen: Bei lautem Blitzen und Knallen der Silvesterraketen beispielsweise überfiel ihn Panik, er bekam Herzrasen und Atembeklemmung, so wie in den früheren Kriegssituationen.

**Frau Schneider**
Frau Schneider kämpfte ein Leben lang mit schweren Depressionen und psychosomatischen Krankheiten wie Endometriose, Migräne, Ess- und Magen-Darm-Störungen. Psychiatrische und internistische Behandlungen brachten wenig Erfolg, weil die traumatische Genese ihrer Symptome nicht erkannt wurde. Hier sind die chronischen psychischen und psychosomatischen Störungen als Folge eines Typ-2-Traumas zu sehen.

## Differenzierung nach Psychodynamik

Eine ausführliche Beschäftigung mit den psychovegetativen Prozessen, die ein Trauma auslöst, folgt im nächsten Kapitel (Kap. 4.2.1). Hier sei nur grob skizziert, dass je nach Kausalität auch unterschiedliche Bewältigungsversuche stattfinden, sowohl auf vegetativer wie auf psychischer Ebene.

Ein **Typ-1-Trauma** wird eher mit psychovegetativen Alarmreaktionen beantwortet. Der Organismus reagiert mit einem Anstieg von Puls und Blutdruck, die Atemfrequenz erhöht sich, der Kreislauf wird zentralisiert. Psychisch wird eine Abwehr des traumatischen Erlebnisses aktiviert, die gekennzeichnet ist durch die Internalisierung der Gewalterfahrung und Dissoziation.

**Herr Achmed**
Herr Achmed trug sein Extremtrauma quasi abgeschlossen in sich: Es wurde in allen Erlebensqualitäten in seinem limbischen System gespeichert, war aber der bewussten Erinnerung nicht zugänglich – es war internalisiert, jedoch abgespalten. Die Spaltung oder Dissoziation prägte seine Abwehrreaktion, wenn er auf einen für andere harmlosen äußeren Trigger scheinbar unverständlich dramatisch mit Belastungssymptomen reagierte. Dann war er wirklich wieder mit seinem Körper im Krieg, ohne sich dessen mit seiner Psyche bewusst zu sein – er dissoziierte.

Das **Typ-2-Trauma** verursacht vor allem chronische psychische und psychosomatische Krankheiten, weniger akute Belastungssymptome. Die Traumafolgestörungen entwickeln sich aufgrund eines psychodynamischen Prozesses, der durch Identifikation mit dem Täter oder dem Gewaltsystem gekennzeichnet ist.

**Frau Schneider**
Frau Schneider hatte seit frühester Kindheit erlebt, dass ihr Menschen Gewalt antun. Anstatt sich an liebevollen Bezugspersonen orientieren zu können, bildeten sich die wichtigen Menschen in ihrem Inneren als böse ab. Weit und breit waren aber keine positiven Gegenmodelle verfügbar, und um sich in ihrer Einsamkeit und Hilflosigkeit überhaupt an einem Menschen festhalten zu können, identifizierte sie sich unbewusst mit den misshandelnden Erwachsenen. Das böse innere Objekt wird aber unbewusst bekämpft, und somit entsteht eine autoaggressive Psychodynamik, die sich ein Leben lang in verschiedenen psychischen und psychosomatischen Störungen zeigt.

## Primäres und sekundäres Trauma

Darüber hinaus unterscheidet man auch primäre und sekundäre Traumata: Ein Mensch, der direkt von einem traumatischen Erlebnis betroffen ist, ist primär traumatisiert. Erzählt er seinen Freunden, Angehörigen oder Therapeuten davon und entwickeln diese Symptome eine Belastungs- oder Traumafolgestörung, dann sind diese Personen sekundär traumatisiert. Denn Traumata können so intrusiv wirken, dass sie auch die Bezugspersonen der eigentlich betroffenen Person belasten. Gerade deshalb ist es in der professionellen Arbeit mit Traumatisierten so wichtig, dass Therapeuten ihre Selbstwahrnehmung und -fürsorge schulen, um nicht sekundär traumatisiert zu werden. Eine Sekundärtraumatisierung kann dieselben Symptome erzeugen wie ein primäres Trauma.

**Fazit**
Der Begriff des psychischen Traumas kann enger und weiter gefasst werden. Offensichtliche traumatische Ereignisse wie Unfälle, Krieg und Naturkatastrophen entsprechen einem Trauma im engeren Sinn (Typ-1-Trauma), während Beziehungstraumatisierungen eine Ausweitung der Definition begründen (Typ-2-Trauma).
Ein psychisches Trauma kann unterschieden werden nach Kausalität, Symptomatologie und Psychodynamik. Außerdem wirkt ein primäres Trauma auch auf die Bezugspersonen des Betroffenen und kann dann sekundär ebenfalls Symptome erzeugen.

Diesem Buch liegt ein weitgefasster Traumabegriff zugrunde. Ein Trauma in diesem Sinne liegt vor, wenn eine aktuelle Erkrankung ätiologisch, neurophysiologisch und psychodynamisch darauf zurückzuführen ist. Demnach entwickeln sich die Symptome nach einem erinnerten traumatischen Ereignis oder sind psychodynamisch durch eine verdrängte Traumatisierung zu erklären. Dementsprechend werden hier sowohl psychische und psychosomatische Krankheiten als auch die PTBS als Traumafolgestörungen gesehen, wenn sie in ihrer Ursache und Psychodynamik einem traumatischen Erlebnis zugeordnet werden können.

## 4.2 Wie wirkt ein Trauma?

Die Wirkung einer traumatischen Erfahrung auf Körper und Seele ist unterschiedlich und kann durch verschiedene Modelle aus der neurobiologischen Forschung und psychoanalytischen Theorie erklärt werden.

Traumatische Ereignisse bedrohen unsere Existenz. Durch ein Trauma können wir physisch oder psychisch schwer verletzt werden oder sogar sterben: Unser Leben ist auf jeden Fall in Gefahr, und dementsprechend reagiert unser ganzes körperliches und seelisches System. Dramatisch sind die Folgen für Körper und Seele auf jeden Fall.

Die beschriebenen Fallbeispiele werfen allerdings die Frage auf: Warum reagiert ein Mensch auf ein erlebtes Trauma mit psychischen Symptomen einer PTBS, Angststörung oder Depression, ein anderer reagiert mit somatischen Krankheiten und wieder ein anderer entwickelt eine Persönlichkeitsstörung oder eine Psychose?

Welche Symptomatik sich nach einer Traumatisierung entwickelt, hängt von mehreren Faktoren ab: Ein akutes Trauma verursacht andere Symptome als ein chronisches, eine Traumatisierung durch ein umgrenztes äußeres Ereignis wird anders verarbeitet als wenn sie innerhalb einer Beziehung stattfindet. Auch das Lebensalter spielt eine Rolle: Findet ein Trauma in früher Kindheit statt, hat dies schwerwiegendere Folgen als wenn ein Erwachsener traumatisiert wird. Außerdem haben soziale Unterstützungssysteme eine protektive Wirkung. Je besser ein traumatisierter Mensch in eine soziale Gemeinschaft eingebunden ist, desto besser kann er eine Traumatisierung verarbeiten. Eine religiöse oder spirituelle Haltung kann die Heilung einer traumatischen Erfahrung erleichtern. Schließlich hängt die Entwicklung einer Traumafolgestörung auch davon ab, welche individuellen psychischen Abwehrmechanismen dem Betroffenen zur Verfügung stehen.

Die Art des Traumas beeinflusst also die Folgen: Akute Traumata vom Typ 1 führen meist zu den recht eindeutigen Symptomen einer PTBS, während sich nach chronischen Beziehungstraumata vom Typ 2 alle möglichen psychischen und psychosomatischen Krankheiten entwickeln können.

Jede Traumatisierung ist ein komplexes Geschehen. Und doch können für das akute Trauma eher neurobiologische und physiologische, für das chronische Beziehungstrauma psychisch-unbewusste Prozesse als Modelle dienen, um die Wirkung eines Traumas auf den gesamten Organismus zu erklären.

Im nun folgenden Kapitel sollen diese unterschiedlichen Modelle dargestellt werden und erste Verbindungen von Traumadynamik und homöopathischen Arzneimitteln hergestellt werden.

### 4.2.1 Neurobiologie und Physiologie der Traumatisierung: Das Typ-1-Trauma

Ein akutes Trauma vom Typ 1 löst eine Symptomatik aus, die neurobiologisch gut zu erklären ist: Durch die bildgebenden Verfahren Positronen-Emissionstomografie (PET) und Magnetresonanztomografie (MRT) ist es möglich, psychische Prozesse im Gehirn abzubilden. Dies geschieht im Moment noch hauptsächlich durch die Darstellung der Durchblutung: Wenn ein Gehirnareal vermehrt durchblutet wird, schließt man daraus auf eine erhöhte Aktivität. Zeigt man beispielsweise einem Probanden Bilder vom Krieg, reagieren Teile des limbischen Systems mit einer Erhöhung des Blutflusses. Einige Forscher halten diesen Rückschluss zwar für zu wenig aussagekräftig, allerdings fehlen bisher andere Parameter. In diesem Buch werden deshalb die bisher gültigen Forschungsergebnisse herangezogen, um die physiologischen und neurobiologischen Vorgänge bei einem psychischen Trauma zu erklären.

Neuere Untersuchungen weisen darauf hin, dass verschiedene traumatische Erfahrungen unterschiedliche Gehirnregionen aktivieren [62]. Ein Trauma generiert Angst, und diese Emotion wird in spezifischen Gehirnregionen gesteuert. Die akuttraumatisch bedingte Angst aktiviert das limbische System, während die Angst, die durch ein Bindungstrauma hervorgerufen wird, in subkortikalen Regionen und dem Gyrus Hippocampus verarbeitet wird [74]. Das bestätigt auch die psychiatrische Erfahrung, dass akuttraumatisch bedingte Angststörungen gut auf Benzodiazepine ansprechen, während Angststörungen, die auf frühen Bindungstraumatisierungen beruhen, eher durch trizyklische Antidepressiva gebessert werden.

Die neurophysiologischen Prozesse, die durch ein Bindungstrauma vom Typ 2 ausgelöst werden, sind allerdings noch wenig erforscht. Am besten erforscht in der Neurobiologie ist bisher das **Typ-1-Trauma:** Ein akutes Trauma überflutet unser Gehirn mit extremen äußeren Reizen. Um diese zu verarbeiten, wird das sympathische autonome Nervensystem aktiviert, welches dann Stresshormone wie Adrenalin und Cortison ausschüttet. Puls und Blutdruck werden dadurch erhöht und der Kreislauf durch Konstriktion der peripheren und Erweiterung der zentralen Blutgefäße zentralisiert. Folglich können lebenswichtige Organe besser durchblutet und mit Glukose versorgt werden. Der Körper ist in der Lage, zu kämpfen oder zu fliehen: „fight or flight."

Diesen physiologischen Prozess beschrieb erstmals Hans Selye 1970 als „Stresskaskade" (► **Abb. 4.1**).

Entlang der HPA-Achse, die aus Hypothalamus, Hypophyse (Pituitary) und Nebennierenrinde (Adrenal Glands) besteht, werden Neuropeptide freigesetzt, die eine vegetative, spontane, unbewusste Reaktion des ganzen Organismus bewirken:

Der Hypothalamus produziert das CRF (Corticotropin Releasing Factor), das wiederum die Hypophyse stimuliert. Diese setzt das ACTH (Adrenocorticotropes Hormon) frei, welches die Produktion von Adrenalin, Noradrenalin und Cortisol in der Nebennierenrinde (NNR) anregt. Diese Stresshormone versetzen den ganzen Organismus in Alarmzustand und ermöglichen **Kampf** oder **Flucht** – die „**Fight or Flight**"-Reaktion. Überschwemmen die Stresshormone jedoch den Körper in einem übergroßen Maße und ist kein Kämpfen oder Flüchten möglich, blockieren sie die neuronalen Verknüpfungen zu anderen Gehirnregionen und der Bedrohte erstarrt. Die Emotionen werden eingefroren und als Erinnerungssplitter im limbischen System abgelegt. – Die „**Freeze and Fragment**"-Reaktion findet statt.

Um diese Stresskaskade in Gang zu setzen, werden äußere Reize von den Sinnesorganen an den

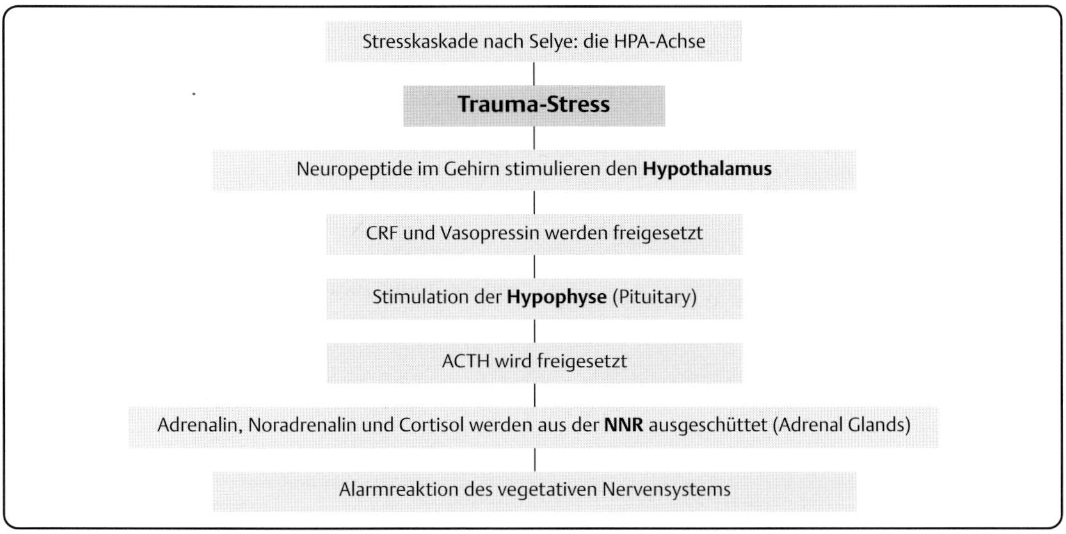


► **Abb. 4.1** Stresskaskade nach Selye: die HPA-Achse.

Thalamus geleitet, wo sie gefiltert und auf ihre Bedrohlichkeit hin bewertet werden. Bedrohliche Reize werden dann weitergeleitet an die Amygdala, während weniger bedrohliche Reize an die Verarbeitungszentren der Großhirnrinde gehen. Das **Amygdala-System** wird auch „Hot System", „Feuerwehr" oder **„implizites Gedächtnis"** genannt. Hier wird die Angst gespürt und die Erstreaktion in Gang gesetzt, um sich zu retten. Das angstauslösende Erlebnis wird jedoch nicht bewusst verarbeitet, sondern isoliert vom gesamten Erleben abgespeichert. Es wird nicht in das Selbst integriert, weil es von hier keine Rückverbindung zum Thalamus und damit zu den Sprachzentren und zur linken Großhirnrinde gibt, dem sogenannten **„Cool System"** des **Hippocampus.** Dieses System verarbeitet nämlich unser Erleben bewusst, integriert es in unsere persönlichen Erfahrungen und speichert unsere Erinnerungen. Es ist jederzeit wieder abrufbar und wird **„explizites Gedächtnis"** genannt (► **Abb. 4.2**).

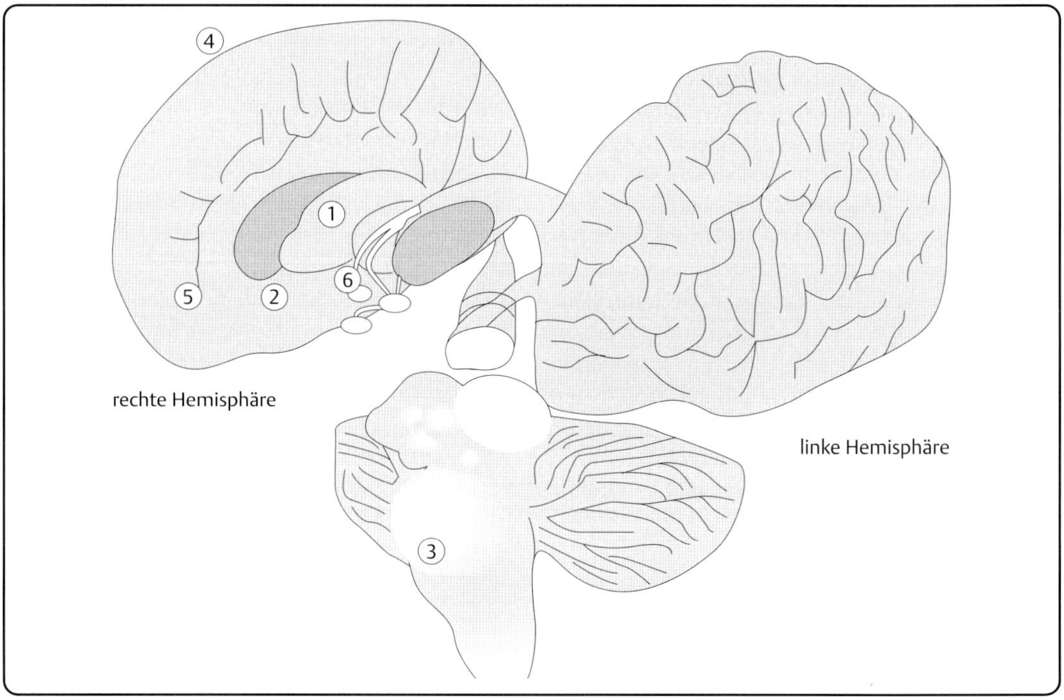


► **Abb. 4.2 Rechte Hemisphäre:** Wahrnehmung und Steuerung von Gefühlen – emotionale Kommunikationsfähigkeit – primär – prozesshafte Wahrnehmung.
**Linke Hemisphäre:** rationale Verarbeitung der Emotionen – sprachliche Kommunikationsfähigkeit – zeitliche und örtliche Orientierung – sekundär – prozesshaftes Denken.
1 Thalamus, 2 Amygdala, 3 Hirnstamm, 4 Kortex, 5 Frontallappen, 6 Hippocampus.

**Herr Achmed**

Übertragen auf die Symptomatik von Herrn Achmed könnte man sich den neurobiologischen Ablauf einer traumatisierenden Kriegssituation folgendermaßen vorstellen: Herr Achmed liegt im Schützengraben und erlebt einen nächtlichen Granatenangriff. Er sieht Lichtblitze, hört die Einschläge der Geschosse und das Schreien der getroffenen Kameraden. Er riecht Brandgeruch und verkohltes Fleisch. Die Sinnesrezeptoren von Auge, Ohr und Nase sind direkt verbunden mit dem Thalamus, der die Neuronen des Amygdala-Systems aktiviert. Dort wird über die HPA-Achse die Stresskaskade in Gang gesetzt und der Kreislauf von Herrn Achmed wird zur Höchstleistung angetrieben: Weil es ihm im Schützengraben nicht möglich ist zu fliehen, kämpft er mit kalter Präzision und erschießt die heranstürmenden Feinde, sodass er überlebt.

Diese Alarmreaktion verläuft aber nur in eine Richtung: Das erlebte Trauma wird nicht mehr rückgekoppelt mit dem Thalamus, der die Verbindung zu den Verarbeitungszentren der Großhirnrinde herstellen könnte. Das Schockerlebnis wird isoliert im Amygdala-System abgespeichert, kann aber jederzeit durch ähnliche Situationen wieder abgerufen werden. Deshalb reagiert Herr Achmed immer mit vegetativen Alarmsymptomen wie Herzfrequenz- und Blutdruck-Steigerung, wenn er einen Sinneseindruck erlebt, der ihn an diese traumatische Situation erinnert. Ein Knallen oder Lichtblitze, wie es beispielsweise während einer Zirkusvorstellung oder beim Silvesterfeuerwerk geschieht, katapultiert ihn in sein traumatisches Erleben zurück, ohne dass es ihm bewusst ist. Denn der Zugang zum Broca-Sprachzentrum und damit zu einer verbalen Verarbeitungsmöglichkeit und Integration des Traumas in die bewusste Erinnerung wurde durch die Überschwemmung mit Stresshormonen blockiert. In solchen Situationen bricht er dann in Schweiß aus und zeigt kardiologische Symptome, die ihn regelmäßig in die Notaufnahme eines Krankenhauses führen, weil er Angst hat, einen Herzinfarkt zu erleiden. Die archaische „Fight or Flight!"-Reaktion, die ihm im Kampf das Überleben sicherte, wird in diesen Momenten angetriggert und läuft unwillkürlich ab.

Herr Achmed konnte in der Kriegssituation versuchen zu kämpfen oder zu fliehen, und er wählte den Kampf. Wenn das aber nicht möglich ist, erstarrt die Person, um sich durch diese Starre zu schützen: die „Freeze and Fragment"-Reaktion findet statt. Auch hier geschieht eine Isolierung der traumatisierenden Situation, denn es gibt keine Rückkopplung zu den Verarbeitungszentren. Viele sexuell missbrauchte Kinder retten sich innerlich durch diese unwillkürliche Reaktion, denn sie können sich ja tatsächlich gegen den mächtigen Täter nicht wehren oder fliehen! In der Kinderpsychiatrie wird dieses Verhalten auch als „frozen watchfullness" bezeichnet: Misshandelte Kinder beobachten die Täter mit einer wie eingefroren wirkenden Wachsamkeit, um sich vor den nächsten Schlägen zu schützen [67].

**Fallbeispiel 1**

Die zarte und sehr schüchterne Patientin konnte die ersten Monate in der Therapie keinen Augenkontakt zu mir aufnehmen. Überhaupt hatte sie zu niemandem Kontakt, lebte alleine und huschte nur immer schnell aus ihrer sicheren Wohnung, wenn sie einkaufen musste. Dann hatte sie immer panische Angst, angesprochen zu werden. Und auch in den therapeutischen Sitzungen erstarrte sie jedes Mal, wenn ich mich ihr freundlich zuwandte. Erst nach etwa einem halben Jahr erzählte sie mir, dass ihre Mutter sie misshandelt hatte: Als Kind wurde sie häufig geschlagen und das kleine Mädchen beobachtete wachsam das mütterliche Verhalten, um sie nur nicht zu reizen. Immer, wenn die Mutter irgendeinen Gegenstand nahm, um sie zu schlagen, erstarrte sie und ertrug stumm die Misshandlung, denn es blieb weder Kampf noch Flucht! Und diese Starre zeigt sie bis heute, wenn ihr Menschen nahe kommen.

► **Abb. 4.3** verdeutlicht den neurophysiologischen Prozess, der in den beiden Beispielen beschrieben wird: das traumatische Erlebnis wird abgespalten vom bewussten Erinnern und schlummert quasi wie ein Virus auf der Festplatte eines Computers, bis es durch einen äußeren Reiz angetriggert wird. Dann läuft die vegetative Traumareaktion völlig selbstständig und der bewussten Kontrolle nicht zugänglich ab, denn es besteht keine Verbindung zwischen der Amygdala und den Gehirnregionen, die für die Verarbeitung von Erinnerungen zuständig sind.

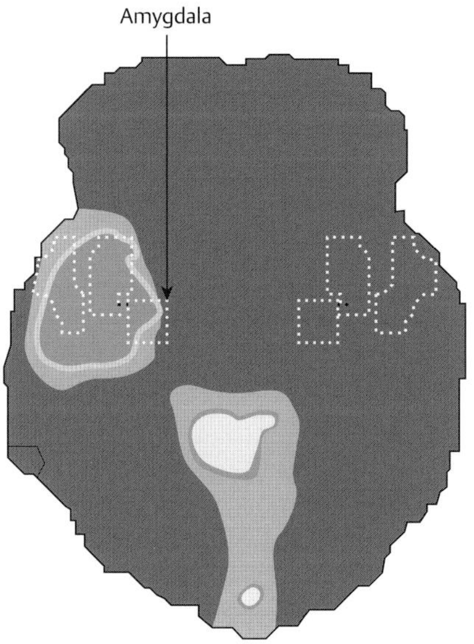


► **Abb. 4.3** Eine PET-Aufnahme zeigt die erhöhte Durchblutung der rechten Hemisphäre, wenn ein Mensch mit chronischer PTBS an sein traumatisches Erlebnis erinnert wird.

In einem traumatherapeutischen Prozess wird diese Verbindung hergestellt: Wenn sich Patienten in einer sicheren therapeutischen Situation langsam und vorsichtig Schritt für Schritt an ihr Trauma erinnern und den Schrecken sprachlich ausdrücken können, findet eine Verarbeitung statt. Aber dazu mehr im Kapitel über Traumatherapie (Kap. 8).

Im Übrigen scheint es bei der Erstreaktion auf ein akutes Trauma geschlechtsspezifische Unterschiede zu geben: Frauen zeigen eher den Impuls zu fliehen, Männer den Impuls zu kämpfen. Das könnte auf einer Interaktion mit gonadalen Hormonen wie Östrogen, Testosteron und Oxytozin beruhen.

**Fazit**

Die modernen bildgebenden Verfahren PET und MRT ermöglichen die Untersuchung der neuropsychologischen Prozesse nach einer Traumatisierung. Ein Typ-1-Trauma scheint andere Gehirnregionen zu aktivieren als ein Typ-2-Trauma. Die neurophysiologischen Prozesse bei einer akuten Traumatisierung vom Typ 1 sind bisher am besten erforscht. Sie bestätigen die schon in den 1970er-Jahren beschriebene Stresskaskade: Die extremen äußeren Sinnesreize eines traumatischen Erlebnisses werden über den Thalamus weitergeleitet in die Amygdala-Region, wo über die Freisetzung von Stresshormonen eine vegetative Alarmreaktion den Körper befähigt zu kämpfen oder zu fliehen. Ist weder Kampf noch Flucht möglich, wird ein Totstellreflex aktiviert und die Gefühle werden „eingefroren“, um psychisch zu überleben. Die Überflutung mit Stresshormonen verhindert eine neuronale Rückkopplung zu den Zentren der Großhirnrinde, die für die Verarbeitung von sinnlichen und emotionalen Reizen zuständig sind. Das traumatische Erleben bleibt als Erinnerungssplitter im limbischen System und wird dort gespeichert, bis es durch aktuelle Sinnesreize abgerufen wird und die Stresskaskade wieder autonom abläuft – die PTBS mit den typischen vegetativen Belastungssymptomen ist geboren.

### 4.2.2 Psychoanalytisches Erklärungsmodell: Das Typ-2-Trauma

Folgestörungen durch Beziehungstraumatisierungen lassen sich noch nicht ausreichend mit rein neurophysiologischen Prozessen erklären, obwohl es schon einige Forschungsansätze gibt, die bestimmte Zentren im Gehirn damit in Verbindung bringen [62]. Traumatische Beziehungserfahrungen entwickeln eine eigene psychische Dynamik, die durch die psychoanalytische Theorie erklärbar wird. Die traumatische Abwehrdynamik kann mit bestimmten Arzneimittelbildern in Beziehung gebracht werden.

Chronische Traumata vom Typ 2 haben meist mit Beziehung zu tun. Gewalt, Vernachlässigung oder Missbrauch finden innerhalb einer Beziehung statt: zwischen Eltern und Kindern, Liebespartnern, Nachbarn, Verwandten, Kollegen. Das Trauma ist vielschichtig, kontinuierlich, länger andauernd und nicht beschränkt auf eine einzelne Situation, daher nennt man diese Art der Traumatisierung auch „komplex“. Die Komplexität spiegelt sich in der Vielzahl der durch das Trauma verursachten Symptome und Krankheiten wider: Jeder Mensch reagiert ganz individuell auf eine Beziehungstraumatisierung.

Diese komplexen psychischen Vorgänge können am besten mithilfe der Psychodynamik erklärt werden:

*„Psychodynamik beschreibt die innerseelischen Abläufe, die den Hintergrund des gesunden und gestörten Verhaltens bilden. Sie beruht im Wesentlichen auf der Persönlichkeits- und Krankheitslehre der Psychoanalyse. Diese erforscht das Zusammenwirken zwischen bewussten und unbewussten seelischen Prozessen als Hintergrund des Erlebens und Verhaltens."* (Ermann [23])

Ein traumatisches Erlebnis – ob akut oder chronisch – ist zunächst einmal ein Erleben von Extremsituationen, das unsere psychischen Verarbeitungsmöglichkeiten überfordert. Wir reagieren mit Todesangst und dem Gefühl der Hilflosigkeit und des Ausgeliefertseins. Diese Gefühle sind nicht auszuhalten, sie überschwemmen uns und machen uns handlungsunfähig – deshalb müssen sie abgewehrt werden.

Um ein Traumaerlebnis abzuwehren, aktivieren wir unsere Abwehrmechanismen, die wir uns im Laufe unserer psychischen Entwicklung angeeignet haben. Unter Abwehr versteht man einen *„psychischen dynamischen Vorgang, der das Bewusstsein vor den gefährdenden, konflikthaften, inneren (Triebe, Wünsche, Gefühle) wie äußeren, überfordernden Reizen (Trauma) schützen soll ... Es geht um die intrapsychische Bewältigung der Realangst"* [58].

Die Abwehrmechanismen sind eng verbunden mit dem Entwicklungsstand der Ich-Funktionen: Je früher in der psychischen Entwicklung eine Störung passiert, desto unreifer sind die Mechanismen, diese Störung abzuwehren. Sind die Ich-Funktionen weitgehend ausdifferenziert, wenn eine Belastungssituation eintritt, werden reife Abwehrmechanismen die psychische Überforderung kontrollieren können. Daher unterscheidet man reife und unreife Abwehrmechanismen.

Die reife Abwehr ersetzt ein nicht auszuhaltendes Gefühl wie Vernichtungsangst durch ein aushaltbares wie Depression oder Panikattacken. Dazu muss aber schon eine psychische Entwicklung stattgefunden haben, die unterscheiden kann zwischen den einzelnen Gefühlen.

Die ersten drei Lebensjahre sind dazu entscheidend, vor allen Dingen die frühe Bindungserfahrung eines Kindes mit seinen ersten Bezugspersonen: Die Eltern prägen die äußere Welt des Kindes, und dementsprechend baut sich seine innere Welt auf. Diesen Entwicklungsprozess untersucht die Bindungsforschung, und die psychoanalytische Objektbeziehungstheorie fasst die Forschungsergebnisse in ein theoretisches Konzept.

### Objektbeziehungstheorie

Ein Säugling erfährt sich selbst und seine Umwelt zuerst undifferenziert: Bedürfnisse nach Nahrung, Geborgenheit und körperlicher Berührung können nicht unterschieden werden, sondern sind diffus und allumfassend. Erst durch eine positive Beziehungserfahrung, also eine weitgehend gelingende Bindung zwischen Mutter und Kind, können die einzelnen Gefühle unterschieden und entwickelt werden. Neurobiologische Forschungen bestätigen diese Annahme und zeigen, dass erst die Spiegelung des Säuglings durch eine liebevoll zugewandte Bezugsperson die Bildung von neuronalen Strukturen ermöglicht, die dann zu positiven Gefühlen befähigen. Denken wir nur daran, wie empfänglich Säuglinge für ein Lächeln sind und es schon ab dem zweiten Lebensmonat erwidern! Diese Beobachtung bestätigt die seit einigen Jahren intensiv betriebene Forschung über die „Spiegelneurone": In unserer Hirnstruktur bilden sich spiegelbildlich zu den äußeren Bildern, Sinneseindrücken oder Beziehungserfahrungen synaptische Verbindungen, die dann lebenslang persönliche Eigenschaften und Verhaltensweisen prägen. Findet diese Spiegelung zu wenig oder in einer negativen Weise statt, bilden sich auch mangelhafte neuronale Strukturen aus.

So weisen z. B. Ratten, die nach der Geburt der Mutter weggenommen werden und ohne Kontakt mit anderen Ratten und überhaupt ohne jede Anregung aufwachsen, in ihrer Hirnrinde eine geringere Synapsendichte auf [77]. Die Tiere können mit Stresssituationen schlechter umgehen, werden öfter krank und sterben früher – ein Hinweis darauf, wie sehr eine traumatische Beziehungssituation in einem frühen Entwicklungsstadium spätere psychische und physische Erkrankungen verursachen kann.

*„Auch sozial deprivierte Säuglinge, die im ersten Lebensjahr von der Mutter getrennt werden, entwickeln sich schlecht, sofern sie keine andere zuverlässige Bezugsperson haben. Sie leiden am Hospitalismus-Syndrom*(Bowlby *[11] Spitz, [88]), und neigen später zu Verhaltensstörungen und Psychosomatosen. … Denn fehlender Körperkontakt und emotionale Vernachlässigung schaden dem Säugling und bewirken ein Trauma, das zu einer frühen Entwicklungsstörung führen kann.“* [77]

Diese neurobiologischen Erkenntnisse bestätigen die psychoanalytische Entwicklungslehre: Ein stabiles Selbst kann sich nur durch eine ausreichend gute Beziehungserfahrung mit den primären Bezugspersonen entwickeln. Diese „Bezugsobjekte“ werden im ersten Lebensjahr in die Erlebenswelt des Säuglings verinnerlicht und dienen dann als Matrix für zukünftige Beziehungserfahrungen und für die Entwicklung einer eigenen Identität. *„Die Qualität der frühkindlichen Beziehung zur Mutter, die meist als ‚gutes‘ Objekt“ erlebt wird, ist also von allergrößter Wichtigkeit für die kindliche Entwicklung“* [11]. Das ist die Botschaft der psychoanalytischen Objektbeziehungstheorie. Nur eine Mutter, die „gut genug“ ist [99], nimmt dem Kleinkind die Ängste – auch Trennungsängste – und stärkt damit sein Selbstvertrauen und das Vertrauen in die Umwelt. „*... Wenn aber die Beziehung zwischen dem Kind und seinem primären Objekt fundamental gestört ist, so kann … die sogenannte basale Zuversicht nicht entstehen. … und es wird mit hoher Wahrscheinlichkeit zu einer labilen, fragilen und leicht verwundbaren ... Persönlichkeit“* [77]. Solche Menschen sind dann weniger fähig, mit Stressoren im Leben, wie Verlusterlebnissen, Kränkungen oder eben auch Traumatisierungen, fertig zu werden. Sie haben ein kleineres Arsenal an Abwehrmechanismen, die meist noch dazu unreif sind, um diese Lebensbelastungen zu bewältigen.

## Stadien der Bewältigungsversuche eines traumatischen Ereignisses

Wenn eine traumatische Situation erlebt wird, reagieren wir zuerst einmal unspezifisch und aktivieren psychisch wie physisch archaische Verhaltensweisen. Ein Trauma macht uns hilflos, wir haben keine Macht mehr über unser eigenes Leben und fühlen uns ausgeliefert – so wie Säuglinge und Kinder der erwachsenen Welt ausgeliefert sind. Dementsprechend regredieren wir auch als Erwachsene bei einem Trauma in frühere Entwicklungsphasen, die nicht unserem aktuellen Entwicklungsstand entsprechen: Wir sind gelähmt, sprachlos, weinen oder schreien, wollen fliehen oder werden aggressiv.

Phylogenetisch betrachtet aktivieren wir in einer traumatischen Situation archaische Reaktionen, die für die Entwicklung unserer Spezies notwendig waren um zu überleben: Wir kämpfen, fliehen oder erstarren.

Ontogenetisch, also entlang unserer individuellen Entwicklungsschiene, zeigen wir in traumatischen Situationen ein Verhalten, das einer kindlichen Phase der Entwicklung zugeordnet wird: Wir können unsere körperlich-emotionale Reaktion nicht mehr kontrollieren und werden davon überwältigt – wir regredieren in ein kindliches Erleben.

Zur ersten Bewältigung eines akuten Traumas werden also archaische und frühkindliche Strategien aktiviert: Wir laufen weg, schreien oder wehren uns, greifen an, machen vor Angst „in die Hosen“, verstecken uns oder sind starr und wie gelähmt, damit wir nicht von der Gefahr entdeckt werden. Nach der mehr oder weniger geglückten Erstreaktion hängt dann die weitere psychische Verarbeitung eines Traumas von den Abwehrmechanismen ab, die dem Betroffenen zur Verfügung stehen.

## Traumabezogene Abwehrmechanismen

Um ein Traumaerlebnis zu verarbeiten und die überwältigenden Affekte, die mit dem Trauma verbunden sind, abzuwehren, verfügen wir über Abwehrmechanismen, die je nach Lebensalter oder Reifegrad der psychischen Entwicklung reifer oder unreifer sind.

Tritt eine Traumatisierung im erwachsenen Alter ein, hat der Betroffene zwar Zugriff auf reife Abwehrmechanismen, wenn seine psychische Entwicklung weitgehend gesund verlief. Diese können jedoch trotzdem die traumatische Erfahrung nicht ausreichend abwehren, wenn sie zu extrem ist, sodass auch ein psychisch reif entwickelter Mensch in unreife Abwehr regrediert.

**Herr Achmed**

Herr Achmed beispielsweise hatte eine gute Kindheit. Er wuchs wohlbehütet als einziger Sohn eines Kaufmanns und einer Lehrerin auf, seine Beziehung zu den Eltern war sehr innig, er war gut sozialisiert, hatte viele Freunde und eine vielversprechende Zukunft als Jurist. Erst die traumatischen Erfahrungen im Krieg katapultierten ihn zurück in frühkindliche Abwehrmechanismen. Er konnte das Erlebte nicht in seine psychische Erfahrungswelt integrieren, sondern reagierte wie ein Kind. Kinder können noch keine Verbindung zwischen Fantasie und Realität herstellen und leben in verschiedenen Welten. Auch Herr Achmed spaltete seine Welt auf: Nach außen funktionierte er zwar als pflichtbewusster Angestellter, Vater und Ehemann, jedoch ohne innere Beteiligung, denn in seinem inneren Erleben war er immer noch im Krieg.

Obwohl Herr Achmed in seiner Kindheit gute Beziehungen erfahren hatte und seine psychische Entwicklung weitgehend gesund verlief, regredierte er durch seine Extremtraumatisierung in unreife Abwehrmuster.

Um ein Traumaerlebnis zu verarbeiten, werden also **unreife Abwehrmechanismen** aktiviert, die alle eine Spaltungsdynamik zeigen: **Introjektion**, **Projektion** und **Dissoziation**.

## Introjektion

Die Introjektion ist ein „recht grober, undifferenzierter Vorgang, bei dem das Objekt, so wie es subjektiv erlebt wird, als Ganzes in das Selbst aufgenommen wird" [58]. Er findet in einer frühen Entwicklungsphase – meist im ersten Lebensjahr – statt. Die Bezugsobjekte – Eltern oder nahe Beziehungspersonen – werden verinnerlicht und als sichere Objekte in den eigenen psychischen Entwicklungsraum aufgenommen, an deren Beispiel und Eigenschaften sich dann die Entwicklung einer eigenen Identität orientiert.

Dieser Vorgang ist also in der frühen psychisch-emotionalen Entwicklung normal. Findet er aber in einem späten Entwicklungsstadium statt, ist es ein Abwehrmechanismus. Allerdings kann dieser Vorgang auch in einem frühen Entwicklungsstadium pathologisch wirken, wenn das Bezugsobjekt als böse erlebt wird und dann auch in seinen negativen Anteilen in das Selbst integriert wird.

Als Abwehr bildet sich dieser Vorgang aus, wenn das primäre Bezugsobjekt nicht in ausreichendem Maße zur Verfügung stand. Es bleibt dann eine lebenslange „Leerstelle" im eigenen Selbst, die Angst und Einsamkeit auslöst und die durch Abhängigkeitsbeziehungen kompensiert wird. Diese Kompensation geht soweit, dass das verinnerlichte Beziehungsobjekt – im erwachsenen Alter meist ein Liebespartner – als besser, höherstehender und mächtiger erlebt wird als das eigene Selbst.

**Frau Schneider**

Frau Schneider hatte in ihrer frühen Kindheit nur mangelhafte Objektbeziehungen erlebt: Als erwachsene Frau hatte sie dann immer Partnerbeziehungen, in denen sie in der leidenden, abhängigen Position war. Aus der letzten destruktiven Partnerschaft konnte sie sich jahrelang nicht lösen, denn immerhin gab ihr der Mann die Pseudosicherheit einer Beziehung. Um diese aufrechtzuerhalten wertete sie sich selbst ab und den Partner auf: In ihrem Selbstbild musste sie schlecht, nicht liebenswert und schmutzig sein und der Partner gut, mächtig und erhaben. Sie hatte ihn also internalisiert als „gutes" Objekt, das erhalten werden muss zur Stabilisierung ihres fragilen Selbst, sogar um den Preis der Selbstabwertung.

Die schwere Depression war die Folge dieses inneren Geschehens. Depression hat immer auch als zentrales psychisches Thema eine Selbstwertproblematik: Die depressive Person erlebt sich als schlecht, ungenügend, hässlich, nicht liebenswert. Aber durch diese Selbstabwertung kann das geliebte Objekt idealisiert und aufrechterhalten und so eine gewisse Stabilisierung des Selbst erreicht werden – sonst würde eine Auflösung der fragilen Identität bis hin zur psychotischen Fragmentierung drohen.

Die Patientin reagierte in den depressiven Phasen während der psychotherapeutischen Behandlung immer sehr gut auf die Verordnung von **Sepia**. Tatsächlich gibt es Analogien zwischen dieser Abwehrdynamik und dem Arzneimittelbild.

### Introjektion und Sepia

Die Introjektion als Abwehrmechanismus findet sich im Sepia-Arzneimittelbild schon in der Signatur: Der Tintenfisch stößt in Gefahr seine Tinte aus und verbirgt sich dahinter. Die eigene Identität ist so nicht mehr sichtbar. Psychodynamisch gesehen leidet eine Sepia-Patientin ja wirklich unter einem Mangel an eigener Identität, denn sie hatte so wenig Gelegenheit, ihre Weiblichkeit entlang einer stabilen Mutterbeziehung zu entwickeln. Um diese Leere in der konkreten Beziehungserfahrung und der damit verbundenen Identitätsentwicklung auszugleichen, introjiziert sie ideale Objekte wie Liebespartner, Freunde oder andere Bezugspersonen, denen sie sich aber nie gleichwertig fühlt, sondern immer unterlegen. Das führt zu einer ständigen Abwertung des eigenen Selbst und damit zu Depressionen, in denen sie dann die für Sepia so typische Gleichgültigkeit, Teilnahmslosigkeit und Apathie zeigt. Wie sollte sich eine Sepia-Patientin auch lebendig fühlen, wenn sie verzweifelt die innere Beziehung zu einem ihr eigentlich fremden Objekt, einem Introjekt, aufrechterhalten muss, weil sie sich selbst nicht spüren, geschweige denn lieben kann!
Die Abwertung des Eigenen überträgt sich bei Sepia dann sowohl auf die eigene Familie, wie schon Kent in seiner Arzneimittellehre beschrieb: „Abneigung gegen Familienmitglieder“, als auch auf den eigenen Körper. Kein anderes Arzneimittel hat soviel Bezug zu den weiblichen Geschlechtsorganen wie Sepia. Also kann man hier auch eine psychosomatische Pathologie erkennen, denn auch die organischen Repräsentanten der weiblichen Identität, die Geschlechtsorgane, können nicht wirklich gesund in das Selbst integriert werden, solange es ein mächtiges fremdes Introjekt gibt!
Übrigens gibt es noch eine weitere faszinierende Analogie zwischen dem Abwehrmechanismus der Introjektion und dem Arzneimittelbild von Sepia: Der männliche Tintenfisch trennt seinen Arm ab, auf dem die Geschlechtsdrüsen sitzen. Dieser wandert zum Weibchen, um dort die Befruchtung durchzuführen. Der Arm findet sich später im Inneren des weiblichen Tintenfisches – er wurde verinnerlicht oder „introjiziert“!
Gemäß der Signaturenlehre könnte man also Sepia als das Simile für einige derjenigen Krankheiten bezeichnen, deren Psychodynamik von dem Abwehrmechanismus der Introjektion gekennzeichnet ist. Aber nur die Gesamtheit der Symptome rechtfertigt dann die Verordnung von Sepia.

Die Introjektion ist also ein früher Abwehrmechanismus, um eine gewisse psychische Stabilisierung trotz einer traumatischen frühen Beziehungserfahrung zu erreichen.

Introjiziert werden aber nicht nur traumatisch erlebte Bezugsobjekte, sondern auch traumatische Erfahrungen. Sie werden genauso verinnerlicht und im Unbewussten gespeichert oder, neurobiologisch erklärt, im limbischen System abgelegt. Dort wirken sie trotzdem destruktiv und können jederzeit durch einen äußeren Reiz, der nur ganz entfernt an das Trauma erinnert, angetriggert werden. Diese traumatischen Introjekte werden auch während eines traumatherapeutischen Prozesses deutlich, wenn die Patienten mit dem Trauma konfrontiert werden.

**Herr Achmed und Frau Schneider**

Sowohl Herr Achmed wie Frau Schneider hatten in einer Phase der Therapie, als sie sich immer mehr an ihre traumatischen Erlebnisse erinnerten, mit großer Übelkeit und Brechreiz zu kämpfen. Es war, als ob sie die destruktiven Trauma-Introjekte „herauskotzen“ wollten, was sogar beide genau gleich formulierten!

In der Psychotraumatologie werden diese traumatisch bedingten Introjekte „Intrusionen“ genannt. Sowohl Introjektion als auch Intrusion sind dynamische Vorgänge. Es handelt sich um die Aufnahme von äußeren Beziehungserfahrungen oder traumatischen Ereignissen in den inneren, psychischen Raum, wo sie dann unbewusst weiterwirken. Der Vorgang ist zwar der gleiche, aber der introjizierte Gegenstand ist verschieden: Intrusionen sind verinnerlichte Erinnerungssplitter an das traumatische Erlebnis, Introjekte sind konkret erlebte frühe Bezugspersonen. Allerdings können Introjekte verbunden werden mit neuen, guten Beziehungserfahrungen. – Deshalb kann eine gute, langfristige therapeutische Beziehung für früh traumatisierte Patienten heilsam sein. Intrusionen jedoch sind abgespalten und nicht modifizierbar durch neue, als gut erlebte Lebenserfahrungen. Sie wirken deshalb auch so destruktiv, denn sie können von aktuellen Ereignissen angetriggert werden und dann Belastungssymptome erzeugen, wie bei Herrn Achmed. Umgekehrt erscheint es als gesunder Prozess, wenn im Laufe einer Traumatherapie die Patienten diese Intrusionen loswerden wollen, sie also quasi „herauskotzen" möchten!

### Projektion

Die Projektion ist die nächste Stufe der Abwehrentwicklung und entsteht aus der Introjektion ebenfalls in den ersten drei Lebensjahren: Wird das Liebesobjekt verinnerlicht, erfolgt zwar zuerst eine psychische Entlastung und die Trennungsangst nimmt ab. Wenn aber die primäre Bezugsperson vom Kind emotional kalt, uneinfühlsam oder misshandelnd, also traumatisierend, erlebt wird, werden auch die „bösen" Persönlichkeitsanteile des Bezugsobjekts in den eigenen psychischen Raum aufgenommen. Diese negativen Anteile erzeugen innerpsychisch nunmehr eine Spannung, die dann nach außen abgeführt wird: Gerade diese Persönlichkeitsanteile und Eigenschaften werden unbewusst auf andere Personen „projiziert". Dann werden diese Personen so erlebt, wie das eigene Introjekt in seiner negativen Ausprägung ist: streitsüchtig, destruktiv, verlassend, vereinnahmend, verfolgend ... Bei Psychosen und Borderline-Störungen wird dieser Abwehrmechanismus der Projektion deutlich: Hier wird in *„besonders realitätsverzerrender Weise das Böse, das heißt die abgespaltenen negativen, zum Selbst gewordenen Introjekte, nach außen verlagert. Damit kann sich das Selbst vorübergehend entlasten, aber nur um den Preis schwerwiegender Beziehungsstörungen und einer Einbuße an Realitätsprüfung"* [58].

**Frau Schneider**

Frau Schneider kam zu einer Therapiesitzung zu spät, was noch nie vorgekommen war und gar nicht ihrem Pflichtbewusstsein entsprach. Sie wirkte seltsam abwesend, konnte mir nicht in die Augen blicken und erzählte nicht wie sonst lebendig von der zurückliegenden Woche. Erst auf meine Intervention, dass ich sie heute so erlebe, als ob sie etwas belaste und sie mir das nicht sagen wolle, antwortete sie ungewohnt aggressiv: „Wahrscheinlich haben Sie sich sowieso nicht darum gekümmert, dass mein Anliegen weiter bearbeitet wird!" Wir hatten in einer der letzten Stunden darüber gesprochen, dass ich ihren „Fall" einem kollegialen Kreis vorstelle und um Rat frage, welche juristischen Möglichkeiten es gäbe, die Vergewaltiger zu belangen. Ich hatte das auch tatsächlich gemacht, aber bisher noch keine Gelegenheit gehabt, mit ihr darüber zu sprechen. Nun war es aus ihr herausgebrochen: In den letzten Tagen hatte sie sich immer mehr in die Fantasie hineingesteigert, dass ich genauso unempathisch sei wie ihre Mutter. – Sie hatte also diese negativen Eigenschaften ihres Mutter-Introjektes auf mich projiziert, ohne dass ich ihr einen realen Anlass dazu gegeben hatte. Zum Glück war unsere therapeutische Beziehung schon so tragfähig, dass wir die Situation klären konnten.

### Projektion und Sepia

Sepia entsprach der Konstitution der Patientin immer wieder am meisten, obwohl sie in den verschiedenen Phasen der Psychotherapie auch andere Arzneimittel brauchte. In der oben geschilderten Situation kann man einen weiteren Aspekt von Sepia erkennen: Wenn die lähmende Depression überwunden ist, kommt eine destruktive Aggression zum Vorschein, die andere verletzt – sie projiziert die negativen Eigenschaften des Introjekts auf ihr jeweiliges Gegenüber. So ungenügend wie ihre Mutter war, erlebte die Patientin auch die Therapeutin und auf sie richtete sich dann ihr Zorn, der eigentlich ihrer Mutter galt. Vithoulkas spricht in diesem Zusammenhang auch von dem „weiblichen Nux vomica", denn die Vehemenz der bissigen Schroffheit findet sich auch bei diesem Arzneimittel. Einige der typischen Sepia-Eigenschaften lassen sich auch auf diesen Abwehrmechanismus zurückführen: Zorn, Reizbarkeit und die Neigung, andere zu verletzten. Die in der homöopathischen Literatur so häufig beschriebene Abneigung der Sepia-Frauen gegen Ehemann und Kinder könnte man auch mit der Projektion des negativen Introjekts auf nahestehende Personen erklären. So projiziert die typische zänkische, unzufriedene Sepia-Patientin unbewusst die negativen Eigenschaften ihres Vater-Introjekts auf ihren eigentlich liebevollen und fürsorglichen Mann.

## Dissoziation

Unter Spaltung versteht man einen psychischen unbewussten Vorgang, durch den vermieden wird, dass „inkompatible Inhalte" [57] zusammentreffen. Er bildet sich ebenfalls in der frühen psychischen Entwicklung, wenn sich die Persönlichkeit noch nicht ausreichend stabil entwickeln konnte, um Belastungssituationen oder Konflikte auszuhalten und auch negative Erfahrungen in die innere Welt zu integrieren. Diese „inkompatiblen Inhalte" können verschieden sein: Erlebnisse oder Erinnerungen können so belastend oder überwältigend sein, dass die zugehörigen Gefühle nicht zugelassen werden können. Erlebt z. B. ein Kind eine chronische Deprivationssituation, d. h. eine schwere Vernachlässigung oder Misshandlung, so wird es eine Gefühllosigkeit zeigen, stoisch die Situation ertragen und immer mehr in sich zurückgezogen schließlich autistische Züge entwickeln. Es wird keinen Zugang mehr zu den eigenen Gefühlen haben; sie sind „abgespalten", weil der Schmerz, die Angst und die Traurigkeit nicht ertragen werden konnten.

### Fallbeispiel 2

Eine Patientin, die als Kind brutale Misshandlungen und sexuelle Übergriffe erlebte, schildert das folgendermaßen: „Ich beamte mich immer weg, wenn mein Vater über mich herfiel. Zuerst erstarrte ich und war wie eingefroren, denn weglaufen oder mich wehren konnte ich ja nicht. Ich bekam meinen Totstellreflex, in dem ich alles mit den Augen sah, aber der Rest war tot. In solchen Momenten veränderte sich meine Wahrnehmung und ich befand mich in einem Film: Um mich herum schrumpfte alles, wurde klein und unwichtig. Es war, wie wenn man bei einem Gully den Stöpsel rauszieht und das Wasser wird in den Abfluss gezogen: So ein Strudel zog meine Sinne nach innen. Dann war mein Gehirn wie in Watte gepackt, die Geräusche und Stimmen waren weit weg und nur noch Gemurmel. Ich fühlte keinen Schmerz mehr und wunderte mich dann am nächsten Tag, woher die Wunden und blauen Flecken kamen. Es war kein unangenehmer Zustand, denn ich war ganz in mir und weit weg von der Welt. Allerdings war ich danach sehr erschöpft und musste viel schlafen. Ich brauchte immer mindestens 24 Stunden, bis ich wieder in der normalen Welt angekommen war. Und wenn mich heute etwas an diese früheren Situationen erinnert, geht es mir wieder genauso!"

Diese Patientin erzählt sehr anschaulich, dass die zur traumatischen Situation gehörigen Gefühle nicht in das emotionale Gesamterleben integriert werden können, weil sie zu schrecklich sind. – Sie werden abgespalten und das Erlebnis läuft rein visuell und ohne Emotionen wie ein Film ab. Die Gefühle sind aber nicht weg, sondern schlummern unbewusst in einer dunklen Ecke der Psyche, wo sie in einer destruktiven Weise wirken: als psychosomatische Symptome, Flashbacks oder dissoziative Phänomene. Die Spaltung oder Dissoziation ist der wichtigste Abwehrmechanismus bei Traumatisierung.

### Definition

**Posttraumatische Dissoziation**

„Der zentrale Mechanismus bei der Traumabewältigung. Sie beruht auf einem partiellen Ich-Zerfall, durch den verschiedene, nicht miteinander verbundene Selbst-Zustände entstehen (sekundäre Spaltung) ... Die Betroffenen leben wie in verschiedenen Welten." (Ermann [23])

**Herr Achmed**

Herr Achmed lebte seit vielen Jahren in zwei Welten: zum einen in seiner bürgerlichen Existenz als pflichtbewusster Angestellter und fürsorglicher Familienvater und zum anderen in der Welt des Krieges. Jeden Tag kam es mehrmals vor, dass er sich durch irgendeinen Trigger ausgelöst wieder im Krieg befand. Es konnte z. B. eine Szene im Fernsehen sein, ein knallendes Geräusch, ein Geruch oder eine alltägliche Situation, die seine Kriegserinnerung antriggerte. Dann fuhr er „wie mit dem Fahrstuhl in rasender Geschwindigkeit zurück", wie er selbst es beschreibt, und erlebte das Trauma erneut.

Diese **Traumaerinnerungen**, die unkontrolliert und überfallartig stattfinden, werden als **Flashbacks** bezeichnet.

**Herr Achmed**

Wenn Herr Achmed von diesen Flashbacks überfallen wurde, wurde er still, abwesend und befand sich in seinem „Film". Dieses Verhalten kannten Familie und Freunde, und deshalb galt der sonst so umgängliche Mann als Sonderling. Es kam aber auch vor, dass er plötzlich unkontrolliert wütend wurde. Bisher war er nur einmal aggressiv gegen einen Menschen geworden: Als ein unverschämter Autofahrer ihm seinen Parkplatz wegnahm, zerrte er ihn aus dem Wagen und verprügelte ihn. Auch während der Therapie ereignete sich eine Situation, die zum Glück gut ausging: Ein junger Mann, der sich von ihm im Straßenverkehr behindert fühlte, kam auf ihn zu und schimpfte wütend auf den im Auto sitzenden Herrn Achmed ein. Der fühlte sich bedroht und wieder wie in einer Kampfsituation im Krieg. – „In diesen Sekunden passierte wieder etwas in mir, das ich nicht steuern kann", so erzählte er später in der Stunde, „ich konnte nur noch denken, dass ich diesen Mann töten muss, sonst werde ich selbst getötet. Das war so im Krieg. Ich stieg ganz langsam aus dem Auto aus und wollte seinen Kopf unter das Auto rammen und über ihn drüber fahren. Als er mein Gesicht sah, bekam er einen Schreck und lief weg. Er muss meinen Ausdruck richtig gedeutet haben ..."

### Dissoziation und Opium

Im Opium-Arzneimittelbild findet sich die Spaltungssymptomatik: „Gleichgültigkeit gegen Schmerz und Vergnügen" [70], Trägheit und Stumpfsinnigkeit, aber auch nervöse Gereiztheit und impulsive Gewaltausbrüche. Die verschiedenen Gefühle und Erinnerungen können nicht in das Selbst integriert werden, sondern existieren ohne Verbindung abgespalten nebeneinander. Sie können nicht kontrolliert werden und äußern sich dann in heftigen impulsiven Ausbrüchen, wie in dem Beispiel des Patienten, als er anlässlich eines banalen Unfalls den Gegner töten wollte. Oder die Gefühle und Erinnerungen werden gar nicht mehr wahrgenommen, weil sie zu heftig sind, um ertragen werden zu können – es entsteht die typische Dumpfheit von Opium. Totale Bewusstlosigkeit als extremste Form der Dissoziation, wenn alle Sinne zum Schutz quasi abgeschaltet werden, ist eine Hauptindikation für Opium. Es ist auch das wichtigste Arzneimittel nach einem Schockerlebnis, „wenn man das entsetzliche Erlebnis nicht überwinden kann und es immer wieder vor Augen tritt" (Phatak). – Eine treffende Beschreibung von Flashback-Zuständen!

Wenn die Dissoziation eine Beziehungstraumatisierung in frühem Lebensalter abwehren muss, entwickeln sich schwere psychische Pathologien wie **Psychosen** und **Borderline-Störungen**, wie folgendes Beispiel zeigt.

### Fallbeispiel 3
### Psychose als Abwehr der sexuellen Traumatisierung

Eine 40-jährige, hübsche und dunkelhaarige, jedoch etwas vernachlässigt wirkende Frau kommt in die Praxis mit dem Wunsch, ihre Psychose homöopathisch und psychotherapeutisch zu behandeln. Sie wirkt verlangsamt, spricht monoton und wenig moduliert, zeigt periorale Dyskinesien und einen leichten Tremor und Rigor. Außerdem stolpert sie beim Betreten des Sprechzimmers – sie leidet also auch unter ataktischen Gangstörungen. All dies sind Symptome der Nebenwirkung von Neuroleptika, und tatsächlich bekommt sie eine hohe Dosis verschiedener Psychopharmaka.

„Ich leide seit zehn Jahren unter einer Schizophrenie", so fängt sie langsam und assoziativ aufgelockert an zu erzählen, „und war schon mehrmals für längere Zeit in stationärer Behandlung. Ich vertrage die Medikamente sehr schlecht, und deshalb suche ich nach einer alternativen Behandlung. Mein Sohn wurde immer recht erfolgreich von seinem Kinderarzt homöopathisch behandelt, deshalb dachte ich mir, ich könnte es doch auch mal mit der Homöopathie versuchen!" – Dabei schaut sie mich durch ihre dicke Brille verschmitzt an. Sie hat trotz ihrer schweren Krankheit einen erfrischend trockenen Humor, und ihr breiter Dialekt verstärkt noch ihren Schalk. Sie ist Akademikerin, arbeitet aber seit Langem nicht mehr und lebt von Sozialhilfe in einer kleinen Wohnung. Nach ihrem derzeitigen Befinden befragt erzählt sie, dass sie am meisten unter ihrer Angst leidet. Sie habe eine diffuse, übermächtige und lähmende Angst, deshalb könne sie manchmal tagelang nicht aus dem Haus gehen. Im Moment denke sie, dass ihr Nachbar in der Wohnung über ihr giftige Dämpfe durch die Lüftung leiten würde und sie damit vergiften wolle. Außerdem seien gerade Handwerker im Haus, die würden ihr nachpfeifen und ihre Autos in einer besonderen Art parken, um ihr etwas zu bedeuten. Sie habe große Angst vor ihnen und würde sich gleichzeitig schämen: „Deshalb spinn' ich den Capo an, damit er mir nichts tut." – Auf meine Frage, wie sie das meint, breitet sie ihre Verführungsstrategie aus: Sie flirtet kokett mit dem Handwerker, in dem sie ihm auflauert und ihn kichernd in ein belangloses Gespräch zu verwickeln versucht.

Die Patientin zeigt also trotz Neuroleptika akute paranoide Symptome wie Beziehungsideen und einen sexualisierten Wahn. Nun scheint dieses Verhalten solange verrückt, wie es nicht verstanden wird. Was also bedeutet ihr Wahn?

Das manieriert-sexuelle Verhalten und ihr exaltierter Liebeswahn stehen zuerst einmal in grobem Widerspruch zu ihrer diffusen psychotischen Angst, denn eine ängstliche Frau zieht sich wohl eher in ihre schützende Wohnung zurück und präsentiert sich nicht verführerisch einem Mann. Vielleicht ist ja aber genau dieses verrückte Verhalten ein verzweifelter Versuch, die Angst zu bewältigen? Bei Frauen, die früh sexuell traumatisiert wurden, ist solch ein sexualisiertes unterwürfig-abhängiges Verhalten zu beobachten.

Diese Hypothese veranlasste mich während der Anamnese zu folgender Frage: „Haben Sie denn schon einmal in ihrem Leben solch eine Angst vor einem Mann gehabt, dass sie ihn besänftigen wollten, indem sie sich ihm sexuell zur Verfügung stellten?" – Die Patientin blickte mich bei dieser Frage ungläubig und verschämt an: „Woher wissen Sie denn das?", fragt sie mich und erzählt dann langsam, stockend und immer wieder abschweifend ihr lebenslanges Martyrium:

Sie ist die Älteste von zwei Kindern eines reichen Bauern. Ihr jüngerer Bruder wurde als Kronprinz verwöhnt und erbte schließlich den ganzen Besitz, während sie ab ihrem 8. Lebensjahr von den Eltern an die umliegenden Bauernhöfe „verliehen" wurde. Dann musste sie den Nachbarsbauern sexuell zu Diensten sein, und wenn sie sich wehrte, wurde sie beschimpft, getreten und geschlagen. Die einzige Möglichkeit, der brutalen Gewalt zu entgehen war, sich sexuell zu Verfügung zu stellen; dann waren die Männer zufrieden und schlugen sie nicht mehr.

Nun kann man wohl besser verstehen, dass diese Frau die innere Flucht in die heftigste Form der Dissoziation, die Psychose, brauchte, um diese extreme sexuelle Traumatisierung zu überleben! Und jetzt bekommt ihr auf den ersten Blick so verrücktes Verhalten einen Sinn: den Sinn der Angstabwehr und des Selbstschutzes.

Die Repertorisation der Symptome (▶ **Tab. 4.1**, ▶ **Tab. 4.2**) ergab **Hyoscyamus niger**. Die Patientin bekam das Arzneimittel in der C 1000, 3-mal 3 Globuli, und ihre Wahnsymptomatik beruhigte sich.

▶ **Tab. 4.1** Repertorisation der Symptome: Sexuelle Manie, Paranoia.

| Rubriken | Gewichtung | Symptome | Anzahl der Arzneien |
|---|---|---|---|
| 1 | 1 | Gemüt – Manie – sexuelle Manie | 5 |
| 2 | 1 | Gemüt – Wahnideen – vergiftet – er – würde vergiftet werden; er | 8 |
| 3 | 1 | Gemüt – Furcht – vergiftet – werden; Furcht, vergiftet zu | 28 |
| 4 | 1 | Gemüt – Wahnideen – verfolgt, ihm würde nachgestellt (konkret); er würde | 29 |

▶ **Tab. 4.2**

| | Hyos. | Rhus-t. | Kali-br. | Lach. | Plb. | Verat-v. | Anac. | Ars. | Bell. | Verat. |
|---|---|---|---|---|---|---|---|---|---|---|
| | **4/9** | **3/7** | **3/6** | **3/4** | **3/3** | **3/3** | **2/3** | **2/3** | **2/3** | **2/3** |
| 1 | 2 | – | – | – | – | – | – | – | – | – |
| 2 | 2 | 3 | 2 | 1 | 1 | 1 | – | – | – | – |
| 3 | 3 | 3 | 2 | 2 | 1 | 1 | 1 | 2 | 2 | 2 |
| 4 | 2 | 1 | 2 | 1 | 1 | 1 | 2 | 1 | 1 | 1 |

### Hyoscyamus niger

Die posttraumatische Dissoziation findet ihre Entsprechung in dem Arzneimittelbild von Hyoscyamus: Das Bilsenkraut oder Hyoscyamus niger ist eine Droge, die Wahnvorstellungen hervorruft. Wenn man es trinkt, bekommt man Rauschzustände mit stark erotisierenden Bildern. Im alten Ägypten wurde es als Narkosemittel verwendet. Ein Arzneimittel also, das zu Bewusstseinsspaltung oder Dämmerzuständen führt – und damit zu ähnlichen Prozessen wie nach einer sexuellen Traumatisierung. Gespaltene Persönlichkeitszustände wie Borderline-Persönlichkeitsstörung, multiple Persönlichkeiten oder Psychosen sind Folgen von Sexualtraumata, und die Spaltung als Abwehrmechanismus ermöglicht den Betroffenen, das extreme Trauma zu überleben. Hyoscyamus kann in diesen Fällen also den Kern der Krankheit erfassen, da es ebenfalls einen Bezug zu psychischen Spaltungsprozessen und zur Sexualität hat.

### Somatisierung

Wenn sich die Spaltung als Abwehrmechanismus in den Körperbereich verlagert, spricht man von Somatisierung. Unaushaltbare Gefühle, die durch ein traumatisches Erlebnis ausgelöst werden, werden in das Unbewusste abgespalten und entwickeln dort eine eigene Dynamik, die vom Bewusstsein nicht kontrolliert werden kann. Dieser psychische Vorgang kann sich in dissoziativen Zuständen äußern, oder aber auch in der Entwicklung von psychosomatischen Symptomen und Krankheiten. Die unbewussten Gefühle werden dann durch Körpersymptome ausgedrückt.

Je nach Psychodynamik werden verschiedene Formen von psychosomatischen Krankheiten unterschieden:

**Posttraumatische Somatisierungsstörung.** Hier werden die in das Unbewusste abgespaltenen Gefühle, die nicht verbalisiert werden können, konvertiert in Körpersymptome. Der Körper entwickelt also eine Sprache, um die unaussprechlichen traumabedingten Gefühle auszudrücken. Es findet eine *„somatoforme Ersatzbildung für psychische Vorstellungen infolge eines* [traumabedingten, d. Verf.] *regressiven Sprachverlustes“* statt (Ermann [23]). Bei dieser Störung beschreibt der Patient körperliche Beschwerden, ohne dass eine Organpathologie besteht. Viele Schmerzpatienten beispielsweise leiden unter verschiedenen körperlich erlebten Schmerzen, drücken damit aber eigentlich ihre Seelenschmerzen aus.

Die der Somatisierungsstörung zugrunde liegende psychische Dynamik unterscheidet sich in **Resomatisierung** und **Konversion**.

**Resomatisierung.** Die Resomatisierung greift zurück auf ein frühes Stadium der psychischen Entwicklung. In den ersten Lebensmonaten werden Beziehungserfahrungen vor allem durch sensorische Eindrücke und affektive Zustände vermittelt: Wird ein Säugling liebevoll gestreichelt und versorgt, verbindet er diese sensorische Erfahrung mit Wohlbefinden und Geborgenheit, körperliche Schmerzen und Hunger jedoch mit Schutzlosigkeit und Angst. *„Diese vegetativ-affektiven sensorischen Zustände und Reaktionsmuster werden im implizit-prozeduralen Gedächtnis abgelegt und bilden dort einen Pool von somatischen Erinnerungen“* (Ermann [23]). Diese können später wieder „abgerufen“ werden, wenn traumatische Affekte wie Vernichtungsangst das psychische Erleben überschwemmen und eine Regression stattfindet. Dann werden diese frühkindlichen psychisch-neurologischen Bahnungen aktiviert, es findet eine „Resomatisierung“ statt und somatische Symptome „ersetzen“ die Affekte. Diese Art der Somatisierung findet sich vor allen Dingen bei Traumafolgestörungen.

**Frau Schneider**

Frau Schneider zeigte zu Beginn der Behandlung eine Essstörung: „Vor allem, wenn ich mich deprimiert fühle oder einsam, esse ich alles, was mir unter die Finger kommt. Am liebsten ganze Schüsseln voller Milchbrei oder Nudeln; Hauptsache viel, warm und weich muss das Essen sein. Ich werde einfach nicht satt und könnte immer weiter essen! Nach den Vergewaltigungen und während der letzten Partnerschaft war dieser Zwang, ununterbrochen Brei zu essen, besonders groß!“

Dieses Essverhalten findet sich bei einer speziellen Essstörung, der Binge Eating Disorder (BES).

*„Die BES ist gekennzeichnet durch wiederholte Episoden von Essanfällen, bei denen in einem abgrenzbaren Zeitraum eine Nahrungsmenge gegessen wird, die definitiv größer ist als die meisten Menschen in einem ähnlichen Zeitraum unter ähnlichen Umständen essen würden, und die einhergehen mit dem Gefühl des Kontrollverlustes über das Essverhalten.“* [92]

Im ICD10 gibt es für diese Störung keine spezielle Codierung, sie wird unter die „Nicht näher bezeichnete Essstörung F 50.9” subsumiert.

**Frau Schneider**

Wie können wir dieses Symptom bei Frau Schneider verstehen? Sie hatte von frühester Kindheit erlebt, dass sie statt liebevoller Zuwendung Essen bekam. Ihre überlastete Mutter beruhigte das ängstliche, traurige oder unruhige Kind nicht etwa dadurch, dass sie es in den Arm nahm und liebevoll streichelte, sondern durch Fläschchen und Milchbrei. Sie sei ein ruhiges und zufriedenes Baby gewesen, so erzählt die Mutter, das immer an seiner Milchflasche genuckelt habe. Und auch später stellte ihr die Mutter immer einen Teller voll Brei hin, sobald sie in die Küche kam. Dann musste sie nicht mit der Tochter reden, sondern konnte ihrer Arbeit nachgehen.

Die Patientin bekam also Milchbrei statt Liebe, und durch diese frühkindliche sensorische Erfahrung fand eine psychophysiologische Kopplung statt, die in emotionalen Mangelsituationen oder nach traumatisierenden Erlebnissen immer wieder aktiviert wird. Wenn sie jetzt als erwachsene Frau psychisch verletzt wird oder sich einsam, schutzlos und ohnmächtig fühlt, regrediert sie auf diese frühkindliche Ebene und versucht unbewusst, ein Geborgenheitsgefühl und Schutz durch Essen herzustellen – so wie sie es als Säugling erlebt hat. Der Hunger nach Liebe wird resomatisiert in den Hunger nach Essen. Dieser Versuch, einen emotionalen Hunger durch Essen zu stillen, misslingt jedoch und sie wird nie satt: „Sogar wenn ich meinen Kühlschrank leer esse, fühle ich mich trotzdem taub und leer!“

### Sepia und Resomatisierung

Die Psychodynamik der Resomatisierung findet sich in dem Arzneimittelbild von Sepia wieder: Auch Sepia-Patienten zeigen viele Magen-Darm-Symptome, die als Regression in frühere Beziehungserfahrungen interpretiert werden können. Bei Vithoulkas heißt es in den „Essenzen“ [94] bei Sepia: „Sie isst und isst und wird nicht satt“ – die Beschreibung der Binge-Eating-Symptomatik. Sepia zeigt auch ein eigentümliches Symptom: Erbrechen von milchiger Flüssigkeit, obwohl sie keine Milch getrunken hat [70] – das lässt an eine Essstörung denken, wie sie bei Säuglingen zu beobachten ist, die an einer Bindungsstörung leiden.

Diese Form der Somatisierungsstörung findet sich häufig bei chronisch traumatisierten Patienten, deren frühe Beziehungserfahrungen durch Vernachlässigung geprägt sind.

**Konversionsstörung.** Bei der Konversionsstörung wird zwar auch ein Affekt durch ein Körpersymptom ausgedrückt, jedoch hat dieses Symptom eine Ausdrucksfunktion. Die Affekte werden nicht nur durch somatische Symptome „ersetzt“, sondern „übersetzt“ in eine symbolhafte Körpersprache. Das Unbewusste kreiert eine Körper-Metapher für einen unbewussten Konflikt oder eine traumatische Erfahrung. Dieser psychische Prozess kann erst bei einem reiferen Entwicklungsniveau entstehen, wenn bereits eine gewisse „Mentalisierung“ der Affekte erfolgt ist: Beispielsweise wenn man vor Angst keinen „Schiss“ mehr bekommt, sondern dieses Gefühl bewusst wahrnehmen und verbalisieren kann. Findet eine Überlastung der psychischen Verarbeitungsmöglichkeiten durch ein Trauma oder einen Konflikt statt, sucht das Unbewusste eine symbolhafte Körpersprache für diesen Vorgang.

**Frau Schneider**

Nach einigen Jahren intensiver therapeutischer Arbeit und homöopathischer Behandlung hatte sich das Leben von Frau Schneider sehr positiv entwickelt: Sie lebte mit einem neuen Partner zusammen, hatte in ihrem Beruf ehrgeizige Projekte durchgesetzt und wieder Freunde gefunden. Ihre Magen-Darm-Symptome waren verschwunden, sie hatte keine Depressionen mehr und nur noch in Belastungssituationen litt sie unter Migräne. Es schien also soweit alles stabil, bis sie plötzlich ein Taubheitsgefühl im rechten Arm mit zeitweisen Lähmungserscheinungen entwickelte.

In der Therapie versuchten wir, dieses Körpersymptom in seiner Bedeutung zu verstehen: Sie erzählte von einem Konflikt mit ihrem Lebenspartner, der ihr versprochen hatte, sich um etwas zu kümmern und jetzt seit Monaten nichts dafür tat. Das machte sie wütend, aber sie wusste nicht, wie sie ihre Wut „an den Mann" bringen sollte – sie hatte keine Übung darin, mit ihrer Aggressionsdynamik konstruktiv umzugehen. „Am liebsten würde ich ihn schlagen", brach es aus ihr heraus, und dabei bewegte sie impulsiv ihren rechten Arm, denn sie war Rechtshänderin.
Damit war die Bedeutung ihres Körpersymptoms klar: Sie war wütend und traute sich nicht, die Aggression über das Missachten ihrer Bedürfnisse durch ihren Partner offen auszudrücken – aus Angst, ihn dann zu verlieren. Dieser unbewusste Konflikt hatte sich eine Körper-Metapher gesucht: Der Arm, mit dem sie ihren Partner am liebsten schlagen würde, war gelähmt. Und diese aktuelle Symptomatik führte die Patientin auch zurück in ihre traumatische Vergangenheit: Auch die Eltern, der Onkel und die früheren Partner hatten alle ebenso ihre Bedürfnisse missachtet und sie war darüber auch so wütend, dass sie am liebsten um sich schlagen würde!
Nachdem wir diese unbewusste Dynamik aufgeklärt hatten, wurde das Symptom zwar besser, verschwand aber noch nicht, weswegen ihr noch ein Arzneimittel gegeben wurde: **Lycopodium**.

### Konversion und Lycopodium

Die Psychodynamik der Konversion findet sich bei Lycopodium in dem eigentümlichen Symptom: „Versprechen mit Worten und Silben; wählt falsche Worte beim Schreiben" (Phatak [70]). Ein Wort wird hier durch ein anderes ersetzt, es handelt sich also auch um den Vorgang des Ersetzens, wie bei der Konversion, bei der ein innerer Konflikt oder eine Traumatisierung nicht verbal, sondern durch ein Körpersymptom ausgedrückt, quasi „ersetzt" wird. Überhaupt fällt es Lycopodium-Patienten schwer, ihre Wut auszudrücken, wenn sie sich gedemütigt fühlen. Sie neigen eher dazu, ihren mangelnden Mut, sich zu wehren, mit einer gewissen Großspurigkeit zu kompensieren – also auch zu „konvertieren". Das Symptom der rechtsseitigen Armlähmung passt in diese Dynamik: Anstatt sich zu wehren und dreinzuschlagen, wird der Arm als gelähmt empfunden. Die Lähmung ihres Wutgefühls wird in das Körpersymptom konvertiert.

### Psychosomatosen

Verursacht die posttraumatische psychische Verarbeitung Krankheiten, die eine Organpathologie zeigen, spricht man von Psychosomatosen.

*„Psychosomatosen sind organische Erkrankungen mit … morphologischen Veränderungen, auf deren Entstehung und Verlauf psychische Faktoren nachweisbar einen wesentlichen Einfluss haben."* (Ermann [23])

Psychosomatosen können verstanden werden als eine somatische Erinnerung an emotionale Zustände, die nicht mentalisiert werden können, sondern auf der körperlichen Ebene verbleiben. Es herrscht eine Sprachlosigkeit für Affekte, als ob die Seele taub sei für Emotionen. Diese „Seelentaubheit" wird auch als „Alexithymie" bezeichnet.

Die unbewusste innerpsychische Dynamik beruht darauf, dass im Verlauf der psychisch-emotionalen Entwicklung körperliche Zustände mit Emotionen verknüpft werden und diese Verknüpfungen durch spiegelnde Beziehungserfahrungen neuronal fixiert werden. Wenn ein Kind sich beispielsweise ängstigt und Herzklopfen bekommt, stellt ihm idealerweise eine liebevoll zugewandte Bezugsperson eine Emotion zur Verfügung und sagt: „Du hast jetzt Angst, aber es ist nicht so schlimm, ich werde dich beschützen, dann musst du keine Angst mehr haben." Das Kind mentalisiert dann diese körperlich-emotionale Erregung, verknüpft es mit dem Wort „Angst" und erfährt im günstigen Fall eine Beruhigung durch Tröstung. Diese körperlich-emotionale Erfahrung wird dann neuronal abgespeichert und steht für ähnliche Situationen als Modell zur Verfügung. Auf diese Weise bilden sich Spiegelneurone: So wie die tröstende Mutter oder der Vater die körperlich-emotionale Erregung des Kindes aufnimmt, benennt und beruhigt, wird diese Erfahrung verinnerlicht und kann später auch ohne die Präsenz einer tröstenden Bezugsperson wieder abgerufen werden.

Gelingt diese Verknüpfung durch positive Spiegelerfahrungen nicht, bleibt der körperliche Erregungszustand isoliert und belegt mit diffusen Affekten. Die Erregung ebbt nicht ab, sondern bleibt auf der Körperebene bestehen, sodass es schließlich auch zu organischen Veränderungen kommen kann: Eine Psychosomatose im engeren Sinn entsteht.

### Klassische Psychosomatosen

- Asthma bronchiale
- Ulcus ventriculi und duodeni
- Colitis ulcerosa
- Hyperthyreose
- Neurodermitis
- chronische Polyarthritis
- essenzielle Hypertonie

Der Modus der Affektisolierung auf der körperlichen Ebene entspricht der Psychodynamik nach Traumatisierung: Eine emotionale Belastungssituation ist so überwältigend, dass sie nicht verknüpft werden kann mit der sprachlichen Verarbeitungsebene. Sie wird abgelegt in einem Gedächtnisspeicher – neurobiologisch entspricht er dem limbischen System –, wirkt dort aber weiter in der Generierung von Symptomen.

Psychosomatische und posttraumatische Psychodynamik sind also sehr ähnlich, und dementsprechend erscheinen häufig psychosomatische Krankheiten als komorbide Störung einer Posttraumatischen Belastungsstörung.

### Herr Achmed

Herr Achmed befand sich 18 Jahre lang in einem permanenten Erregungszustand: Er konnte wegen seiner schrecklichen Albträume nicht schlafen, überstand die Tage nur mit starkem Kaffee und musste seine dissoziativen Zustände kontrollieren, sodass er sein Leben meistern konnte und arbeitsfähig blieb. Diese anhaltende Anspannung erhöhte seinen Blutdruck, der wiederum sein Herz belastete. Sein Körper konnte den Zustand lange Zeit dadurch kompensieren, dass er ein kräftiger und gesunder Mann war. Zunehmend wurde er aber älter und körperlich schwächer. Es reichte irgendwann ein kleiner Auslöser, um die fragile Balance zu zerstören: In der U-Bahn hörte er einen Knall, der ihn unbewusst an seine Kriegserlebnisse erinnerte. Weil er aber in diesem Moment keine verbale Verarbeitungsmöglichkeit hatte – denn er hatte nicht gelernt, über seine Angst zu sprechen, sie zu „mentalisieren" – somatisierte er seine Angst und das sowieso schon geschädigte Herz erlitt einen Infarkt.
Herr Achmed hatte seit seinen traumatischen Kriegserlebnissen eine ständige untergründige Angst, die er aber nicht verbal ausdrücken konnte: Am Anfang der Therapie sagte er noch, er hätte keine Angst. Diese nicht mitteilbare Emotion versetzte ihn aber in einen anhaltenden körperlichen Erregungszustand, der über Jahre hinweg sein Herzgewebe veränderte. Seine Herzerkrankung ist also als Psychosomatose zu sehen, obwohl sie nicht zu den klassischen Psychosomatosen zählt.

### Aconitum und Psychosomatose

Die Entwicklung einer Psychosomatose geht, wie oben beschrieben, auf einen chronischen Zustand von permanenter Anspannung zurück, die durch verdrängte Konflikte oder Traumata verursacht wird. Diese zuerst psychische Spannung findet ihre körperliche Entsprechung in einer erhöhten physiologischen Aktivität von Körpergeweben, die dann auch tatsächlich morphologische Veränderungen und Schädigungen zeigen. Und dieses Prinzip der Anspannung findet sich auch in dem Arzneimittelbild von Aconitum: *„Aconit ist die homöopathische Entsprechung des Zustandes der Spannung"*, schreibt Clarke in seiner Arzneimittellehre [13], *„und dieser Begriff gibt die beste Vorstellung von der Wirkung und Sphäre von Aconitum ... Gefühlsmäßige und geistige Spannung als Folgezustand von Schreck und Furcht, Spannung der Blutgefäße und unwillkürlichen Muskulatur sind charakteristisch für Aconit"*. – Aconitum ist neben Opium das wichtigste Arzneimittel nach einem traumatischen Erlebnis, und der Bezug von Aconitum zu den Psychosomatosen als Folgeerkrankung nach Traumatisierung wird durch das charakteristische Thema der Anspannung im Arzneimittelbild deutlich. Übrigens ist Aconitum wirklich auch das Hauptmittel bei einem Herzinfarkt und lindert sowohl die körperlichen Schmerzen wie auch die Todesangst.

### Fazit

Eine Beziehungstraumatisierung vom Typ 2 ist ein komplexes Geschehen, das nicht allein mit neurobiologischen Modellen erklärt werden kann. Es handelt sich nicht um ein singuläres äußeres Belastungsereignis, sondern um eine kontinuierliche traumatische Erfahrung. Hier finden unbewusste Prozesse statt, die mit der individuellen Psychodynamik verstanden werden können. Je nach Reife der persönlichen Entwicklung und Qualität der frühen Bindungserfahrungen wehren verschiedene Abwehrmechanismen die traumatischen Erfahrungen unbewusst ab, sodass dem Betroffenen ein Weiterleben möglich ist. Die traumabezogene Abwehr beruht immer auf dem Prinzip der Spaltung und erscheint als Introjektion, Projektion, Dissoziation und Somatisierung. Diesen traumaspezifischen Abwehrprozessen können einzelne Arzneimittel zugeordnet werden.

# 5 Diagnostik von Traumafolgestörungen

Ein Trauma kann unterschiedliche Folgen haben: von vorübergehenden Belastungssymptomen bis zu manifesten psychosomatischen oder psychischen Krankheiten. Um zu erkennen, ob die Erkrankung eine Traumafolgestörung ist, muss eine diagnostische Einordnung der Symptomatik stattfinden.

In diesem Kapitel werden die einzelnen Krankheitsbilder nach dem im europäischen Raum üblichen Diagnose-Manual ICD10 beschrieben. Lediglich bei der Posttraumatischen Belastungsstörung wird das amerikanische DSM3 zusätzlich herangezogen, um die Symptomatologie differenzierter darzustellen.

## 5.1 Posttraumatische Belastungsstörungen

Die Traumafolgestörung im engeren Sinn ist die **Posttraumatische Belastungsstörung,** die erstmals in den 1970er-Jahren in den USA konzeptualisiert wurde. Die neue Diagnose wurde notwendig, weil die aus dem Vietnamkrieg heimgekehrten Soldaten unter Symptomen litten, die bis dahin noch nicht bekannt waren.

Diese Störung wird seither in den zwei maßgeblichen Diagnostik-Manualen DSM3 und ICD10 etwas unterschiedlich beschrieben.

Das **DSM3** definiert für den angelsächsischen Raum die **PTSD (Posttraumatic Stress Disorder**, DSM3 309.89) als eine Störung, bei der sich nach einem „belastenden Ereignis, das außerhalb der üblichen menschlichen Erfahrung liegt" charakteristische Symptome entwickeln. Hier wird zwar ein umfassendes Krankheitsbild beschrieben, es werden aber weder die ursächlichen Faktoren noch der Krankheitsverlauf besonders differenziert bewertet. Diese Aspekte finden mehr Beachtung in der **Internationalen Klassifikation psychischer Störungen ICD10,** die im europäischen Raum verwendet wird. In diesem Manual wird auch ein „außergewöhnliches belastendes Ereignis" als Auslöser für die Symptomatik postuliert. Es wird aber ebenso eine „anhaltend unangenehme Lebenssituation" ätiologisch mit der Symptomatik verbunden – ein Hinweis auf akute oder chronische Krankheitsverläufe. Dementsprechend wird im **ICD10** unterschieden zwischen der **akuten Belastungsreaktion** (F 43.0), der **Posttraumatischen Belastungsstörung PTBS** (F 43.1) und der **Anpassungsstörung** (F 43.2)

### 5.1.1 PTSD und PTBS: Gemeinsamkeiten und Unterschiede

Beide Diagnosen führen den Symptomenkomplex auf ein außergewöhnlich belastendes Lebensereignis zurück. Als Beispiele werden aufgeführt: Naturereignisse, von Menschen verursachte Katastrophen, Krieg, Unfall, Verbrechen, Vergewaltigung. Im DSM3 wird auch eine Sekundärtraumatisierung bei Zeugen von Gewaltereignissen beschrieben. Im ICD10 werden die Symptome nur direkt Betroffenen zugeordnet.

Die Leitlinien stimmen bei beiden Diagnosen überein: Eine posttraumatische Belastungsstörung kann nur diagnostiziert werden, wenn sich Symptome finden von Intrusion, Vermeidung, Gefühlsabstumpfung und Hyperarousal. Besteht der Verdacht auf eine PTBS, hat es sich deshalb im Praxisalltag bewährt, nach der „Trauma-Trias" (Hyperarousal, Wiedererleben, Vermeidung) zu fragen:

- Leidet der Betroffene an Symptomen eines **Hyperarousal** wie Unruhe, Gereiztheit, Angst, Panikattacken, Schlafstörungen, Risikoverhalten und Schreckhaftigkeit?
- Gibt es immer wieder Alltagssituationen, in denen er das Trauma **wiedererlebt,** z. B. durch Flashbacks, Albträume oder dissoziative Zustände bis hin zu Psychosen?
- **Vermeidet** er Situationen oder Reize, die ihn an das Trauma erinnern? Zieht er sich sozial zurück? Trinkt er vermehrt Alkohol oder entwickelt Suchtverhalten, um sich zu betäuben oder abzulenken?

**Herr Achmed**

Herr Achmed litt an einer Posttraumatischen Belastungsstörung und zeigte eindeutige Symptome der **Trauma-Trias**:

**Hyperarousal:**

*Es besteht ein erhöhtes Erregungsniveau, als ob die Person in der Physiologie des Traumaereignisses stecken geblieben ist [85]. Dazu zählen Ein- bzw. Durchschlafstörungen, Hypervigilanz und übertriebene Schreckreaktion.*

Herr Achmed war äußerst schreckhaft. Ständig fühlte er sich auf der Hut, denn „überall könnten Feinde sein", wie er einmal sagte. Er konnte seit vielen Jahren nicht mehr einschlafen, und wenn er doch völlig erschöpft wegdämmerte, schreckte er nach kurzer Zeit wieder auf. Deshalb litt er seit Jahren unter schweren Schlafstörungen.

**Wiedererleben:**

*Symptome des traumatischen Wiedererlebens werden verursacht durch traumatische Intrusionen (Intrusion leitet sich ab aus dem Lateinischen „intrudere" und bedeutet „eindringen"). Die Person hat wiederholte, sich aufdrängende Erinnerungen an das Ereignis oder stark belastende Träume davon. Es kann zu dissoziationsartigen Zuständen kommen, bei denen das Ereignis teilweise wieder durchlebt wird.*

Herr Achmed hatte immer wieder im Alltag unwillkürlich Bilder des Krieges vor Augen. Sie liefen wie ein Film in ihm ab. Diese Momente waren wie ausgestanzt, und er wusste dann nicht mehr, wo er gerade war: Er fuhr dann z. B. mit der U-Bahn an das andere Ende der Stadt und wachte an einer ihm völlig unbekannten Station wieder auf. Seit 18 Jahren litt er unter Albträumen, in denen er die Kriegssituationen wiedererlebte.

**Vermeidung:**

*Es besteht eine anhaltende Vermeidung der mit dem Trauma verbundenen Stimuli. Die Person vermeidet auch Gedanken und Gefühle an das traumatische Ereignis und an Handlungen oder Situationen, die Erinnerungen daran hervorrufen.*

Herr Achmed vermied es ängstlich, fernzusehen oder ins Kino zu gehen. Er musste bei Filmen immer damit rechnen, irgendeine brutale Handlung zu sehen, die ihn an den Krieg erinnerte. Er wollte nicht mehr an den Krieg denken und vermied deshalb auch den Kontakt zu ehemaligen Kameraden.

Ein weiteres typisches Symptom der PTBS, das in der Trauma-Trias nicht berücksichtigt wird, ist die **Gefühlsabstumpfung:**

*Die betroffene Person reagiert vermindert auf die äußere Umwelt, sie ist psychisch erstarrt oder emotional anästhesiert. Gefühle wie Isolierung und Entfremdung beherrschen das affektive Erleben, außerdem können auch keine Gefühle wie Vertraulichkeit, Zärtlichkeit und Lust empfunden werden.*

Herr Achmed spürte keine Gefühle mehr, auch nicht für seinen Sohn. Mit seiner Frau konnte er keine Sexualität mehr leben. Er saß oft stundenlang in der Wohnung und starrte vor sich hin. Er fühlte sich isoliert und entfremdet von seiner Familie und seinen Freunden.

In den beiden Diagnose-Manualen DSM3 und ICD10 gibt es also die **Posttraumatische Belastungsstörung** als definiertes Krankheitsbild. Eine differenziertere Beschreibung von Krankheitsbildern mit offensichtlicher traumatischer Genese findet sich allerdings nur im ICD10, nämlich die **akute Belastungsreaktion** und die **Anpassungsstörung.**

### 5.1.2 Akute Belastungsreaktion (F 43.0)

Eine **PTBS** kann akut oder chronisch sein, auf jeden Fall ist es eine Erkrankung von beträchtlicher Schwere, während eine **Belastungsreaktion** zwar auch posttraumatische Symptome zeigt, die aber nur kurz auftreten, nicht so heftig sind und ohne weitere Folgen wieder verschwinden:

*„Hier handelt es sich um eine vorübergehende Störung von beträchtlichem Schweregrad, die sich bei einem psychisch nicht manifest gestörten Menschen als Reaktion auf eine außergewöhnliche körperliche und/oder seelische Belastung entwickelt und im Allgemeinen innerhalb von Stunden oder Tagen abklingt."* (ICD10)

Die Symptome sind sehr unterschiedlich, doch typischerweise beginnen sie mit einer Art „Betäubung", einer gewissen Bewusstseinseinengung und eingeschränkten Aufmerksamkeit, einer Unfähigkeit, Reize zu verarbeiten, und Desorientiertheit. Es folgt eventuell ein weiterer Rückzug oder aber ein Unruhezustand und Überaktivität. Meist treten vegetative Zeichen panischer Angst, Tachykardie, Schwitzen und Erröten auf. Die Symptome erscheinen im Allgemeinen innerhalb von Minuten nach dem belastenden Ereignis und gehen innerhalb von Tagen zurück.

**Fallbeispiel 4**

Ein 35-jähriger Mann hatte auf seinem Arbeitsweg einen Zusammenstoß mit einer Straßenbahn. Er war mit dem Fahrrad auf den nassen Schienen hängengeblieben, die Bahn konnte gerade noch bremsen, aber er stand unter Schock. Er wurde in die Klinik gebracht, wo man zum Glück nur einige Hautabschürfungen diagnostizierte. Allerdings stellte er schon im Krankenwagen eigenartige Fragen, wo er sei, wie spät es ist und ob man ihn jetzt nach Hause fahre. In der Klinik konnte er sich nicht hinsetzen, sondern lief ruhelos im Gang hin und her. Er schwitzte, hatte hohen Puls und Angstgefühle. Deshalb wurde er zur Beobachtung einen Tag in der Psychiatrischen Klinik aufgenommen, die ihn aber am nächsten Tag wieder entlassen konnte, weil seine Belastungssymptome abgeklungen waren.

Der Patient hatte also eine akute Belastungsreaktion nach einem traumatischen Verkehrsunfall mit allen psychischen und vegetativen Symptomen. Diese klangen jedoch nach einem Tag wieder ab, da er vor dem Ereignis ein psychisch gesunder Mann gewesen war. Die Symptomatik erinnert an die Diagnose eines Durchgangssyndroms, ist aber aufgrund ihres eindeutig posttraumatischen Ursprungs als Belastungsreaktion zu diagnostizieren.

### 5.1.3 Anpassungsstörung (F 43.2)

Die Anpassungsstörung entwickelt sich auch posttraumatisch, zeigt aber mehr depressive als Belastungssymptome.

*„Hier handelt es sich um Zustände von subjektivem Leiden und emotionaler Beeinträchtigung, die soziale Funktionen und Leistungen behindern und während des Anpassungsprozesses nach einer entscheidenden Lebensveränderung oder nach einem belastenden Lebensereignis wie auch schwerer körperlicher Erkrankung auftreten.“* [49]

Als typische Belastungssituationen werden hier aufgeführt: Trauerfälle, Trennungserlebnisse, Emigration oder Flucht.

Bei der Anpassungsstörung spielt die individuelle Disposition oder Vulnerabilität eine größere Rolle als bei der PTBS oder Belastungsreaktion, allerdings wäre das Krankheitsbild ohne die Belastung nicht entstanden. Die Symptome sind: depressive Stimmung, Angst, Besorgnis, ein Gefühl, das Leben nicht mehr zu schaffen, Störung des Sozialverhaltens wie Aggression oder sozialer Rückzug. Bei Kindern treten Bettnässen, Babysprache oder Daumenlutschen auf.

Die Störung beginnt im Allgemeinen innerhalb eines Monats nach dem belastenden Ereignis und klingt nach sechs Monaten wieder ab. Wenn sie anhält, wird eine längere depressive Reaktion diagnostiziert (F 43.21).

**Fallbeispiel 5**

Eine 45-jährige Patientin erlebte innerhalb eines Jahres eine Trennung und drei Todesfälle. Ihr Mann verließ sie, und sie blieb mit ihrem kleinen Sohn zurück. Zwei Monate später beging ihr Bruder Selbstmord. Kurze Zeit darauf verunglückte ihre Mutter so schwer, dass sie ein halbes Jahr im Koma lag und starb. Drei Wochen nach dem Tod der Mutter starb ihr Vater. All diese Schicksalsschläge konnte sie noch einigermaßen kompensieren, indem sie funktionierte und versuchte, die Katastrophen zu meistern. Nach dem Tod des Vaters versank sie aber in depressive Verstimmungen, konnte nicht mehr schlafen, hatte keinen Antrieb mehr und zog sich sozial zurück. Nichts bereitete ihr mehr Freude, gleichzeitig fühlte sie sich ruhelos und getrieben. Sie hatte das Gefühl, das Leben nicht mehr zu schaffen. Trotz Therapie dauerte es über ein Jahr, bis sie wieder aus diesem depressiven Zustand herausfand.

Die Patientin litt also an einer längeren depressiven Reaktion, die sich nach einer posttraumatischen Anpassungsstörung entwickelt hatte. Innerhalb eines Monats nach dem letzten Todesfall wurde sie symptomatisch, sie war vor den traumatisierenden Lebensereignissen noch nie an einer Depression erkrankt und die Belastungssymptomatik dauerte länger als sechs Monate.

**Fazit**

Nach traumatischen Erlebnissen können sich Belastungssymptome entwickeln, die in den verschiedenen Diagnose-Manualen etwas unterschiedlich bewertet und eingeordnet werden. Das Konzept der PTBS oder PTSD findet sich ähnlich im ICD und DSM3, die Belastungsreaktion und Anpassungsstörung wird nur im ICD beschrieben.

5.2
# Traumafolgeerkrankungen

Traumatische Lebenserfahrungen können neurotische Störungen wie Depressionen, Angststörungen, Zwangsstörungen und psychosomatische Störungen verursachen. Neurosen im klassischen Sinn basieren aber auf einer Konfliktpathologie, weswegen traumatisch bedingte neurotische Störungen als **Pseudoneurotische Störungen** bezeichnet werden. Diese beruhen meist auf frühen Traumatisierungen, die im Laufe der Persönlichkeitsentwicklung leidlich kompensiert und oft erst durch ein belastendes Lebensereignis manifest werden.

## 5.2.1 Depression (F 32 und F 34)

Depressionen werden im ICD10 codiert als **F 32 Depressive Episode** oder als **F 34.1 Dysthymie.**

Die Symptomatik ist bei beiden Formen gleich: gedrückte Stimmung, Antriebslosigkeit, sozialer Rückzug, Schuldgefühle, Gefühle von Wertlosigkeit, Interessenverlust, schnelle Ermüdbarkeit, Schlafstörungen, Appetitverlust. Unterschiede gibt es im Verlauf: Depressive Episoden sind zeitlich begrenzt, dauern ein bis sechs Monate und können in **leichte (F 32.0)**, **mittlere (F 32.1)** und **schwere (F 32.3)** Episoden eingeteilt werden, während die **Dysthymie (F 34.1)** weniger ausgeprägt in der Symptomatik ist, dafür aber mehrere Jahre oder sogar lebenslang dauert und nicht episodisch verläuft.

Die Psychodynamik bei traumatisch bedingten Depressionen entwickelt sich aufgrund einer Entleerung des Selbstgefühls: Der traumatisierte Patient erlebt sich als wertlos, hilflos und verlassen. Er identifiziert sich unbewusst mit dem Aggressor, um überhaupt ein minimales Gefühl der Wirksamkeit zu haben, kann dadurch aber kein eigenes, kohärentes Selbstwertgefühl aufbauen.

**Frau Schneider**

Ausgelöst durch die Trennung von ihrem letzten Lebenspartner fiel Frau Schneider in eine schwere Depression: Sie verkroch sich in ihrer Wohnung, brach alle Kontakte ab und interessierte sich nicht mehr für das Leben draußen. Nachts konnte sie nicht schlafen, wurde von Unruhe getrieben und dämmerte dann erschöpft tagsüber dahin. Sie konnte sich nur noch mühsam ernähren, jedoch wochenlang nicht arbeiten. Sie fühlte sich so hoffnungslos und so verzweifelt, dass sie immer wieder daran dachte, sich das Leben zu nehmen, denn sie fühlte sich wertlos.

Frau Schneider war traumatisiert durch personale Gewalterfahrung. Durch ihre Tüchtigkeit und Intelligenz konnte sie lange Zeit die Depression kompensieren, aber diese erneute Lebensbelastung konnte sie nicht mehr abwehren und erkrankte depressiv.

## 5.2.2 Angststörungen (F 40 und F 41)

*„Angst (von angust [althochdeutsch]: Enge) ist ein affektiver Zustand, der mit dem Gefühl, bedrängt und bedroht zu sein, und mit körperlichen Begleiterscheinungen verbunden ist."* (Ermann [23])

Aus diesem Angstgefühl kann sich ein Krankheitsbild entwickeln, wenn die Angst lebenseinschränkend, ja manchmal sogar lebensbestimmend wird: die **Angststörung.**

Angst ist eigentlich ein Affekt, der auf einem angeborenen Reaktionsmuster beruht und vor Gefahren und Bedrohung schützt. Bei der Angststörung gewinnt das Angstgefühl jedoch eine überwertige Stellung in dem affektiven Erleben eines Menschen, die nicht mehr adäquat und situationsbezogen ist: Die Realangst wird zur neurotischen Angst.

Auslösende Faktoren für eine Angsterkrankung können unbewusste Konflikte oder ein Trauma sein, und je nach Ursache entwickelt sich auch eine unterschiedliche Symptomatik: Hinter den **diffusen Angststörungen** steht oft ein traumatisches Erlebnis, während sich die **phobischen Angststörungen** meist aufgrund einer Konfliktpathologie entwickeln.

### Phobische Angststörung (F 40)

Bei dieser Angsterkrankung ist die Angst „gebunden" an eine Situation oder ein Objekt. Die häufigsten Phobien sind Klaustrophobie und Agoraphobie sowie Ängste vor bestimmten Tieren. [23]

Hinter diesen Ängsten steckt meist ein unbewusster Konflikt, der sich einen Umweg sucht. Statt beispielsweise wütend zu sein gegen den autoritären Ehemann, entwickelt eine aggressionsgehemmte Frau eine Klaustrophobie. – Die Angst in engen Räumen könnte eine Metapher für das „Ehegefängnis“ sein. In diesem Fall wäre ihr unbewusster Konflikt, sich mit dem Mann zu streiten und die Trennung zu riskieren oder sich zu unterwerfen also ein Konflikt zwischen Trennungswunsch und Trennungsangst. Auch Triebwünsche oder sexuelle Fantasien werden durch eine Phobie abgewehrt und auf ein neutrales Objekt „verschoben“, weil sie einen Konflikt zwischen dem strengen Über-Ich und dem triebhaften Es erzeugen. Diese Dynamik zeigt eindrucksvoll das von Sigmund Freud 1909 beschriebene Fallbeispiel des „kleinen Hans“:

**Fallbeispiel 6**

Der kleine Hans litt unter einer Pferdephobie: Er traute sich nicht mehr aus dem Haus aus Angst, einem Pferd zu begegnen. Diese Angst war ein Ausdruck seines unbewussten ödipalen Konflikts: Er hatte zwar Angst vor Pferden, aber eigentlich vor dem riesigen Geschlechtsteil der männlichen Tiere. Wie in der ödipalen Phase der kindlichen Entwicklung üblich, wollte er nämlich selbst der Mann seiner Mutter sein und rivalisierte unbewusst mit dem Vater. Deshalb fürchtete er sich vor der Bestrafung durch den Vater, symbolisiert durch den Pferdepenis. Er verschob also die Angst vor seinem Vater auf das Objekt eines Pferdes – ein typischer Abwehrmechanismus bei phobischen Angsterkrankungen. [65]

## Diffuse Angststörung (F 41)

Ängste treten auch auf, wenn traumatische Erfahrungen nicht verarbeitet werden können. Diese Ängste sind meist diffus, nicht auf ein Objekt gerichtet, aber so übermächtig, dass sie ein „normales“ Leben unmöglich machen. Sie kommen häufiger vor als klassische Phobien und werden uns deshalb in den homöopathischen Praxen auch mehr beschäftigen.

Symptomatisch kann die **Panikstörung** und die **generalisierte Angststörung** unterschieden werden:

Bei der **Panikstörung** werden die Patienten unvermittelt von Angstanfällen überfallen. Dann leiden sie unter einem intensiven Gefühl der Bedrohung und Beklemmung bis hin zu Vernichtungs- und Todesängsten. Vegetative Begleitsymptome sind: Atemnot, Hyperventilation, Herzrasen und Herzstolpern, Schwitzen und Zittern. Im anfallsfreien Intervall haben die Patienten Angst vor der Angst und Angst vor dem Alleinsein.

Diese Störung kann sich als **posttraumatische Panikstörung** im Rahmen einer akuten Traumareaktion oder einer Posttraumatischen Belastungsstörung entwickeln.

**Fallbeispiel 7**

Eine 70-jährige Frau entwickelt seit dem Tod ihres Mannes eine Panikstörung. Vor allen Dingen nachts wacht sie schweißgebadet auf und hat Todesangst. Dann kriegt sie keine Luft mehr und meint, ihr Herz bleibt stehen. Ihr Internist ist sehr besorgt, denn auch ihr Blutdruck steigt krisenhaft an und ist medikamentös schwer zu beeinflussen. Sie sei zwar immer schon ein eher ängstlicher Mensch gewesen, so erzählt sie, und deshalb sei sie auch so an ihrem Mann gehangen, denn der habe ihr viel Sicherheit und Halt gegeben. Diese Art von Panik habe sie aber noch nie gehabt. Zunächst liegt der Verdacht nahe, dass sie den Tod ihres Mannes nicht verarbeiten konnte. Sie hatte aber adäquat getrauert, sich einer Trauerbewältigungsgruppe angeschlossen, war gut integriert, hatte viele Freunde und eine intakte Familie. Und sie hatte auch wieder Freude am Leben gefunden, war aktiv und frisch verliebt! Das sprach gegen eine pathologische Trauerreaktion.
Schließlich führte uns eine Trigger-Situation auf die richtige Spur: Die Patientin hatte eine Panikattacke, als sie im Fernsehen zufällig Bilder vom Krieg sah. Da fiel ihr ein, dass sie als Dreijährige die Bombardierung Dresdens miterlebt hatte. Sie konnte sich zwar an nichts erinnern, aber ihre Mutter hatte ihr erzählt, dass sie im dunklen Keller saßen und verschüttet wurden. Nur durch einen glücklichen Zufall überlebte die Familie. Dieses Trauma hatte die Patientin abgespalten und ein Leben lang kompensiert: Die sehr innige Beziehung mit ihrem Mann, ein stützendes soziales Umfeld und die täglichen Pflichten als Mutter und Ehefrau konnten ihre Ängste zwar lange Zeit binden. Als aber der geliebte und gebrauchte Partner starb, die Kinder aus dem Haus waren und sie sich nicht mehr auf die Alltagsbewältigung konzentrieren musste, tauchte die traumatische Angst wieder aus ihrem Unbewussten auf und überschwemmte sie.
In diesem Fall half übrigens **Aconitum**.

Die **generalisierte Angststörung** wird gekennzeichnet durch eine untergründige Angst, die sich nicht auf Anfälle beschränkt, sondern immer da ist. Das Leitsymptom sind frei flottierende, multiple Ängste. Sie können sich auf alle möglichen Gelegenheiten richten und ein soziales Leben unmöglich machen. Die vegetativen Begleiterscheinungen sind hauptsächlich Herz- und Kreislaufstörungen. Aber auch Magen-Darm-Symptome wie chronische Durchfälle, Depressionen, Konzentrations- und Leistungsstörungen können die Angstsymptomatik begleiten.

Eine generalisierte Angststörung entwickelt sich oft aufgrund von Traumaerfahrungen und Trennungserlebnissen.

### 5.2.3 Psychosomatische Störungen (F 45)

Psychosomatische Störungen können sich sowohl aufgrund einer Konflikt- wie Traumapathologie entwickeln. Hinter allen psychosomatischen Krankheiten können sich also Traumaerfahrungen verbergen. Auf die traumabedingte Psychodynamik dieser Störungen wurde bereits in Kap. 4.2.2 (Typ-2-Trauma) ausführlich eingegangen.

Psychosomatische Krankheiten können in zwei große Gruppen unterteilt werden:

- somatoforme Störungen und
- Psychosomatosen

Der Unterschied zwischen beiden Gruppen liegt in der Organpathologie:

- Bei den somatoformen Störungen sind keine pathophysiologischen Ursachen der körperlichen Beschwerden zu finden.
- Bei den Psychosomatosen bestehen nachweisbare morphologische Veränderungen.

Im ICD10 finden sich zwar die **somatoformen Störungen** als eigene Gruppe F 45, jedoch nicht die **Psychosomatosen**. Diese werden den entsprechenden organischen Krankheitsgruppen zugeordnet und dann gekennzeichnet durch den Zusatz F 54: „psychologische Faktoren bei andernorts klassifizierten Erkrankungen“. (Beispiel: J 45, F 54 Asthma bronchiale)

#### Somatoforme Störungen F 45

Bei den somatoformen Störungen beklagen die Patienten Symptome in verschiedenen Organen ohne nachweisbaren organpathologischen Befund. Die Beschwerden haben einen appellativen Charakter: Die Patienten bekommen dadurch sehr viel Aufmerksamkeit für ihre eigentlich psychische Not.

Im ICD10 werden unterschieden:

- Die **undifferenzierte Somatisierungsstörung**, auch „multiples Beschwerdesyndrom“ (F 45.1): Die Patienten schildern oft wechselnde Beschwerden im gastrointestinalen und urogenitalen Bereich; sie beschreiben auch häufig abnorme Hautempfindungen, aber die Symptome können sich auf jeden Körperteil oder jedes Körpersystem beziehen.
  **Beispiel:** Eine junge Patientin entwickelte einen nächtlichen Juckreiz, der laut dermatologischem Befund keine pathophysiologische Ursache hatte. Sie befand sich aktuell in einem Partnerschaftskonflikt: Sie wollte sich trennen, hatte aber Angst vor dem Alleinsein. Hinter diesem Konflikt stand jedoch ihr psychisches Trauma. Vor kurzem starben ihre Eltern durch einen schweren Verkehrsunfall. Eine traumatische Trennungserfahrung also, die jetzt unbewusst durch die aktuelle Partnerschaftskrise reaktiviert wurde: Sie reagierte mit der Symptomatik einer Somatisierungsstörung.
- Die **hypochondrische Störung** (F 45.2): Die Patienten beschäftigen sich beharrlich mit der Möglichkeit, an einer schweren Krankheit zu leiden. Die Angst vor dieser Erkrankung macht sie zu wahren Experten, denn alles dreht sich darum und die geschilderten Beschwerden fokussieren sich auf ein Organsystem.
- Die **somatoforme autonome Funktionsstörung** (F 45.3): In Belastungssituationen leiden diese Patienten immer wieder an körperlichen Symptomen eines Organsystems, des kardiovaskulären (Herzneurose), gastrointestinalen (nervöser Magen), respiratorischen (Hyperventilation) und urogenitalen (Miktionsstörungen) Systems.
- Die **anhaltende somatoforme Schmerzstörung** (F 45.4): Die vorherrschende Beschwerde ist ein andauernder, schwerer und quälender Schmerz, der durch einen physiologischen Prozess oder eine körperliche Störung nicht vollständig geklärt werden kann.

**Fallbeispiel 8**

Ein 40-jähriger Patient hatte plötzlich so starke Rücken- und Kopfschmerzen, dass er nicht mehr aufstehen konnte. Nur im Liegen waren die Schmerzen einigermaßen erträglich. Eine orthopädische Untersuchung ergab keine Erklärung dieser Symptomatik, die Schmerzen hielten aber an und veranlassten den Patienten schließlich, in eine neurologische Klinik zu gehen. Auch hier verliefen die Untersuchungen ergebnislos. Erst in der eingehenden homöopathischen Anamnese wurde die „Causa" und damit der psychische Auslöser für die Schmerzsymptomatik klar: Er hatte sich am Tag, als die Schmerzen auftraten, mit seinem Bruder gestritten und fühlte sich zutiefst von ihm verletzt. „Mein Bruder hat mir den Dolchstoß versetzt", erzählt er und drückt damit unbewusst die Krankheitsdynamik aus: Die psychischen Schmerzen über den brüderlichen Verrat wurden zu somatischen Schmerzen. Sein Unbewusstes kreierte eine Körper-Metapher für den Verrat hinter seinem Rücken: den Rückenschmerz. Das Verhalten des Bruders aktivierte nämlich ein frühes soziales Trauma: Der Patient wurde als Kind von der Dorfgemeinschaft beschuldigt, am Tod eines Spielgefährten schuld zu sein und deshalb von allen ausgeschlossen. Nicht einmal sein bester Freund wollte noch mit ihm spielen, er fühlte sich also auch von ihm verraten, und diese Dynamik wiederholte sich in dem Geschwisterstreit.
Die Symptomatik besserte sich übrigens schlagartig nach einer Gabe von **Ignatia** C 1000.

### Psychosomatosen (F 54)

Die zweite Gruppe der psychosomatischen Krankheiten sind die **Psychosomatosen**. Sie werden im ICD 10 nicht extra codiert, sondern tauchen wie bereits oben erwähnt als Zusatz bei den jeweiligen Körpererkrankungen auf mit **F 54:** Psychosomatosen sind organische Erkrankungen, die eine psychogene Ursache haben. Auffällig ist dabei, dass bei den Psychosomatosen im Gegensatz zu den somatoformen Störungen der appellative Charakter nicht so sehr im Vordergrund steht: Die Patienten sind meist tapfer und beklagen sich wenig, obwohl sie sehr unter ihrer Krankheit leiden.

Die klassischen Psychosomatosen sind:

- Asthma bronchiale
- Ulcus ventriculi und duodeni
- Colitis ulcerosa
- Hyperthyreose
- Neurodermitis
- chronische Polyarthritis
- essenzielle Hypertonie

**Fallbeispiel 9**

Eine 48-jährige, sehr verhärmt wirkende Patientin hat seit 15 Jahren eine schwere chronische Polyarthritis. Sie leidet unter großen Schmerzen, obwohl sie allopathisch behandelt wird, und ihre Gelenke sind schon deformiert. Sie ist komplex traumatisiert: Als ungewolltes Kind einer schizophrenen Mutter wurde sie misshandelt, vernachlässigt und als „Dienstmagd" gedemütigt. Der alkoholkranke Vater schlug sie regelmäßig und sperrte sie in den dunklen Keller, wenn sie nicht gehorchte. „Die Schmerzen, die ich als Kind erleiden musste, waren viel schlimmer als mein Rheuma!", so beschreibt sie selbst ihre Krankheit. Ihr Kindheitstrauma hatte sich also in der Psychosomatose einer chronischen Polyarthritis manifestiert.

**Fazit**

Depressionen, Angststörungen und psychosomatische Störungen können sich als Folge von Traumatisierung entwickeln. Sie werden wegen ihrer traumatischen Genese als pseudoneurotisch bezeichnet – im Gegensatz zu den klassischen Neurosen und Psychosomatosen, die sich aufgrund einer Konfliktpathologie entwickeln.

## 5.2.4 Persönlichkeitsstörungen und Psychosen (F 60 und F 20)

Je früher in der psychischen Entwicklung psychische Traumata stattfinden, desto schwerwiegender sind die Folgen. Emotionale Mangelerlebnisse, Vernachlässigung, Gewalt- oder Missbrauchserfahrungen in der Kindheit haben Folgen für die strukturelle Persönlichkeitsentwicklung, die sich dann als Persönlichkeitsstörung oder Psychose zeigen können.

## Emotional instabile Persönlichkeitsstörung (Borderline Typ F 60.31)

Darunter versteht man eine Persönlichkeitsstörung, die durch Instabilität im Bereich der Stimmung, der zwischenmenschlichen Beziehungen und des Selbstbildes gekennzeichnet ist.

Merkmale der Borderline-Persönlichkeitsstörung sind:

- instabile, aber intensive zwischenmenschliche Beziehungen
- impulsive und selbstschädigende Aktivitäten
- depressive Stimmungsschwankungen bis hin zu suizidalen Handlungen
- Wutanfälle
- Identitätsstörung

**Fallbeispiel 10**

Eine 37-jährige Patientin war von frühester Kindheit schweren Misshandlungen und sexuellen Übergriffen ausgesetzt: Ihre Eltern waren alkoholkrank. Das Jugendamt holte das völlig verwahrloste Kind aus der Wohnung und brachte es in einem Heim unter. Dort waren die Erziehungsmethoden brutal, das Mädchen wurde wegen kleinsten Verfehlungen in ein Zimmer gesperrt oder musste als Strafe Kartoffeln schälen. Als Jugendliche rutschte sie in die Drogenszene ab. Sie begann sich zu ritzen und versuchte mehrmals, sich das Leben zu nehmen. Ihre Partnerschaften waren kurz und destruktiv: Sie wurde misshandelt und zur Prostitution gezwungen. Trotzdem blieb sie solange bei ihren Peinigern, bis diese sich von ihr trennten – worauf sie immer mit Selbstverletzungen bis hin zu Suizidversuchen reagierte.

Die strukturelle Schädigung bei früher Traumatisierung kann sich auch in **psychotischen Erkrankungen** zeigen. Es gibt verschiedene psychotische Störungen, und teilweise sind sie in ihrer Symptomatik dem Borderline-Syndrom ähnlich. Der Unterschied dazu ist aber der Realitätsbezug: Psychotische Patienten leiden unter einer Wahrnehmungsstörung und wahnhaften Realitätsverzerrung, während Borderline-Patienten den Bezug zur Realität erhalten.

**Beachte**

**Die große Gruppe von psychotischen Störungen darzustellen würde den Rahmen dieses Buches sprengen. Hier soll nur ein wichtiges psychotisches Krankheitsbild beschrieben werden, als Beispiel für die destruktivsten Traumafolgestörungen, die Psychosen.**

## Schizophrenie (F 20)

Bei der schizophrenen Störung sind Denken und Wahrnehmung gestört und die Affekte abgeflacht. Die Patienten sind aber bei klarem Bewusstsein und zeigen keine Intelligenzminderung. Sie haben oft akustische, aber auch olfaktorische oder optische Halluzinationen. Ihre Wahnideen können sich auf ihre eigene Identität beziehen, sie halten sich für überwertig oder beeinflusst durch eine höhere Macht. Sie fühlen sich verfolgt, beobachtet und befürchten, vergiftet zu werden. Ihre Gedanken sind nicht mehr im Fluss, reißen ab, sind unlogisch und zerfahren.

**Fallbeispiel 3 – Fortsetzung**

Die bereits in Kap. 4.2.2 beschriebene 40-jährige Patientin war schon mehrfach in stationär-psychiatrischer Behandlung. Sie wirkt beim Erstgespräch affektiv abgeflacht: Sie erzählt ihre traumatische Geschichte ohne spürbaren Affekt mit monotoner Stimme, teilweise lächelt sie sogar, wenn sie über die erlittenen Misshandlungen berichtet. Ihr Affekt ist also nicht passend, nicht „adäquat“. Es ist mühsam, ihr zuzuhören, denn ihre Gedanken brechen mitten im Satz ab und sie schaut dann versonnen aus dem Fenster, als ob sie etwas hören würde. Und tatsächlich berichtet sie von Stimmen, die ihr Tun immer kommentieren. Außerdem fühlt sie sich beobachtet und verfolgt von bestimmten Männern und meint, dass der Nachbar giftige Dämpfe durch ihren Lüftungsschacht leitet, um sie zu vergiften. – Sie hat also klare Symptome einer Schizophrenie: Störungen der Wahrnehmung, des Denkens und des Affekts. Diese Patientin ist, wie bereits beschrieben, seit frühester Kindheit schwer traumatisiert. Sie ist das ungewollte Kind einer psychisch kranken Mutter, die die kleine Tochter als Säugling immer wieder in Krankenhäuser gab, wo ihre Hüfte wegen einer Dysplasie mehrfach operiert wurde. Die Krankenhausaufenthalte dauerten oft Monate, und wenn sie entlassen wurde, gab die

Mutter sie zur Großmutter. Als sie eingeschult wurde holte die Mutter sie nach Hause, um sie als Dienstmagd zu missbrauchen und den umliegenden Bauern als sexuelles Spielzeug auszuleihen.
Obwohl sie wahnhaft erkrankte, schaffte sie das Abitur und schloss ein Studium ab, was für ihre hohe Intelligenz spricht. Das zeigt, dass eine schizophrene Erkrankung primär keinen Einfluss auf die Intelligenz hat. Sie kann jedoch bei chronischem Verlauf kognitive Defizite zur Folge haben.

### Fazit

Traumatische Erfahrungen haben vielfältige Folgen: Sie reichen von vorübergehenden Belastungssymptomen bis hin zu psychotischen Erkrankungen. Je früher und komplexer ein Trauma erlebt wird, desto schwerer sind die Krankheiten, die sich daraus entwickeln. Umgekehrt kann ein Trauma von einem gesunden Menschen aber folgenlos verarbeitet werden, wenn er genügend Unterstützung und Sicherheit erfährt.
Um eine psychische oder psychosomatische Erkrankung als Traumafolgestörung zu diagnostizieren ist es wichtig, die Symptomatik den entsprechenden Krankheitsbildern zuzuordnen und einen Bezug zu der traumatischen Genese herzustellen.
Allerdings ist dies nicht immer einfach, denn die traumatische Ätiologie von psychischen und psychosomatischen Erkrankungen ist oft nicht auf den ersten Blick erkennbar. Lediglich bei der PTBS ist das Trauma offensichtlich. Zeigt ein Patient Störungen, wie in Kap. 5 (Diagnostik von Traumafolgestörungen) beschrieben, ist es umso wichtiger, in einer ausführlichen homöopathischen Anamnese nach möglichen traumatischen Ursachen zu forschen.

# 6 Der traumatisierte Patient in der homöopathischen Praxis

**In der homöopathischen Praxis muss der Behandler mit den traumatisierten Patienten besonders einfühlsam und professionell umgehen. Sie sind im wahrsten Sinne des Wortes verwundet, zeigen unbewusst ihre noch immer offene Wunde und sind deshalb umso verletzlicher. Anamnese, Repertorisation und Behandlung sollten diese Besonderheit berücksichtigen und dementsprechend angepasst werden.**

Menschen, die ein Trauma erlebt haben, das sie nicht verarbeiten konnten, zeigen auch während einer medizinischen oder homöopathischen Behandlung Symptome und Verhaltensweisen, die mit dem erlittenen traumatischen Erlebnis verbunden sind, aber oft nicht in diesem Kontext verstanden werden. Diese Patienten reagieren beispielsweise auf operative Eingriffe überempfindlich, verändern ihr Verhalten in der Anamnesesituation, sind plötzlich ohne ersichtlichen Grund aggressiv, ablehnend oder aber auch manipulativ.

Vielleicht finden sich in der homöopathischen Praxis sogar öfter als in der allopathischen Praxis traumatisierte Patienten ein, weil sie sich von der Schulmedizin nicht verstanden fühlen oder auch durch medizinische Interventionen Retraumatisierungen erlebt haben. Diese Patienten erhoffen sich von dem zuwendungsintensiven Setting einer homöopathischen Behandlung mehr Verständnis und emotionale Unterstützung und erwarten von „den Globuli" eine Heilung ihrer psychischen Verletzung.

## 6.1 Homöopathische Anamnese

**Die Anamnesetechnik.** Wenn im Verlauf der homöopathischen Anamnese die Vermutung aufkommt, es könnte sich um einen Patienten mit Traumafolgestörung handeln, so muss die Anamnesetechnik angepasst werden. Dann sollte der Therapeut seine Anamnese strukturieren und konkrete Fragen stellen. Keinesfalls darf der Behandler eine passive und zurückhaltende Rolle einnehmen und den Patienten auffordern, in sich hineinzuspüren oder assoziativ immer mehr von sich zu erzählen. Das kann nämlich dazu führen, dass die Aufmerksamkeit des Patienten nach innen kippt und er seine mühsam aufgebaute Struktur verliert. Dann besteht die Gefahr, dass er von traumatischen Erinnerungen überflutet wird und in einen dissoziativen Zustand gerät, wie das unten aufgeführte Beispiel zeigt. Das kann von dem Patienten als Retraumatisierung erlebt werden, weil er sich dem Geschehen schutzlos ausgeliefert fühlt [85].

Mit traumatisierten Patienten sollte die Anamnese also klar und direktiv geführt werden. Wenn der Verdacht einer PTBS besteht hat es sich bewährt, nach den Symptomen der **Trauma-Trias** zu fragen (Kap. 5.1):

**Hyperarousal:**
- Leidet der Patient unter Schlafstörungen?
- Ist er sehr schreckhaft?
- Hat er Albträume?

**Wiedererleben:**
- Kennt er Alltagssituationen, in denen er unwillkürlich an etwas Schlimmes erinnert wird (Flashbacks)?
- Oder hat er Bruchstücke einer Erinnerung ständig „im Kopf" und sieht sie in seinem „Kopf-Kino" (Intrusionen)?

**Vermeidung:**
- Zieht er sich sozial zurück?
- Geht er nicht mehr ins Kino oder sieht fern? (So vermeidet er Situationen, in denen er an sein Trauma erinnert werden könnte.)

Bestätigt sich im Laufe der Anamnese der Verdacht einer PTBS, so ist es wichtig, den Patienten zwischendurch auch nach seinen Stärken und positiven Erlebnissen zu fragen. Das bestärkt ihn in seiner positiven Selbstwahrnehmung, wirkt im Sinne einer therapeutischen Ressourcen-Arbeit und hilft so, die affektive Belastung der Trauma-Anamnese zu verringern.

*„Das Grundprinzip der Anamneseerhebung von Traumatisierten kann darin gesehen werden, die Betroffenen nicht in ‚Trauma States' hineinzuziehen, sondern sie zum Beobachten ihrer selbst zu veranlassen. Das heißt: nicht nach Gefühlen fragen ..., sondern ... eine Emotion versachlichen und die Berührung mit Gefühlen einem traumatherapeutischen Setting überlassen."* [85]

**Dissoziationen während der homöopathischen Anamnese.** Manchmal kann es trotz sorgfältiger Anamnese passieren, dass der traumatisierte Patient in einen dissoziativen Zustand kommt. Dann bietet gerade die Konzentration auf das Abfragen der homöopathischen Modalitäten die Möglichkeit, die Dissoziation zu stoppen, wie folgende Behandlungssituation zeigt:

**Herr Achmed**

Der im Krieg schwer traumatisierte Patient hatte seit 20 Jahren nicht über seine Erlebnisse gesprochen. Nun saß er mir zur homöopathischen Anamnese gegenüber. Er hatte vor kurzem einen Herzinfarkt erlitten, aber was ihn am meisten belastete, war seine Schlaflosigkeit: Kaum legte er sich in sein Bett, überwältigten ihn die schrecklichen Bilder vom Krieg. Fiel er doch einmal vor Erschöpfung in den Schlaf, schreckte er schweißgebadet nach Albträumen wieder hoch. Er fand so nur etwa vier Stunden Schlaf, und das seit zwei Jahrzehnten!

Dies erzählte der sanftmütig wirkende Mann mit leiser Stimme und fast verschämt lächelnd – dabei wirkte sein Gesicht etwas maskenhaft. Erst im Laufe der Anamnese wurde es lebendiger: Er erzählte von seiner Kindheit, von seinen Eltern und wie sehr er seine Mutter geliebt hatte. Sie war an den Folgen einer Schussverletzung gestorben, die ihr Soldaten zufügten, als sie das Haus nach dem Sohn durchsuchten. Er war als Student in einer politischen Organisation, die gegen das Regime opponierte.

Hier wurde er traurig, er hätte so gern Abschied von seiner Mutter genommen, als sie im Sterben lag. Aber nach der Razzia musste er fliehen, und war seither nicht mehr in seiner Heimat gewesen. Nicht einmal zur Beerdigung konnte er kommen und hatte dann erfahren, dass die Machthaber auch ein Begräbnis in Ehren nach muslimischer Sitte verhindert hatten – aus Rache an der abtrünnigen Familie.

Erst gestern hatte er wieder an seine Mutter denken müssen, als er traurige Musik hörte. Da war er mitten in einer Gesellschaft, und plötzlich kamen diese Bilder wieder von der Razzia. Er ging weg von seinen Freunden und setzte sich still in eine Ecke. Dann lief wieder der ganze Film ab: Er sah die Polizei in das Haus stürmen, hörte seine Mutter schreien und die Schüsse. Erst als diese Bilder vorbei waren, konnte er wieder zu seinen Freunden gehen. Solche Situationen kämen oft vor, so berichtet er. Seine Freunde und seine Familie würden nicht wissen, warum er sich immer wieder so absondert und still in der Ecke sitzt – sie hielten ihn wohl für etwas sonderlich. Er hatte niemandem erklärt, was da mit ihm geschieht.

Ich fragte ihn, wie oft er diesen inneren Film sehen würde und ob es auch andere Szenen gäbe. Mindestens einmal täglich, so gab er zur Antwort, und es seien ganz unterschiedliche Szenen: „Manchmal, wenn ich mit meinem Sohn fernsehe, kommt irgendeine Filmsituation, und ich bin wieder in einem meiner Gehirnfilme. Oder wenn ich was rieche oder höre, was mich an früher erinnert. Letztes Mal hörte ich einen lauten Knall, und schon lief wieder ein Film ab." – Er verstummte und wirkte etwas abwesend.

„Was war das für ein Film?" wollte ich wissen. „Mein Kriegsfilm" antwortete er, „ich war ein junger Mann, noch keine 20 Jahre, und wurde in den Krieg geschickt. Dort befehligte ich eine kleine Kompanie, weil ich als Student eine höhere Stellung hatte. Wir waren Tag und Nacht zusammen, buddelten uns in der Wüste in unsere Stellungen ein und sollten die Panzer aufhalten. Ein Häufchen verängstigter und unausgebildeter Männer gegen die feindliche Armee! Wir wurden beschossen, die Panzer rollten über uns drüber. Alle meine Kameraden, die meine Freunde geworden waren, sind gestorben, ich bin der einzige Überlebende. Ich habe versucht, die zerfetzten Leichen zusammenzusuchen und sie wenigstens in einem Sack zu ihren Angehörigen zu schicken. Ich hatte den abgetrennten Kopf meines besten Freundes in meiner Hand, die Haut war abgeschält von der Hitze einer Granate und seine toten Augen sahen mich an ..." – Hier bricht er mit seiner Erzählung ab und sein Ausdruck verändert sich: Er blickt starr an mir vorbei, sein Mund beginnt zu zittern und seine Kaumuskeln

zu malmen. Er atmet schnell. Ich habe das Gefühl, dass er nur noch eingeschränkt in der realen Gesprächssituation ist.
„Wollen Sie weiter erzählen?“, frage ich ihn.
„Nein, für heute reicht's!“, bricht es aus ihm heraus mit einer aggressiven Stimme, die dem vorher eher schüchtern wirkenden Mann nicht zu gehören scheint. – Ich erschrecke!
Ich kenne diesen Patienten noch nicht lange und weiß deshalb auch nicht, was jetzt passieren könnte. Ich überwinde meinen Schreck und versuche, ihn wieder zu erreichen. „Wo sind Sie gerade innerlich?“ frage ich weiter, und er antwortet gepresst mit Schweißperlen auf der Stirn: „Ich bin wieder im Krieg“. „Zu wie viel Prozent sind Sie noch hier?“ – „Etwa zu dreißig Prozent.“ Ich versuche, meine Stimme klar und fest klingen zu lassen und erwidere: „Mit dem größten Teil Ihrer inneren Aufmerksamkeit sind Sie also wieder bei Ihren traumatischen Erlebnissen. Dann werden wir jetzt versuchen, mit den dreißig Prozent Ihrer Aufmerksamkeit die Anamnese weiterzuführen, denn dadurch werden Sie wieder langsam in die Realität kommen und sich beruhigen.“
Und ich setze die homöopathische Anamnese betont ruhig fort: Ich frage ihn nach seinen Vorlieben und Abneigungen, will wissen, was er gerne isst, ober er Durst hat, ob er oft friert oder ob er die Füße aus dem Bett streckt. Bei der Beantwortung dieser einfachen Fragen wird er zunehmend ruhiger und seine Mimik entspannt sich. Dabei bemühe ich mich, einen ruhigen und bestimmten, etwas lauteren Ton zu finden, ihn immer mit seinem Namen anzusprechen und ihm direkt in die Augen zu schauen. Gelegentlich fordere ich ihn zwischen den Fragen auf, sich in dem Stuhl gerade hinzusetzen, den Sitz zu spüren und die Füße parallel fest auf den Boden zu stellen. Schließlich kann er mich auch wieder anschauen, statt an mir vorbeizustarren.
Nach und nach normalisiert sich unser Gespräch, und wir beenden die Anamnese. Er verabschiedet sich und sagt: „Jetzt bin ich wieder ganz da, aber jetzt haben Sie einmal miterlebt, wie es ist, wenn ich in meinem Film bin!“

**Strukturierte Anamneseführung.** Die Frage nach seiner Kindheit und Jugend hatte den Patienten in Kontakt gebracht mit seinem Trauma und er dissoziierte während der Anamnese. Die Dissoziation diente der Abwehr der traumatischen Erinnerung, die ihn zu überwältigen drohte (Kap. 4.2). Durch die Befragung wurde er unwillkürlich in seinen „Trauma-State“ hineinkatapultiert und erlebte physiologisch und emotional sein Trauma wieder. Es galt also, ihn aus diesem Zustand wieder herauszuführen. Dazu war die feste Struktur der homöopathischen Anamnese hilfreich, denn sie ermöglichte einen „Themenwechsel“: Das Gespräch konzentrierte sich nicht mehr auf seine traumatischen Erinnerungen, sondern auf Sachverhalte. Dadurch konnte er Schritt für Schritt herausfinden aus seiner Dissoziation und realen Boden unter den Füßen zurückgewinnen. Indem er von der Behandlerin aufgefordert wurde, seine Lieblingsspeisen zu nennen und zu erzählen, welchen Sport er gerne macht, konnte er sich selbst gegenüber eine Beobachtungsposition einnehmen und sich von seinen Gefühlen distanzieren. Dadurch verminderte sich seine affektive Belastung. Die Rückkehr zur sachlichen Beobachtung und Beschreibung seiner körperlichen Eigenheiten, der „Modalitäten“ im homöopathischen Sinn, konnte seine Dissoziation stoppen und führte ihn aus dem Wiedererleben des Traumas heraus. Allerdings flocht die Behandlerin auch eine Verankerungstechnik aus der Traumatherapie in die weitere Befragung mit ein: Sie forderte ihn auf, den Boden unter seinen Füßen zu spüren und sich mit seinem Körper auf dem Stuhl wahrzunehmen. Auch diese Intervention ermöglichte ein Heraustreten aus dem Trauma-State und eine Verankerung in der Realität (Kap. 8)

### Fazit

Die Anamnese traumatisierter Patienten sollte strukturiert durchgeführt werden, um den Patienten nicht in einen Trauma-State zu bringen. Der Therapeut sollte keine passive Haltung einnehmen und den Patienten nicht ermuntern oder gar drängen, in sich hineinzuspüren, denn dann besteht die Gefahr einer Dissoziation. Die feste Struktur der homöopathischen Anamnese wirkt stabilisierend und kann eine dissoziative Situation beruhigen, denn sie ist dem Setting der traumatherapeutischen EMDR-Methode ähnlich: Auch hier wird eine dissoziative Situation nach einem festen Protokoll durchlebt und der innere Prozess unaufgeregt begleitet, bis die affektive Belastung abebbt. Die Technik der strukturierten homöopathischen Befragung kann also während der Anamnese eines traumatisierten Patienten als Gerüst und Anker dienen. Bei traumatisierten Patienten ist eine assoziative, unstrukturierte Anamneseführung kontraindiziert.

## 6.2 Repertorisation von Traumafolgestörungen

Diejenigen Rubriken im Repertorium mit Bezug zu einem Trauma können unterschieden werden nach Kausalität und Symptomatik. Die Fragen zur Kausalität lauten: Welches biografische Ereignis im Leben des Patienten wirkte traumatisch und kann als Causa der jetzigen Erkrankung gesehen werden? Handelt es sich um ein akutes, singuläres traumatisches Ereignis oder um eine länger anhaltende traumatisierende Lebenssituation? Das Trauma kann dann in die Sprache des Repertoriums übersetzt werden: **Beschwerden nach Schreck** entwickeln sich nach einem akuten Typ-1-Trauma, **Beschwerden durch Kummer** nach einem chronischen Typ-2-Trauma. Je nach Kausalität unterscheiden sich auch die Traumafolgestörungen. Nach einem akuten Trauma entsteht die psychovegetative Symptomatik einer Belastungsstörung, das chronische Trauma verursacht psychische und psychosomatische Krankheiten. Dementsprechend finden sich unterschiedliche Rubriken im Repertorium, denn ein Typ-1-Trauma wird anders repertorisiert als ein Typ-2-Trauma (► **Abb. 6.1**).

### 6.2.1 Repertorisation des Typ-1-Traumas

Wie bereits in Kap. 4.1 beschrieben, versteht man unter einem Typ-1-Trauma Unfälle, Naturkatastrophen, Krieg, Verbrechen oder Miterleben eines Suizids. Diese Ereignisse sind im homöopathischen Verständnis die Causa der Traumafolgestörung. Diese Kausalität findet sich im Repertorium unter der Rubrik: **Beschwerden durch Schreck** (► **Tab. 6.1**, ► **Tab. 6.2**).

Hier erscheinen an erster Stelle die wichtigsten Arzneimittel nach einem akuten Trauma: **Aconitum**, **Arnica** und **Opium**. Um weiter differenzieren zu können, müssen nun die durch das Trauma verursachten Symptome angefügt werden. Gibt es zusätzlich zur psychischen auch körperliche Verletzungen, Prellungen oder Blutungen, wird **Arnica** das passende Traumamittel sein (► **Tab. 6.3**, ► **Tab. 6.4**).

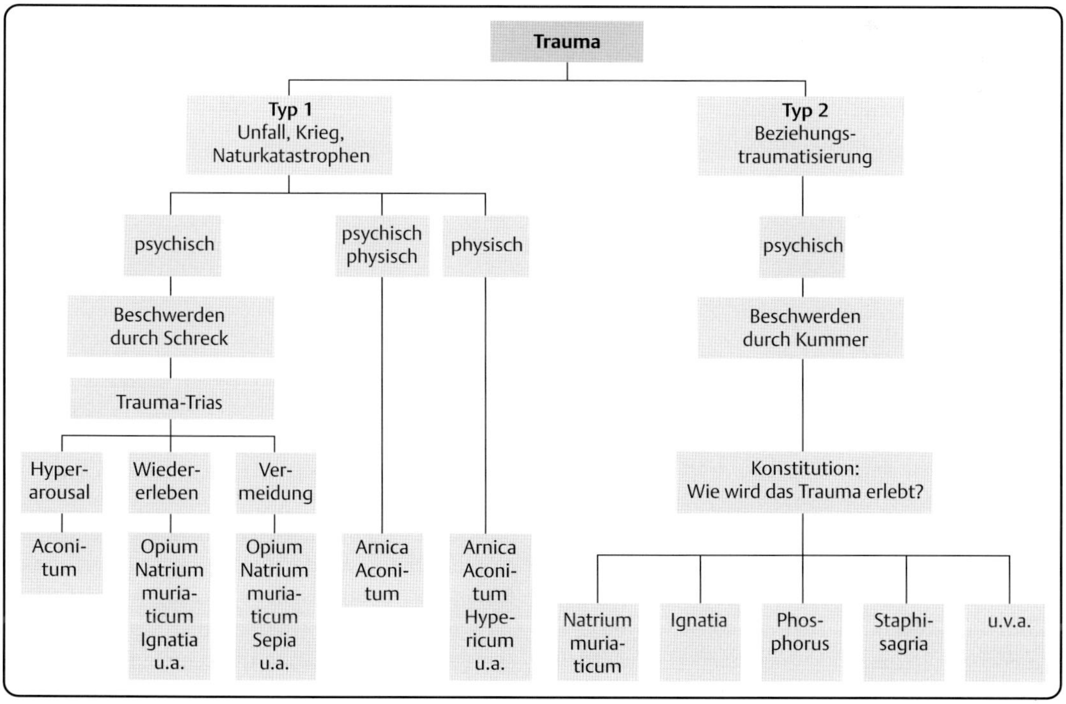


► **Abb. 6.1** Traumagrafik.

► **Tab. 6.1** Repertorisation der Kausalität des Typ-1-Traumas: Schreck, Schock, Verletzung.

| Rubriken | Gewichtung | Symptome | Anzahl der Arzneien |
|---|---|---|---|
| 1 | 3 | Gemüt – Beschwerden durch – Schreck | 80 |
| 2 | 3 | Gemüt – Beschwerden durch – Schock; seelischen | 42 |
| 3 | 3 | Gemüt – Beschwerden durch – Verletzungen, Unfälle; Gemütssymptome durch | 12 |

► **Tab. 6.2**

| | Acon. | Arn. | Hyper. | Cic. | Mag-c. | Op. | Vanil. | Gels. | Glon. | Ign. |
|---|---|---|---|---|---|---|---|---|---|---|
| | **9/15** | **9/12** | **9/12** | **9/9** | **9/9** | **6/15** | **6/15** | **6/12** | **6/12** | **6/12** |
| 1 | 3 | 1 | 2 | 1 | 1 | 3 | 2 | 3 | 2 | 2 |
| 2 | 1 | 2 | 1 | 1 | 1 | 2 | 3 | 1 | – | 2 |
| 3 | 1 | 1 | 1 | 1 | 1 | – | – | – | 2 | – |

► **Tab. 6.3** Repertorisation von Kausalität und Primärsymptomatik des Typ-1-Traumas: Schreck, Schock, Verletzung, Blutung.

| Rubriken | Gewichtung | Symptome | Anzahl der Arzneien |
|---|---|---|---|
| 1 | 3 | Gemüt – Beschwerden durch – Schreck | 80 |
| 2 | 3 | Gemüt – Beschwerden durch – Schock; seelischen | 42 |
| 3 | 3 | Gemüt – Beschwerden durch – Verletzungen, Unfälle; Gemütssymptome durch | 12 |
| 4 | 3 | Allgemeines – Verletzungen | 148 |
| 5 | 3 | Allgemeines – Blutung | 234 |

► **Tab. 6.4**

| | Arn. | Acon. | Mag-c. | Puls. | Rhus-t. | Sil. | Glon. | Hyper. | Nat-m. | Nit-ac. |
|---|---|---|---|---|---|---|---|---|---|---|
| | **15/30** | **15/27** | **15/15** | **12/30** | **12/24** | **12/24** | **12/21** | **12/21** | **12/21** | **12/21** |
| 1 | 1 | 3 | 1 | 3 | 2 | 3 | 2 | 2 | 2 | 1 |
| 2 | 2 | 1 | 1 | 1 | – | 1 | – | 1 | 1 | 1 |
| 3 | 1 | 1 | 1 | – | 1 | – | 2 | 1 | – | – |
| 4 | 3 | 2 | 1 | 3 | 3 | 2 | 2 | 3 | 1 | 2 |
| 5 | 3 | 2 | 1 | 3 | 2 | 2 | 1 | – | 3 | 3 |

Zur weiteren Unterscheidung sind dann mehr Modalitäten nötig, vor allen Dingen Art und Weise der Verletzung und Blutung, denn es gibt auch andere Arzneien, die sowohl das physische wie psychische akute Trauma erfassen: **Magnesium carbonicum**, **Pulsatilla**, **Rhus toxicodendron**, **Silicea** und **Hypericum**, um nur einige zu nennen. Diese Arzneimittel haben allerdings mehr Bezug zum physischen Trauma, deswegen werden sie hier nicht ausführlicher behandelt.

Sind die Traumafolgen jedoch hauptsächlich psychischer Natur, werden die psychisch-emotionalen Symptome repertorisiert (► **Tab. 6.5**, ► **Tab. 6.6**).

In dieser Repertorisation wird die Causa **„Beschwerden durch …“** an die oberste Stelle gesetzt und die traumatisch bedingte Angst als wichtigstes

► **Tab. 6.5** Repertorisation von Kausalität und allgemeinen psychischen Belastungssymptomen eines Typ-1-Traumas: Schreck, Schock, Furcht, Angst.

| Rubriken | Gewichtung | Symptome | Anzahl der Arzneien |
|---|---|---|---|
| 1 | 1 | Gemüt – Beschwerden durch – Schreck | 80 |
| 2 | 1 | Gemüt – Beschwerden durch – Schock; seelischen | 42 |
| 3 | 1 | Gemüt – Angst – Schreck – nach | 16 |
| 4 | 1 | Gemüt – Furcht – Schreck – vorangegangenen Schrecks; wegen eines | 6 |
| 5 | 1 | Gemüt – Angst – Schreck – zurückbleibt; Angst, wenn die Furcht nach einem Schreck | 1 |

► **Tab. 6.6**

| | Op. | Acon. | Verat. | Nat-m. | Merc. | Ign. | Sil. | Vanil. | Gels. | Dulc. |
|---|---|---|---|---|---|---|---|---|---|---|
| | **5/12** | **4/7** | **4/6** | **4/5** | **4/4** | **3/6** | **3/6** | **3/6** | **3/5** | **3/3** |
| 1 | 3 | 3 | 1 | 2 | 1 | 2 | 3 | 2 | 3 | 1 |
| 2 | 2 | 1 | 1 | 1 | 1 | 2 | 1 | 3 | 1 | 1 |
| 3 | 1 | 1 | 2 | 1 | 1 | 2 | 2 | 1 | 1 | 1 |
| 4 | 3 | 2 | 2 | 1 | 1 | – | – | – | – | – |
| 5 | 3 | – | – | – | – | – | – | – | – | – |

► **Tab. 6.7** Repertorisation der Kausalität und posttraumatischen Belastungssymptomatik eines Typ-1-Traumas.

| Rubriken | Gewichtung | Symptome | Anzahl der Arzneien |
|---|---|---|---|
| 1 | 3 | Gemüt – Beschwerden durch – Schreck | 80 |
| 2 | 3a | Gemüt – Beschwerden durch – Schock; seelischen | 42 |
| 3 | 3a | Gemüt – Angst – Schreck – nach | 16 |
| 4 | 3 | Gemüt – Furcht – Schreck – vorangegangenen Schrecks; wegen eines | 6 |
| 5 | 1 | Gemüt – Angst – Schreck – zurückbleibt; Angst, wenn die Furcht nach einem Schreck | 1 |
| 6 | 1 | Gemüt – Angst – Schweiß – kaltem, mit | 12 |
| 7 | 1 | Gemüt Auffahren, Zusammenfahren | 151 |
| 8 | 1b | Gemüt – Furcht – Entsetzen, panische Furcht – nachts | 17 |
| 9 | 1b | Träume – Albträume; Albdrücken | 157 |
| 10 | 1 | Gemüt – Gesellschaft – Abneigung gegen | 177 |
| 11 | 1 | Gemüt – Gedanken – hartnäckig – unangenehmen Themen verfolgt; von | 10 |
| 12 | 1 | Gemüt – Bewusstlosigkeit – unvollständig | 16 |
| 13 | 1 | Schlaf – Gestört – Albtraum; durch einen | 24 |
| 14 | 1 | Brust – Herzklopfen – Schreck, nach | 12 |

Symptom angefügt. Nun taucht **Opium** an erster Stelle auf, gefolgt von **Aconitum**. Wenn eine posttraumatische Symptomatik zu erkennen ist, wird diese in die weitere Repertorisation (► **Tab. 6.7**, ► **Tab. 6.8**) aufgenommen, um Aconitum und Opium unterscheiden zu können.

► Tab. 6.8

| | Op. | Acon. | Nat-m. | Verat. | Merc. | Puls. | Ign. | Lyc. | Nux-v. | Cupr. |
|---|---|---|---|---|---|---|---|---|---|---|
| | **16/35** | **15/28** | **15/27** | **13/19** | **12/12** | **11/19** | **10/19** | **10/19** | **10/18** | **10/17** |
| 1 | 3 | 3 | 2 | 1 | 1 | 3 | 2 | 3 | 2 | 2 |
| 2 | 2 | 1 | 1 | 1 | 1 | 1 | 2 | – | 1 | – |
| 3 | 1 | 1 | 1 | 2 | 1 | – | 2 | 1 | – | 2 |
| 4 | 3 | 2 | 1 | 2 | 1 | – | – | – | – | – |
| 5 | 3 | – | – | – | – | – | – | – | – | – |
| 6 | – | 1 | – | 1 | – | – | – | – | 2 | – |
| 7 | 2 | 2 | 3 | 1 | 1 | 1 | 2 | 2 | 2 | 1 |
| 8 | – | 1 | – | – | – | – | – | – | – | 1 |
| 9 | 1 | 2 | 1 | – | 1 | 1 | 1 | 1 | 2 | – |
| 10 | 1 | 1 | 4 | 1 | – | 2 | 3 | 2 | 3 | 2 |
| 11 | – | – | 3 | – | – | – | – | – | – | – |
| 12 | 1 | – | – | – | – | – | 1 | – | – | 1 |
| 13 | 1 | 1 | 2 | – | 1 | 1 | – | 2 | – | – |
| 14 | 2 | 3 | 2 | 1 | – | 2 | – | – | – | – |

In dieser Repertorisation rücken jetzt die spezifischen Traumamittel nach vorne: **Opium**, **Aconitum**, **Natrium muriaticum**. Zur weiteren Differenzierung muss die Symptomatik der **Trauma-Trias** angefügt werden. Diese ist allerdings noch nicht ausreichend im Repertorium abgebildet und kann deshalb nur annähernd in dessen Sprache übersetzt werden, was im Folgenden versucht wird:

**Hyperarousal.** Es besteht ein erhöhtes Erregungsniveau, als ob die Person in der Physiologie des Traumaereignisses stecken geblieben ist. Der Patient zeigt Unruhe, Angst, Gereiztheit, Panikattacken, Schlafstörungen, Risikoverhalten, Schreckhaftigkeit, Puls- und Blutdruckerhöhung (► **Tab. 6.9**, ► **Tab. 6.10**).

Risikoverhalten wurde in die Rubrik **„Gemüt – Gefahr …"** übersetzt. Hier erscheint **Aconitum** an erster Stelle, und tatsächlich ist es das indizierte Arzneimittel, wenn nach einer Traumatisierung Hyperarousal-Symptome vorherrschen.

**Wiedererleben.** Die Person hat wiederholte, sich aufdrängende Erinnerungen an das Ereignis oder stark belastende Träume davon. Es kann zu dissoziationsartigen Zuständen kommen, bei denen das Ereignis teilweise wieder durchlebt wird (► **Tab. 6.11**, ► **Tab. 6.12**).

Nun erscheinen **Natrium muriaticum**, **Secale cornutum**, **Ignatia**, **Opium**, **Stramonium** an den vorderen Stellen. Alle diese Arzneien haben einen Bezug zu psychischen Spaltungsvorgängen, wie sie beim Wiedererleben und bei Dissoziationen vorkommen.

► **Tab. 6.9** Repertorisation der Hyperarousal-Symptomatik.

| Rubriken | Gewichtung | Symptome | Anzahl der Arzneien |
|---|---|---|---|
| 1 | 1 | Gemüt – Ruhelosigkeit | 469 |
| 2 | 1 | Gemüt – Ruhelosigkeit – ängstlich | 123 |
| 3 | 1 | Gemüt – Angst | 417 |
| 4 | 1 | Gemüt – Angst – anfallsweise | 27 |
| 5 | 1 | Gemüt – Reizbarkeit, Gereiztheit | 462 |
| 6 | 1 | Gemüt – Furcht – plötzlich | 26 |
| 7 | 1 | Gemüt – Furcht – Entsetzen, panische Furcht | 23 |
| 8 | 1 | Schlaf – Gestört | 93 |
| 9 | 1 | Schlaf – Gestört – Albtraum; durch einen | 24 |
| 10 | 1 | Schlaf – Gestört – Angst, aus | 65 |
| 11 | 1 | Schlaf – Schlaflosigkeit – Angst, aus | 66 |
| 12 | 1 | Gemüt – Gefahr – Mangel an Reaktion auf Gefahr, in gefährlichen Situationen | 4 |
| 13 | 1a | Gemüt – Läuft umher – gefährlichsten Orten; an den | 1 |
| 14 | 1 | Brust – Herzklopfen – anfallsweise | 25 |
| 15 | 1 | Brust – Herzklopfen – Angst – mit | 131 |

► **Tab. 6.10**

| | Acon. | Ars. | Sulf. | Nat-m. | Puls. | Calc. | Nit-ac. | Bell. | Carb-v. | Phos. |
|---|---|---|---|---|---|---|---|---|---|---|
| | **13/30** | **13/29** | **12/25** | **10/21** | **10/20** | **10/19** | **10/19** | **10/18** | **10/18** | **10/18** |
| 1 | 3 | 3 | 3 | 2 | 3 | 3 | 2 | 3 | 2 | 1 |
| 2 | 4 | 3 | 2 | 2 | 2 | 2 | 2 | 2 | 2 | 2 |
| 3 | 3 | 4 | 3 | 2 | 3 | 3 | 3 | 3 | 3 | 3 |
| 4 | 3 | 1 | 2 | – | – | 1 | 1 | 1 | 2 | 1 |
| 5 | 3 | 3 | 3 | 3 | 3 | 3 | 3 | 3 | 3 | 3 |
| 6 | 2 | 2 | – | – | – | – | 1 | – | 1 | – |
| 7 | 1 | 1 | 1 | – | 1 | – | – | 1 | 1 | 1 |
| 8 | 1 | 2 | 3 | 1 | 1 | 1 | – | 1 | – | – |
| 9 | 1 | – | 1 | 2 | 1 | 1 | 2 | – | – | – |
| 10 | 2 | 2 | 2 | 2 | 1 | 1 | 2 | 2 | 2 | 2 |
| 11 | 2 | 3 | 1 | 1 | 1 | 1 | – | 1 | 1 | 1 |
| 12 | – | 1 | – | – | – | – | – | – | – | – |
| 13 | – | – | – | – | – | – | – | – | – | – |
| 14 | 2 | 1 | 1 | 3 | 2 | – | 1 | – | – | 1 |
| 15 | 3 | 3 | 3 | 3 | 3 | 3 | 2 | 1 | 1 | 3 |

► **Tab. 6.11** Repertorisation der Wiedererlebens-Symptomatik.

| Rubriken | Gewichtung | Symptome | Anzahl der Arzneien |
|---|---|---|---|
| 1 | 1 | Gemüt – Verweilt – vergangenen unangenehmen Ereignissen; bei | 56 |
| 2 | 1 | Gemüt – Denken – Beschwerden – agg.; Denken an seine Beschwerden | 88 |
| 3 | 1 | Gemüt – Erzählen der Symptome – agg. | 6 |
| 4 | 1 | Gemüt – Gedanken – unangenehm | 21 |
| 5 | 1 | Gemüt – Gedanken – quälend | 33 |
| 6 | 1 | Gemüt – Gedanken – hartnäckig – unangenehmen Themen verfolgt; von | 10 |
| 7 | 3 | Gemüt – Bewusstlosigkeit – unvollständig | 16 |
| 8 | 1 | Gemüt – Bewusstlosigkeit – häufige kurze Anfälle von Bewusstlosigkeit | 22 |
| 9 | 1 | Allgemeines – Lähmung – Schreck; wie durch | 1 |
| 10 | 1 | Träume – Albträume; Albdrücken | 157 |
| 11 | 3 | Gemüt – Betäubung | 272 |
| 12 | 3 | Gemüt – Torpor | 46 |
| 13 | 3 | Gemüt – Stupor | 148 |

► **Tab. 6.12**

| | Nat-m. | Sec. | Ign. | Op. | Stram. | Lyc. | Ars. | Hyos. | Calc. | Crot-h. |
|---|---|---|---|---|---|---|---|---|---|---|
| | **18/41** | **15/21** | **14/19** | **13/28** | **13/25** | **13/22** | **13/19** | **12/25** | **12/21** | **12/18** |
| 1 | 4 | – | 3 | – | – | 3 | – | 1 | 1 | – |
| 2 | 1 | 1 | 1 | – | – | – | 1 | – | 1 | – |
| 3 | 3 | – | 1 | – | – | – | – | – | 3 | – |
| 4 | 2 | 1 | – | – | – | 1 | – | – | 1 | – |
| 5 | 3 | – | – | – | – | 2 | 2 | – | – | – |
| 6 | 3 | – | – | – | – | – | – | – | – | – |
| 7 | – | 1 | 1 | 1 | 1 | – | 1 | – | – | 1 |
| 8 | 2 | – | 1 | – | – | – | 3 | 2 | 1 | – |
| 9 | 1 | – | – | – | – | – | – | – | – | – |
| 10 | 1 | 1 | 1 | 1 | 1 | 1 | 1 | 1 | 2 | – |
| 11 | 1 | 2 | 1 | 3 | 3 | 2 | 2 | 3 | 2 | 2 |
| 12 | 3 | 1 | – | 3 | 2 | 2 | – | 2 | – | 2 |
| 13 | 3 | 2 | 2 | 2 | 2 | 1 | 1 | 2 | 2 | 1 |

**Vermeidung.** Es besteht eine anhaltende Vermeidung der mit dem Trauma verbundenen Stimuli. Die Person vermeidet auch Gedanken und Gefühle an das traumatische Ereignis und an Handlungen oder Situationen, die Erinnerungen daran hervorrufen. Es findet ein sozialer Rückzug statt (► **Tab. 6.13**, ► **Tab. 6.14**).

Die Vermeidungssymptomatik ist am schwersten im Repertorium zu finden. Nur der soziale Rückzug kann als „Abneigung gegen Gesellschaft“ übersetzt werden. Deshalb sind diese Rubriken wohl am wenigsten aussagekräftig.

► **Tab. 6.13** Repertorisation der Vermeidungs-Symptomatik.

| Rubriken | Gewichtung | Symptome | Anzahl der Arzneien |
|---|---|---|---|
| 1 | 1 | Gemüt – Gesellschaft – Abneigung gegen | 177 |
| 2 | 1 | Gemüt – Gesellschaft – Abneigung gegen – ertragen, kann niemanden | 10 |
| 3 | 1 | Gemüt – Gesellschaft – Abneigung gegen – allein; amel. Wenn | 38 |
| 4 | 1 | Gemüt – Gesellschaft – Abneigung gegen – Anblick von Menschen; vermeidet den | 18 |
| 5 | 1 | Gemüt – Abneigung – Familienangehörige; gegen | 23 |
| 6 | 1 | Gemüt – Entfremdet – Familie, von seiner | 15 |
| 7 | 1 | Gemüt – Gleichgültigkeit, Apathie – geliebte Personen; gegen | 25 |
| 8 | 1 | Gemüt – Gleichgültigkeit, Apathie – besten Freunden; selbst gegenüber den | 2 |
| 9 | 1 | Gemüt – Näherkommen, auf ihn Zukommen von Personen – Abneigung gegen | 23 |

► **Tab. 6.14**

| | Sep. | Phos. | Nat-c. | Con. | Plat. | Nat-m. | Hell. | Jod. | Lyc. | Sulf. |
|---|---|---|---|---|---|---|---|---|---|---|
| | **6/17** | **6/8** | **5/10** | **5/6** | **5/6** | **4/9** | **4/7** | **4/7** | **4/7** | **4/6** |
| 1 | 3 | 1 | 2 | 2 | 2 | 4 | 2 | 2 | 2 | 2 |
| 2 | – | – | – | – | – | – | – | – | – | 2 |
| 3 | 4 | 1 | 2 | 1 | 1 | 2 | 1 | – | 2 | 1 |
| 4 | 2 | – | 2 | – | – | 1 | – | 2 | – | – |
| 5 | 3 | 1 | 2 | 1 | 1 | – | – | 1 | 1 | – |
| 6 | 2 | 1 | 2 | 1 | 1 | 2 | – | – | – | – |
| 7 | 3 | 3 | – | – | 1 | – | 3 | – | – | – |
| 8 | – | 1 | – | – | – | – | – | – | – | – |
| 9 | – | – | – | 1 | – | – | 1 | 2 | 2 | 1 |

Die zuletzt aufgeführten Repertorisationen beziehen sich nur auf die Symptomatik einer akuten Traumafolgestörung und berücksichtigen nicht die Causa. Dementsprechend stehen hier nicht die Schreck-Arzneimittel an vorderster Stelle, sondern eher konstitutionell wirkende wie **Sepia**, **Phosphorus** und **Natrium muriaticum**. Vielleicht könnte man das schon als Hinweis auf eine Krankheitsentwicklung sehen, wenn das akute Trauma mehr in den Hintergrund tritt und dann die chronischen Symptome das Störungsbild beherrschen. Für die Repertorisation einer akuten Traumafolgestörung muss daher die Kausalität an vorderster Stelle berücksichtigt werden, sonst verfälscht sich das Bild.

Wenn es sich also um ein **Typ-1-Trauma** handelt, muss zuerst die Schreck-Kausalität berücksichtigt und dann weiter differenziert werden: Welche Symptome aus der Trauma-Trias sind bei dem Patienten vorherrschend? Zeigt er mehr vegetative oder psychische Belastungssymptome? Hyperarousal-Symptome finden eher auf der vegetativen, Wiedererlebens- und Vermeidungssymptome auf der psychischen Ebene statt.

**Herr Achmed**

Herr Achmed hatte ein Typ-1-Trauma erlitten und zeigte anfänglich hauptsächlich vegetative Belastungssymptome: Er hatte Herzklopfen, sein Blutdruck war erhöht, er konnte nicht schlafen, hatte Albträume und Panikattacken (► **Tab. 6.15**, ► **Tab. 6.16**).

Als wichtigste Arzneimittel erscheinen nun **Aconitum** und **Natrium muriaticum**. Beide erfassen die Kausalität, die posttraumatische Angst und die vegetativen Belastungssymptome. Berücksichtigt man nun die unterschiedliche Dynamik der Arzneimittel, ist die Indikation klar: **Aconitum** ist für die akute, **Natrium muriaticum** für die chronische PTBS mit Herz-Symptomatik indiziert. In diesem Fall spricht die Heftigkeit der Symptome und Traumatisierung für **Aconitum**.

Die chronische Entwicklung einer PTBS kann man an folgendem Beispiel sehen.

► **Tab. 6.15** Repertorisation: Typ-1-Trauma mit vorherrschender Hyperarousal-Symptomatik.

| Rubriken | Gewichtung | Symptome | Anzahl der Arzneien |
|---|---|---|---|
| 1 | 1 | Gemüt – Beschwerden durch – Schreck | 80 |
| 2 | 1 | Gemüt – Beschwerden durch – Schock; seelischen | 42 |
| 3 | 1 | Gemüt – Angst – Schreck – nach | 16 |
| 4 | 1 | Gemüt – Angst – Schreck – zurückbleibt; Angst, wenn die Furcht nach einem Schreck | 1 |
| 5 | 1 | Gemüt – Furcht – Schreck – vorangegangenen Schrecks; wegen eines | 6 |
| 6 | 1 | Gemüt – Angst – anfallsweise | 27 |
| 7 | 1 | Gemüt – Ruhelosigkeit – ängstlich | 123 |
| 8 | 1 | Schlaf – Gestört – Albtraum; durch einen | 24 |
| 9 | 1 | Schlaf – Gestört – Angst, aus | 65 |
| 10 | 1 | Schlaf – Schlaflosigkeit – Angst, aus | 66 |
| 11 | 1 | Brust – Herzklopfen – anfallsweise | 25 |
| 12 | 1 | Brust – Herzklopfen – Angst – mit | 131 |

► **Tab. 6.16**

| | Acon. | Nat-m. | Sulf. | Merc. | Op. | Sil. | Puls. | Ign. | Nit-ac. | Verat. |
|---|---|---|---|---|---|---|---|---|---|---|
| | **11/24** | **10/18** | **9/14** | **9/12** | **8/16** | **8/15** | **8/14** | **8/12** | **8/12** | **8/12** |
| 1 | 3 | 2 | 1 | 1 | 3 | 3 | 3 | 2 | 1 | 1 |
| 2 | 1 | 1 | 1 | 1 | 2 | 1 | 1 | 2 | 1 | 1 |
| 3 | 1 | 1 | – | 1 | 1 | 2 | – | 2 | – | 2 |
| 4 | – | – | – | – | 3 | – | – | – | – | – |
| 5 | 2 | 1 | – | 1 | 3 | – | – | – | – | 2 |
| 6 | 3 | – | 2 | – | – | – | – | 1 | 1 | – |
| 7 | 4 | 2 | 2 | 2 | 1 | 2 | 2 | 1 | 2 | 2 |
| 8 | 1 | 2 | 1 | 1 | 1 | 2 | 1 | – | 2 | – |
| 9 | 2 | 2 | 2 | 2 | – | 2 | 1 | 2 | 2 | 1 |
| 10 | 2 | 1 | 1 | 1 | – | 2 | 1 | 1 | – | 1 |
| 11 | 2 | 3 | 1 | – | – | – | 2 | – | 1 | – |
| 12 | 3 | 3 | 3 | 2 | 2 | 1 | 3 | 1 | 2 | 2 |

### Fallbeispiel 11

Ein Patient hatte einen Unfall in den Bergen erlebt. Er war abgestürzt, hatte aber Glück und keinerlei Verletzungen davongetragen. Er hatte sich zwar wieder stabilisiert, hat aber seitdem hohen Blutdruck und unregelmäßigen Puls. Wenn sein Herz schnell klopft, bekommt er Angst (► **Tab. 6.17**, ► **Tab. 6.18**).

Psychovegetative Belastungssymptome mit Beteiligung des Herz-Kreislauf-Systems sprechen also für **Aconitum** im akuten und **Natrium muriaticum** im chronischen Stadium. Entwickelt der traumatisierte Patient jedoch hauptsächlich Symptome auf der psychischen Ebene, wird ein weiteres Traumamittel angezeigt sein, wie folgendes Beispiel zeigt:

### Herr Achmed

Herr Achmed erlebte immer wieder dissoziative Zustände: Er stieg aus der U-Bahn an einem ihm unbekannten Ort aus und wusste nicht, wie er dort hingekommen war. Jede Nacht überfielen ihn Albträume. Er zog sich zurück und wurde von Erinnerungen an den Krieg überfallen (► **Tab. 6.19**, ► **Tab. 6.20**).

Hier erscheint **Opium** als das akute Traumamittel, das vor allen Dingen eine dissoziative Symptomatik erfasst. Interessanterweise kommt an zweiter Stelle **Ignatia**. Dieses Arzneimittel erfasst also auch chronische Traumafolgestörungen mit einer Spaltungsdynamik (Kap. 4.2). **Ignatia** ist übrigens auch ein wichtiges Arzneimittel nach sexueller Traumatisierung.

► **Tab. 6.17** Repertorisation einer chronischen PTBS.

| Rubriken | Gewichtung | Symptome | Anzahl der Arzneien |
|---|---|---|---|
| 1 | 1 | Gemüt – Beschwerden durch – Kummer | 89 |
| 2 | 1 | Gemüt – Beschwerden durch – Kummer – stiller Kummer | 3 |
| 3 | 1 | Gemüt – Beschwerden durch – Schreck | 80 |
| 4 | 1 | Gemüt – Beschwerden durch – Schock; seelischen | 42 |
| 5 | 1 | Atmung – Asthma, asthmatische Atmung - abends | 13 |
| 6 | 1 | Brust – Herzklopfen – unregelmäßig | 50 |
| 7 | 1 | Allgemeines – Puls – unregelmäßig | 257 |

► **Tab. 6.18**

| | Nat-m. | Nux-v. | Sulf. | Phos. | Ign. | Puls. | Vanil. | Zinc. | Nit-ac. | Ph-ac. |
|---|---|---|---|---|---|---|---|---|---|---|
| | **7/17** | **6/8** | **6/8** | **5/11** | **5/10** | **5/10** | **5/10** | **5/8** | **5/5** | **4/10** |
| 1 | 4 | 2 | 1 | 3 | 4 | 2 | 3 | 2 | 1 | 3 |
| 2 | 3 | – | – | – | – | – | – | – | – | – |
| 3 | 2 | 2 | 1 | 3 | 2 | 3 | 2 | 1 | 1 | 3 |
| 4 | 1 | 1 | 1 | – | 2 | 1 | 3 | – | 1 | 1 |
| 5 | 1 | 1 | 2 | 2 | – | 3 | – | 2 | – | – |
| 6 | 3 | 1 | 1 | 1 | 1 | – | 1 | 2 | 1 | – |
| 7 | 3 | 1 | 2 | 2 | 1 | 1 | 1 | 1 | 1 | 3 |

▶ **Tab. 6.19** : Repertorisation des Typ-1-Traumas mit psychischer Belastungssymptomatik.

| Rubriken | Gewichtung | Symptome | Anzahl der Arzneien |
|---|---|---|---|
| 1 | 1 | Gemüt – Beschwerden durch – Schreck | 80 |
| 2 | 1 | Gemüt – Beschwerden durch – Schock; seelischen | 42 |
| 3 | 1 | Gemüt – Beschwerden durch – Angst | 17 |
| 4 | 1 | Gemüt – Angst – Schreck – nach | 16 |
| 5 | 1 | Gemüt – Angst – Schreck – zurückbleibt; Angst, wenn die Furcht nach einem Schreck | 1 |
| 6 | 1 | Gemüt – Bewusstlosigkeit – unvollständig | 16 |
| 7 | 1 | Gemüt – Gesellschaft – Abneigung gegen | 177 |
| 8 | 1 | Gemüt – Gedanken – hartnäckig | 113 |
| 9 | 1 | Träume – Albträume, Albdrücken | 157 |

▶ **Tab. 6.20**

| | Op. | Ign. | Sil. | Nat-m. | Acon. | Ph-ac. | Vanil. | Spong. | Sec. | Nux-v. |
|---|---|---|---|---|---|---|---|---|---|---|
| | **9/14** | **8/14** | **6/13** | **6/12** | **6/9** | **6/9** | **6/9** | **6/8** | **6/6** | **5/10** |
| 1 | 3 | 2 | 3 | 2 | 3 | 3 | 2 | 1 | 1 | 2 |
| 2 | 2 | 2 | 1 | 1 | 1 | 1 | 3 | 2 | 1 | 1 |
| 3 | 1 | 1 | 3 | – | – | 1 | – | 2 | – | – |
| 4 | 1 | 2 | 2 | 1 | 1 | – | 1 | – | – | – |
| 5 | 3 | – | – | – | – | – | – | – | – | – |
| 6 | 1 | 1 | – | – | – | – | – | – | 1 | – |
| 7 | 1 | 3 | – | 4 | 1 | 1 | 1 | 1 | 1 | 3 |
| 8 | 1 | 2 | 2 | 3 | 1 | 2 | 1 | 1 | 1 | 2 |
| 9 | 1 | 1 | 2 | 1 | 2 | 1 | 1 | 1 | 1 | 2 |

### 6.2.2 Repertorisation des Typ-2-Traumas

Typ-2-Traumata sind länger dauernde zwischenmenschliche Gewalterfahrungen und chronische Beziehungstraumatisierungen wie sexueller Missbrauch, Vergewaltigung, Folter, Kindesmisshandlung und -vernachlässigung. Die traumatisierende Lebenserfahrung verursacht chronische Krankheitsbilder. Diese Kausalität wird im Repertorium unter der Rubrik **„Beschwerden durch Kummer“** abgebildet (▶ **Tab. 6.21**, ▶ **Tab. 6.22**).

Hier finden sich die großen Konstitutionsmittel: Natrium muriaticum, Phosphoricum acidum, Staphisagria, Ignatia, Aurum, Causticum, Phosphorus, Pulsatilla, Sepia, Lachesis, Lycopodium. Das weist darauf hin, dass sich die Symptome nach einer Typ-2-Traumatisierung nicht als allgemeine Belastungs- sondern als konstitutionelle Symptome zeigen. Denn von der Konstitution hängt es ab, **wie** ein Mensch auf ein chronisches Trauma reagiert. Andererseits kann eine lang anhaltende traumatisierende Lebenssituation in der Kindheit prägend sein für die konstitutionelle Entwicklung. Die Repertorisation wird sich deshalb auf die individuellen Symptome und Modalitäten stützen.

#### Fallbeispiel 12

Eine empathische Krankenschwester war traumatisiert von der jahrelangen sehr belastenden Arbeit auf einer Intensivstation. Sie entwickelte eine chronische PTBS und eine Depression. Außerdem hatte sie Asthma, Herzrhythmusstörungen und vertrug kein Sonnenlicht (▶ **Tab. 6.23**, ▶ **Tab. 6.24**).

► **Tab. 6.21** Repertorisation der Kausalität des Typ-2-Traumas.

| Rubriken | Gewichtung | Symptome | Anzahl der Arzneien |
|---|---|---|---|
| 1 | 1 | Gemüt – Beschwerden durch – Kummer | 89 |
| 2 | 1 | Gemüt – Beschwerden durch – Kummer – stiller Kummer | 3 |
| 3 | 1 | Gemüt – Kummer, Trauer – still | 28 |
| 4 | 1 | Gemüt – Kummer, Trauer – langanhaltend | 7 |

► **Tab. 6.22**

| | Nat-m. | Ph-ac. | Staph. | Ign. | Aur. | Anthraci. | Caust. | Gels. | Phos. | Puls. |
|---|---|---|---|---|---|---|---|---|---|---|
| | **4/12** | **3/6** | **3/6** | **2/7** | **2/5** | **2/4** | **2/4** | **2/4** | **2/4** | **2/4** |
| 1 | 4 | 3 | 3 | 4 | 3 | – | 3 | 2 | 3 | 2 |
| 2 | 3 | – | – | – | – | 1 | – | – | – | – |
| 3 | 3 | 2 | 1 | 3 | 2 | 3 | – | 2 | – | 2 |
| 4 | 2 | 1 | 2 | – | – | – | 1 | – | 1 | – |

► **Tab. 6.23** Repertorisation eines Typ-2-Traumas mit Kausalität, Symptomen und Modalitäten.

| Rubriken | Gewichtung | Symptome | Anzahl der Arzneien |
|---|---|---|---|
| 1 | 1 | Gemüt – Beschwerden durch – Kummer | 89 |
| 2 | 1 | Gemüt – Beschwerden durch – Kummer – stiller Kummer | 3 |
| 3 | 1 | Gemüt – Kummer, Trauer – still | 28 |
| 4 | 1 | Gemüt – Kummer, Trauer – langanhaltend | 7 |
| 5 | 1 | Gemüt – Mitgefühl, Mitleid | 51 |
| 6 | 1 | Atmung – Asthma, asthmatische Atmung – abends | 13 |
| 7 | 1 | Brust – Herzklopfen – unregelmäßig | 50 |
| 8 | 1 | Allgemeines – Licht; durch – agg. – Sonnenlicht | 42 |

► **Tab. 6.24**

| | Nat-m. | Phos. | Nux-v. | Ign. | Puls. | Sulf. | Ph-ac. | Aur. | Staph. | Zinc. |
|---|---|---|---|---|---|---|---|---|---|---|
| | **8/19** | **6/11** | **6/8** | **5/12** | **5/10** | **5/7** | **4/9** | **4/7** | **4/7** | **4/7** |
| 1 | 4 | 3 | 2 | 4 | 2 | 1 | 3 | 3 | 3 | 2 |
| 2 | 3 | – | – | – | – | – | – | – | – | – |
| 3 | 3 | – | 1 | 3 | 2 | 1 | 2 | 2 | 1 | – |
| 4 | 2 | 1 | – | – | – | – | 1 | – | 2 | – |
| 5 | 2 | 3 | 2 | 2 | 1 | – | – | 1 | 1 | – |
| 6 | 1 | 2 | 1 | – | 3 | 2 | – | – | – | 2 |
| 7 | 3 | 1 | 1 | 1 | – | 1 | – | 1 | – | 2 |
| 8 | 1 | 1 | 1 | 2 | 2 | 2 | 3 | – | – | 1 |

Die individuellen Symptome und Eigenheiten der Patientin differenzieren die Kummer-Rubriken und es erscheint **Natrium muriaticum** als Traumamittel, das zugleich ihrer Konstitution entspricht. Dies verdeutlicht auch ein anderes Beispiel:

### Fallbeispiel 13

Eine sexuell traumatisierte Frau litt unter einer schweren Depression. Auch sie war eine engagierte Krankenschwester, deshalb machte es ihr Angst, dass sie ihren Patienten gegenüber nur noch Gleichgültigkeit empfand. Sie hatte chronische Kopfschmerzen, eine Essstörung und Endometriose (► **Tab. 6.25**, ► **Tab. 6.26**). (Kap. 2.2).

Hier erscheint Sepia zwar nur in einer Kummerrubrik, die anderen Symptome der Patientin werden aber eindeutig von dem Arzneimittel erfasst. Die Gesamtheit der Traumafolgen spricht also für **Sepia**.

### Fazit

Die Repertorisation von Traumafolgestörungen muss die Kausalität und Symptomatik berücksichtigen.
Bei einem **Typ-1-Trauma** baut sich die Repertorisation auf die Kausalität „Beschwerden durch Schreck" auf. Entwickeln sich akute psychovegetative Belastungssymptome und eine Herzsymptomatik, ist **Aconitum** das passende Mittel, ein chronischer Verlauf dieser Symptome spricht für **Natrium muriaticum**. Verursacht das akute Trauma hauptsächlich psychische Symptome und gibt es Dissoziationen, ist **Opium** das wichtigste Trauma-Arzneimittel.
Die Kausalität eines **Typ-2-Traumas** findet sich in den Rubriken „Beschwerden durch Kummer". In der

► **Tab. 6.25** Repertorisation des Typ-2-Traumas nach Kausalität und Konstitution.

| Rubriken | Gewichtung | Symptome | Anzahl der Arzneien |
|---|---|---|---|
| 1 | 1 | Gemüt – Beschwerden durch – Kummer | 89 |
| 2 | 1 | Gemüt – Beschwerden durch – Kummer – stiller Kummer | 3 |
| 3 | 1 | Gemüt – Kummer, Trauer – still | 28 |
| 4 | 1 | Gemüt – Kummer, Trauer – langanhaltend | 7 |
| 5 | 1 | Gemüt – Bulimie | 73 |
| 6 | 1 | Gemüt – Gleichgültigkeit, Apathie – Familie; gegen seine | 14 |
| 7 | 1 | Kopf – Schmerz – Seiten – links | 142 |
| 8 | 1 | Kopf – Schmerz – pulsierend | 163 |
| 9 | 1 | Kopf – Schmerz – Bücken – agg. | 143 |
| 10 | 3 | Weibliche Genitalien – Endometriose | 10 |

► **Tab. 6.26**

| | Sep. | Nux-v. | Nat-m. | Puls. | Apis | Phos | Sulf. | Lach. | Staph. | Ign. |
|---|---|---|---|---|---|---|---|---|---|---|
| | **9/19** | **9/12** | **8/19** | **8/14** | **8/11** | **7/14** | **7/13** | **7/11** | **7/10** | **6/13** |
| 1 | 2 | 2 | 4 | 2 | 2 | 3 | 1 | 3 | 3 | 4 |
| 2 | – | – | 3 | – | – | – | – | – | – | – |
| 3 | – | 1 | 3 | 2 | 1 | – | 1 | – | 1 | 3 |
| 4 | – | – | 2 | – | – | 1 | – | – | 2 | – |
| 5 | 3 | 1 | 1 | 1 | – | 1 | 2 | – | 1 | 1 |
| 6 | 3 | – | – | – | – | 3 | 1 | – | 1 | – |
| 7 | 3 | 1 | 1 | – | 1 | 2 | 2 | 2 | – | 1 |
| 8 | 2 | 2 | 3 | 3 | 2 | 2 | 3 | 2 | 1 | 2 |
| 9 | 3 | 2 | 2 | 3 | 2 | 2 | 3 | 1 | 1 | 2 |
| 10 | 1 | 1 | – | 1 | 1 | – | – | 1 | – | – |

weiteren Differenzierung wird dann die konstitutionelle Repertorisation dasjenige Arzneimittel zeigen, welches sowohl die traumatische Ursache als auch die daraus folgenden psychischen und psychosomatischen Symptome erfasst.

6.3
## Welche Potenz bei welcher Störung und wann?

Es gibt die homöopathische Grundregel, dass höhere Potenzen eher bei psychischen, niedrige bei körperlichen Krankheiten verordnet werden sollten. Auch konstitutionelle und symptomatische Behandlung unterscheiden sich in der Potenz: Die Konstitution wird durch Hochpotenzen reguliert, während aktuell auftretende Symptome besser auf niedrige Potenzen reagieren. Höhere Potenzen sollten nicht zu oft gegeben werden, aber niedrige kann man häufig wiederholen.

In der Behandlung von traumatisierten Patienten gelten diese Regeln nicht immer. Vor allen Dingen hohe Potenzen können schneller verbraucht werden und müssen dann öfter gegeben werden, wie folgendes Beispiel zeigt:

**Fallbeispiel 14**

Eine früh bindungstraumatisierte Frau hat eine schwere chronische Angsterkrankung und Depression. Sie wurde als Baby von ihrer Mutter verlassen und von einer Amme gesäugt, die mehrere Babys versorgen musste und deshalb oft nicht genug Milch und Zuwendung für die einzelnen Kinder hatte. Später nahm ihre Mutter sie wieder zu sich, verfrachtete sie aber immer zu Verwandten oder in Kinderheime, wenn ihr die Tochter zu viel wurde. Der Vater hatte sich kurz nach ihrer Geburt davongestohlen und die Patientin lernte ihn erst als Erwachsene kennen.
Sie hatte schon viele Psychotherapien gemacht und war lange in homöopathischer Behandlung. Trotz ihres schweren Schicksals hatte sie es geschafft, einen guten Job zu finden und einen Sohn großzuziehen! Allerdings kommen ihre frühen Verlassenheitsängste immer wieder: Dann leidet sie unter schrecklichen Unruhezuständen, sie hält es innerlich gar nicht mehr aus, kann nichts mehr essen, nicht mehr schlafen und ist vollkommen verzweifelt.
Ihr Homöopath hatte schließlich das richtige Arzneimittel für sie gefunden: **Lithium**. Er hatte ihr das Mittel in der C 1000 gegeben und sagte ihr, dass sie es erst wieder in sechs Monaten wiederholen sollte.
Eines Tages kommt sie in die Therapiestunde und ist ganz aufgeregt: „Mein Doktor sagte zwar, ich soll das Mittel erst wieder in einigen Wochen nehmen, aber das halte ich nicht aus! Ich habe den Rhythmus herausgefunden, es hält genau zehn Tage. Danach kommt die Unruhe wieder und ich kriege keinen Bissen mehr hinunter. Wenn ich das Mittel nehme, beruhige ich mich ganz schnell! Ich hab's jetzt einfach heimlich gemacht, nach zehn Tagen nahm ich wieder ein Globulus, und mir ging es gut. Jetzt hab ich wieder einen Termin bei meinem Arzt, was soll ich jetzt tun? Ich habe Angst, dass er mir böse ist, wenn ich ihm die Wahrheit sage!"

Wie ist dieser Zustand zu interpretieren? – Die Patientin ist so schwer traumatisiert, dass sie immer wieder ihr frühes Bindungstrauma erlebt. Dann zeigt sie die Symptome eines Hyperarousal, wird unruhig, ängstlich und kann nicht mehr schlafen. Sie fällt unbewusst zurück in die existenzielle Verzweiflung eines verlassenen Säuglings, der vor lauter Angst und Hunger zappelt und schreit. Das Trauma ist nicht wirklich überwunden, sondern leidlich kompensiert. Die Arznei hilft ihr dabei, wird aber schnell verbraucht, weil der psychische Prozess der Kompensation so kräftezehrend ist. Deshalb muss das Arzneimittel häufiger wiederholt werden, und zwar in dem Rhythmus, wie sie es individuell braucht. Eine Hochpotenz, die bei gesünderen Patienten sechs Monate wirkt, hält bei dieser schwer kranken Frau nur zehn Tage.

Dieses Beispiel zeigt auch, dass bei einem psychischen Trauma hohe Potenzen, z. B. M- oder XM-Potenzen, verordnet werden sollten, wenn die psychischen Symptome das Krankheitsbild beherrschen. Es können aber auch niedrigere Potenzen zusätzlich nötig werden, wenn plötzlich Körpersymptome als Körpererinnerung auftauchen oder unbewusste Konflikte dadurch ausgedrückt werden.

**Herr Achmed**

Herr Achmed hatte plötzliche Armschmerzen, die ein körperliches Flashback in sein Foltertrauma waren, als er tagelang am rechten Arm aufgehängt wurde. **Belladonna** C 200, 3-mal 3 Globuli, nahm ihm seine Schmerzen weitgehend.

**Frau Schneider**

Auch Frau Schneider hatte plötzliche Schmerzen im Arm, die aufgrund eines Konflikts mit ihrem Lebenspartner entstanden waren. Ihr half **Lycopodium** C 12, 3 Globuli 1-mal täglich über zwei Wochen, dadurch wurden die Schmerzen sehr viel besser.

Generell gilt, dass bei den schweren psychischen und psychosomatischen Symptomen, die durch ein Trauma verursacht werden, Hochpotenzen auch in rascher Folge zum Einsatz kommen können. Auch wenn zuerst ein Arzneimittel in hoher Potenz gut wirkt, muss bei Auftauchen von neuen Symptomen wieder repertorisiert werden und eventuell ein anderes indiziertes Arzneimittel ebenfalls in hoher Potenz verordnet werden. Herr Achmed brauchte beispielsweise anfänglich öfter **Aconitum** C 1000 oder C 10 000 und **Opium** C 1000, weil seine psychischen posttraumatischen Symptome so heftig waren. Später dann traten körperliche Beschwerden mehr in den Vordergrund, und die Potenzen wurden dementsprechend niedriger: **Mercurius**, **Belladonna**, **Lycopodium** und **Phosphorus** in C 12, C 30 oder C 200 konnten ihm immer wieder seine psychosomatischen Beschwerden nehmen. Auch bei Frau Schneider kamen hauptsächlich Hochpotenzen wie **Sepia** C 1000 zum Einsatz, denn ihre psychischen und psychosomatischen Beschwerden hatten sich mit ihrer Konstitution verwoben, und eine konstitutionelle Behandlung verlangt Hochpotenzen. Suizidale Krisen können ebenfalls nur durch eine hohe Potenz wie beispielsweise **Aurum** C 1000 abgefangen werden.

Körpersymptome, die während einer Behandlung mit Hochpotenzen als Body Flashback interpretiert werden können, sollten symptomatisch mit niedrigen Potenzen, z. B. mit C 12, behandelt werden. Wenn sich das posttraumatische Geschehen hauptsächlich im körperlichen Bereich abspielt und gleichzeitig ein psychischer Prozess unterstützt werden soll, sind die C 30-Potenzen hilfreich: Herr Achmed konnte beispielsweise durch **Phosphorus** C 30 seine Magenschmerzen überwinden und den Trauerprozess einleiten. Wenn die posttraumatische Symptomatik sich hauptsächlich im psychosomatischen Bereich abspielt, wird die C 200 sowohl die psychische wie auch physische Ebene am besten erfassen, wie beispielsweise bei der Lachesis-Patientin Frau Sandor (Kap. 7.3.4): Ihre psychosomatischen Körperschmerzen verschwanden mit **Lachesis** C 200 täglich.

**Fazit**

Eine psychische Traumatisierung ist ein so vielschichtiger und dramatischer Prozess, dass die klassischen Regeln der Arzneimittelgabe hier nur bedingt gelten: Psychische und psychosomatische Symptome können nur durch Hochpotenzen gelindert werden, die je nach Bedarf auch oft wiederholt werden müssen. Hochpotenzen wie die C 1000 oder höher scheinen bei ausgeprägten psychischen posttraumatischen Symptomen am wirksamsten zu sein, höhere Potenzen wie die C 200 erfassen hauptsächlich psychosomatische Symptome besser. Andererseits können niedrige Potenzen Körpersymptome bessern, die während einer Behandlung mit Hochpotenzen auftreten, und sollten dann auch symptomatisch gegeben werden. Denn Body Flashbacks sind bei einem traumatisierten Patienten nicht als Heilreaktion im klassischen Hering‘schen Sinne zu verstehen, sondern als traumaassoziierte Körpererinnerung. Sie bedürfen ebenso einer homöopathischen Behandlung wie die psychischen Belastungssymptome, aber eben dann mit niedrigen Potenzen.

## 6.4 Übertragungsdynamik in der Behandlung traumatisierter Patienten

Während einer homöopathischen Behandlung entwickelt sich zwischen Therapeut und Patient eine Beziehung, die von unbewussten Prozessen geprägt ist. Diese Prozesse werden als Übertragung bezeichnet. Der Patient überträgt seine unbewussten Beziehungserfahrungen, Konflikte oder Traumata auf den Therapeuten. Umgekehrt reagiert der Therapeut auf diesen Vorgang mit eigenen Gefühlen: der Gegenübertragung. Das dynamische Beziehungsgeschehen zwischen beiden Akteuren nennt man Übertragungsdynamik.

Gerade beim Umgang mit dem Trauma kann sich diese Dynamik dramatisch entwickeln. Man spricht in diesem Kontext auch von „traumatisierender Übertragung" [45]. Es ist wichtig, dies zu verstehen, um sich als Behandler davon distanzieren und eine professionelle Haltung einnehmen zu können.

In der in Kap. 6.1 geschilderten Anamnesesituation kann man eine traumaspezifische Übertragungsdynamik gut erkennen.

**Herr Achmed**

Der Patient erzählt während der homöopathischen Anamnese von der Razzia, in der seine Mutter von den Milizen schwer verletzt wurde. An dieser Stelle der Anamnese spürt die Behandlerin einen Druck auf der Brust und ein Kloßgefühl im Hals. Er selbst wirkt immer noch gefasst, weint nicht und zeigt auch sonst keine Gefühle. Die Therapeutin aber fühlt sich unwohl und bedrängt von wiederstreitenden Gefühlen: Angst, Traurigkeit und Wut waren in Ansätzen da. – Als er später dann von seinem Kriegstrauma erzählt, fällt es der Therapeutin schwer, zuzuhören. Sie wird unruhig, hat Mühe zu atmen und ihr Herz schlägt schneller. Sie möchte am liebsten aufspringen und weglaufen.

Was passiert hier? – Die Therapeutin spürt in der Gegenübertragung die Gefühle, die der Patient selbst abwehrt: Sie wird quasi stellvertretend für ihn traurig, wütend und ängstlich. Sie spürt einen Druck auf der Brust, ein Kloßgefühl im Hals und ihr Puls beschleunigt sich als psychosomatisches Äquivalent seiner noch nicht spürbaren Gefühle von Wut, Trauer und Angst. Der Patient projiziert unbewusst sein traumatisches Erleben auf die Therapeutin, die sich ebenso unbewusst damit identifiziert. – Und hier geschieht eine für das Trauma so typische Abwehrdynamik: die Projektion und projektive Identifikation (Kap. 4.2.2)

Ein anderes Fallbeispiel zeigt dies eindrücklich.

### Fallbeispiel 15

Der 24-jährige Patient leidet an einer Psychose. Er ist komplex traumatisiert. Sein Vater verprügelte ihn häufig und äußerst brutal und ein Onkel missbrauchte ihn sexuell. In einer Therapiesitzung erzählt er eine Situation in seinem Elternhaus: „Mein Vater war wie ein wildes Tier, wenn er getrunken hatte. Dann schlug er zuerst meine Mutter und dann uns Kinder, und zwar mit allem, was ihm zwischen die Finger kam: Ledergürtel, Spazierstöcke, Kochlöffel, einmal sogar mit einer Fahrradkette! Und dann setzte er sich an den Tisch und wollte essen. Wir mussten ihn bedienen und ihm beim Essen zuschauen. Dabei benahm er sich wie ein Schwein: Er benutzte kein Besteck, sondern seine Finger, er schmatzte, rülpste und furzte. Mir wurde immer übel dabei, aber ich durfte mir nichts anmerken lassen, sonst hätte er mich wieder geschlagen!"
In diesem Moment spürt die Therapeutin, wie sie einen Würgereiz bekommt. Ihr wird übel und sie muss kurz auf die Toilette gehen weil sie Angst hat, sich übergeben zu müssen.

Hier übernahm die Therapeutin nicht die abgespaltenen Gefühle des Patienten, sondern identifizierte sich unbewusst mit ihm als Opfer. Sie entwickelte dieselben Symptome wie er, das Trauma hatte also ihre eigene Abwehr durchbrochen und war intrusiv in sie eingedrungen. Das ist die Psychodynamik bei der **Sekundärtraumatisierung**: Der Zeuge eines Traumas, das nicht ihn selbst, sondern eine andere Person traf, entwickelt dieselben Belastungssymptome wie der Betroffene selbst.

In der oben beschriebenen Behandlungssituation wird auch eine weitere Besonderheit der „traumatisierenden Übertragung" deutlich: Die Täter-Opfer-Situation wird unbewusst wiederinszeniert. Dabei können die Rollen changieren. Der Therapeut kann die Rolle des Opfers übernehmen, aber auch die des Täters. **Borderline-Patienten** beispielsweise laden den Therapeuten ein zu **„Enactments"**: Dann agiert der Therapeut unbewusst so wie der reale Täter. In dieser Konstellation kann sich der Patient kurzzeitig in seinem Selbstwert stabilisieren, fühlt er sich doch mächtig genug, um den Therapeuten zu manipulieren!

### Fallbeispiel 16

Eine in früher Kindheit sexuell missbrauchte Frau mit Borderline-Störung verhält sich dem Therapeuten gegenüber so aufreizend verführerisch, dass er sich in sie verliebt. Als er sich der Patientin offenbart, wird sie ungeheuer wütend und beschimpft ihn: Er sei genauso wie ihr Vater, der sie missbraucht hatte. Der Therapeut hatte sich also unbewusst in die Täterrolle hineinmanipulieren lassen. Beide – Therapeut und Patientin – agierten im Sinne eines „Enactments".

Dieses Beispiel verdeutlicht auch, dass gerade männliche Therapeuten sehr reflektiert mit sexuell traumatisierten Patientinnen umgehen müssen. Wenn sie allerdings das Trauma der Patientin abwehren, indem sie es verleugnen oder bagatellisieren, retraumatisieren sie die Frauen ebenso.

**Fazit**

In der Behandlung traumatisierter Menschen entwickelt sich zwischen Therapeut und Patient eine „traumatisierende Übertragung". Sie ist gekennzeichnet durch Projektion, projektive Identifizierung und Identifikation mit dem Opfer oder dem Täter. Die Behandlung von Traumafolgestörungen stellt also an den Therapeuten eine hohe Anforderung, denn es besteht die Gefahr der Sekundärtraumatisierung oder des Enactments. Deshalb ist es gerade im Umgang mit dem Trauma wichtig, die professionelle Selbstreflexion mithilfe einer Supervision oder Balint-Gruppe zu schulen.

## 6.5 Symptomorientierte oder konstitutionelle homöopathische Behandlung von Traumafolgestörungen

**Bei einem akuten Trauma kann eine homöopathische Arznei die Belastungssymptomatik reduzieren, nicht jedes akute Trauma braucht jedoch ein akutes Arzneimittel. Manchmal kann aber ein Akutmittel ein chronisches Trauma lindern und oft heilen nur die passenden Konstitutionsmittel chronische Traumata.**

In homöopathischen Kreisen wird immer wieder diskutiert, wie ein Trauma zu bewerten und zu behandeln ist. Welchen Stellenwert soll es als Causa für die Repertorisation bekommen? Erfordert ein akutes Trauma immer ein akutes Mittel? Oder ist auf jeden Fall die Konstitutionsbehandlung der richtige Weg, um ein traumabedingtes Krankheitsgeschehen zu lindern oder zu heilen?

Es gibt, je nach homöopathischer Schule und persönlichen Erfahrungen, sicher mehrere Möglichkeiten, mit diesen Fragen umzugehen. In diesem Kapitel wird der Versuch unternommen, eine Systematik zu entwickeln, die auf den Erfahrungen der Verfasserin und den Erkenntnissen der Traumaforschung beruht und die Frage beantworten: Wann ist ein akutes Arzneimittel angezeigt und wann sollte ein Konstitutionsmittel gegeben werden?

Um die traumaspezifischen Arzneimittel den unterschiedlichen Traumafolgestörungen zuordnen zu können, werden die posttraumatischen Symptome in vier Gruppen eingeteilt:

1. die akute Belastungsstörung als adäquate Antwort auf ein Trauma
2. die PTBS als Spitze des Eisbergs: das kumulative Trauma
3. das aktuell getriggerte chronische Trauma
4. das Beziehungstrauma als prägender Faktor für die Konstitution

### 6.5.1 Akute Belastungsstörung als adäquate Antwort auf ein Trauma

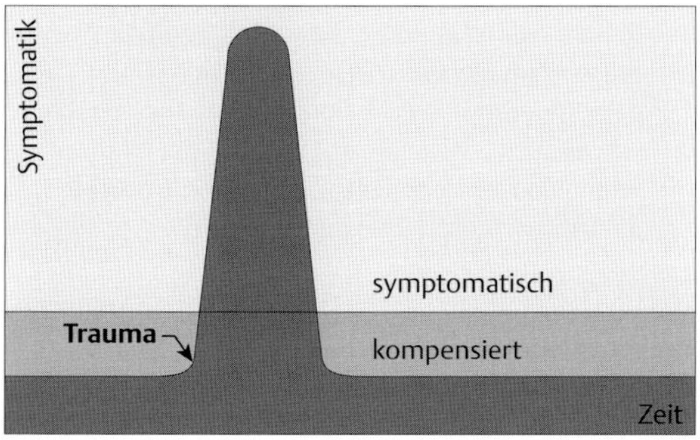


► **Abb. 6.2** Traumaereignis bei gesunder Konstitution.

Sie entwickelt sich unmittelbar nach einem traumatischen Ereignis. Dieser Fall ist wohl homöopathisch wie traumatheoretisch am einfachsten zu behandeln und einzuordnen.

In der Skizze (► **Abb. 6.2**) trifft das traumatische Ereignis eine gesunde Konstitution. Weil das Trauma so heftig ist, kann es nur kurzzeitig kompensiert werden. Nach einer gewissen Latenzzeit erscheinen posttraumatische Belastungssymptome, die wie eine plötzliche Fontäne aus einem ruhigen Gewässer schießen. Nach der Gabe des richtigen homöopathischen Arzneimittels ebbt die Symptomatik ebenso schnell wie sie gekommen ist wieder ab, und der vorher gesunde Zustand wird wiederhergestellt.

### Fallbeispiel 17

Eine junge Frau befindet sich in einer Großstadt spät nachts auf dem Heimweg. Kurz vor ihrem Haus wird sie von einem Mann überfallen, der sie zu Boden wirft und versucht, sie zu vergewaltigen. Sie wehrt sich heftig und schreit, ein Passant eilt ihr zu Hilfe. Der Täter lässt von ihr ab und flüchtet. Die Frau alarmiert noch beherzt die Polizei, erstattet Anzeige und lässt sich ärztlich untersuchen. Zuerst scheint es, als ob sie diesen Überfall glimpflich überstanden hätte.
Einige Tage später jedoch überfällt sie eine Panikattacke wie nie zuvor: Sie steht in ihrer Küche, als ihr Herz plötzlich anfängt wild zu schlagen, kalter Schweiß ausbricht und es ihr schwerfällt, zu atmen. Seither ist sie innerlich unruhig, kann nicht mehr durchschlafen und sie hat Albträume, in denen sich der Überfall wiederholt. Die junge Frau ist sehr schreckhaft und es fällt ihr schwer, nach draußen zu gehen. Sie zieht sich sozial zurück.

Die Patientin zeigt die typischen Symptome einer PTBS gemäß der **Trauma-Trias**:

- **Hyperarousal:** Seit dem traumatischen Ereignis ist sie sehr schreckhaft, hat Schlafstörungen und Panikattacken.
- **Wiedererleben:** Sie erlebt das Trauma immer wieder in ihren Albträumen.
- **Vermeidung:** Sie versucht, die Gefahr zu vermeiden, indem sie nicht mehr nach draußen geht.

Die junge Frau hatte vor dem Überfall nie solche Symptome, sie war körperlich und psychisch gesund gewesen. Die Repertorisation konzentriert sich hier auf die akuten Symptome (► **Tab. 6.27**, ► **Tab. 6.28**).

Die Patientin erhält **Aconitum** C 1000. Ihre Symptomatik verschwindet, sodass sie keine Traumatherapie mehr braucht, wie ursprünglich vorgesehen.

► **Tab. 6.27** Repertorisation einer akuten PTBS nach Überfall.

| Rubriken | Gewichtung | Symptome | Anzahl der Arzneien |
|---|---|---|---|
| 1 | 1 | Gemüt – Beschwerden durch – Schreck | 80 |
| 2 | 1 | Gemüt – Angst – Schreck – nach | 16 |
| 3 | 1 | Gemüt – Beschwerden durch – Schock; seelischen | 42 |
| 4 | 1 | Gemüt – Furcht – plötzlich | 26 |
| 5 | 1 | Träume – Albträume, Albdrücken | 157 |
| 6 | 1 | Schlaf – Schlaflosigkeit – Schreck, nach | 3 |
| 7 | 1 | Brust – Herzklopfen – Angst – mit | 131 |
| 8 | 1 | Gemüt – Angst – Schweiß – kaltem, mit | 12 |

► **Tab. 6.28**

| | Acon. | Ign. | Op. | Gels. | Merc. | Sil. | Vanil. | Ars. | Nat-m. | Nux-v. |
|---|---|---|---|---|---|---|---|---|---|---|
| | 8/16 | 6/10 | 6/10 | 6/8 | 6/7 | 5/9 | 5/9 | 5/8 | 5/8 | 5/8 |
| 1 | 3 | 2 | 3 | 3 | 1 | 3 | 2 | 1 | 2 | 2 |
| 2 | 1 | 2 | 1 | 1 | 1 | 2 | 1 | – | 1 | – |
| 3 | 1 | 2 | 2 | 1 | 1 | 1 | 3 | – | 1 | 1 |
| 4 | 2 | – | – | 1 | 1 | – | 2 | 2 | – | – |
| 5 | 2 | 1 | 1 | 1 | 1 | 2 | 1 | 1 | 1 | 2 |
| 6 | 3 | 2 | 1 | – | – | – | – | – | – | – |
| 7 | 3 | 1 | 2 | 1 | 2 | 1 | – | 3 | 3 | 1 |
| 8 | 1 | – | – | – | – | – | – | 1 | – | 2 |

**Interpretation.** Die junge Frau war vor dem Überfall gesund gewesen. Das Trauma ist also singulär und mit keinen traumatischen Vorerfahrungen verbunden. Der Überfall wurde allerdings lebensbedrohlich erlebt, sodass seitdem ihre psychische und physische Sicherheit bedroht ist. Sie befindet sich in einem inneren Alarmzustand und entwickelt eine PTBS. Das typische Schockmittel **Aconitum** ist in diesem Fall die richtige Arznei, um ihre posttraumatische Symptomatik aufzulösen, sodass ihr vorheriger gesunder Zustand wiederhergestellt ist.

**Fazit**

Wenn ein gesunder Mensch ein umschriebenes Trauma erlebt, kann er eine PTBS entwickeln. In diesem Fall richtet sich die homöopathische Behandlung nach den akuten Symptomen, die nach dem passenden Arzneimittel ebenso schnell verschwinden können, wie sie aufgetaucht sind. Ohne homöopathische oder traumatherapeutische Behandlung besteht jedoch die Gefahr der Chronifizierung.

### 6.5.2 PTBS als Spitze des Eisbergs: das kumulative Trauma

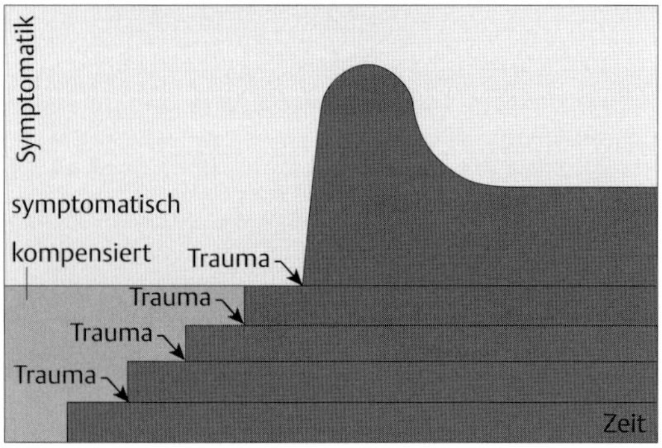


► **Abb. 6.3** Traumatisches Ereignis, kumulativer Prozess.

Manchmal erscheint es sehr offensichtlich: Ein Patient berichtet von einer erst kürzlich erlebten traumatischen Situation, in deren Folge er Belastungssymptome entwickelte. Was liegt da näher, als dieses Ereignis zuerst als „Causa" zu sehen und die Repertorisation eines Arzneimittels darauf aufzubauen. Natürlich werden wir dann die „typischen" Traumamittel finden – und enttäuscht sein, wenn die vermeintlich gut gewählte homöopathische Arznei nicht den gewünschten Erfolg bringt.

In diesen Fällen überdeckt das akute Trauma eine zugrunde liegende chronische Traumatisierung. Die aktuellen Symptome erscheinen nach außen, während die latente innere Dynamik, die eigentlich für deren Entstehung verantwortlich ist, verborgen bleibt. Es ist wie mit einem Eisberg: Nur ein kleiner Teil ist sichtbar, das riesige Eismassiv schwimmt aber unterhalb der Wasseroberfläche!

Die Skizze (► **Abb. 6.3**) verdeutlicht den kumulativen Prozess: Bevor ein traumatisches Ereignis die Symptomatik auslöst, fanden schon mehrere traumatisierende Situationen statt, die aber kompensiert werden konnten. Sie häuften sich jedoch im Unbewussten an, bis schließlich ein weiteres Traumaerlebnis die psychischen Kompensationsmöglichkeiten überfordert und eine Traumafolgeerkrankung entsteht, die chronisch werden kann, wenn sie nicht behandelt wird.

Es gilt also, die verborgene chronische individuelle Psychodynamik zu erkennen, um dem Patienten das richtige Arzneimittel zu verschreiben. Und diese Dynamik hat viel zu tun mit der Konstitution, denn von ihr hängt es ab, **wie** jemand auf eine traumatische Situation reagiert.

Nicht jedes akute Trauma braucht also ein akutes Arzneimittel, wie die beiden nun folgenden Beispiele zu diesem Thema zeigen.

**Fallbeispiel 18**

**PTBS und Depression nach Verkehrsunfall**

Die dunkelhaarige, sehr sympathische 55-jährige Frau Müller kommt auf Vermittlung eines psychiatrischen Kollegen zu mir. Nach einem Trauma vor einem halben Jahr hatte sie eine PTBS entwickelt. Sie und ihr Mann hatten auf der Autobahn einen schweren Auffahrunfall erlebt: Sie waren eingekeilt zwischen zwei LKWs, ihr Auto hatte Totalschaden; es war ein Wunder, dass ihnen nicht mehr passiert war als ein paar Schürfwunden. – Unmittelbar nach dem Unfall wunderte sie sich zwar noch, dass sie nicht deutlicher schockiert reagierte. Einige Tage später fingen dann aber die Symptome an, weshalb ihr der Psychiater zu einer Traumatherapie riet.

Sie leidet aktuell unter Angstgefühlen, Schlafstörungen, Albträumen, Herzrasen und Schweißausbrüchen. Sie kann sich auch nicht mehr konzentrieren und muss immer wieder unwillkürlich weinen. Alles wird ihr zu viel und sie ist oft deprimiert. Dann hat sie kei-

ne Lust, etwas zu unternehmen und zieht sich sozial zurück, obwohl sie sonst ein sehr geselliger Mensch ist. Morgens komme sie nicht mehr aus dem Bett, überhaupt sei ihre Stimmung meistens hoffnungslos, so erzählt sie. Auch sei ihr Asthma wieder schlimmer geworden, das sie schon seit ihrer Kindheit habe.
Das waren alles typische Symptome einer PTBS, die offensichtlich eine Folge des vor kurzem erlebten schweren Unfalls zu sein schien.
In der weiteren ausführlichen Anamnese differenziert sich aber das Bild ihrer psychischen Belastung: „Ich kann nicht mehr arbeiten", bricht es aus ihr heraus, und sie beginnt zu weinen. „Wenn ich nur an meine Arbeit denke, bekomme ich Herzrasen, Durchfall und Panikgefühle. Ich bin Kinderkrankenschwester und arbeite seit 30 Jahren in der Frühgeborenen-Pflege. Ich habe immer gerne gearbeitet, aber seit einem halben Jahr kann ich nicht mehr: Ich bin erschöpft, muss immer weinen, nichts mehr freut mich, ich kann nicht mehr schlafen und habe Albträume von den Kindern. Ich ertappe mich sogar dabei, dass ich die Kinder schütteln möchte, wenn sie schreien! Das darf nicht sein, ich habe wirklich Angst davor, etwas Unkontrolliertes zum Schaden der Kinder zu tun!"
Sie sei eigentlich eine sehr optimistische und zupackende Frau, erzählt sie weiter. Bisher habe sie noch nie eine Depression gehabt, sie sei glücklich verheiratet und habe eine erwachsene Tochter – eigentlich sei alles gut in ihrem Leben. Erst seit dem Unfall gehe es ihr so schlecht, obwohl sie auch schon vorher öfter erschöpft und deprimiert gewesen sei.
Sie will auf gar keinen Fall zurück auf die Station und bekommt schon bei dem Gedanken daran Herzrasen und Angstgefühle. Vor kurzem hatte sie den Geruch eines Desinfektionsmittels in die Nase bekommen, das auf Station immer benutzt wurde und bekam einen Panikanfall. Überhaupt überfallen sie jetzt Erinnerungen an traumatische Arbeitssituationen. Auf den Frühgeborenen-Stationen hatte sie immer zu tun mit extrem belastenden Situationen: Die „Frühchen" sind immer jünger, dementsprechend unterentwickelt, zeigen Missbildungen wie offene Bauchdecken, müssen operiert werden und sterben dann trotz aller intensiven Bemühungen. Die Eltern sind in ihrem Leid alleine und haben oft nur die Schwestern als tröstende Ansprechpartner.
Dazu kam die Umorganisation des Krankenhauses. Seit der Eingliederung in einen großen Klinikkonzern werden Stellen und Mittel gekürzt. Die Patientin hatte eine hohe Arbeitsbelastung und versuchte trotzdem, den Kindern und Kolleginnen gerecht zu werden. Sie sprang immer bereitwillig ein, wenn es personelle Engpässe gab.
„Ich kann mich gar nicht mehr befreien von dem Leid, das ich erlebt habe", erzählt die Patientin, „es kommen all die schrecklichen Situationen, die armen Kinder und Eltern in meinen Träumen wieder. Teilweise muss ich aber auch tagsüber plötzlich daran denken. Gestern sah ich eine Mutter mit ihrem behinderten Kind und es fiel mir wieder ein, dass auch ich ein behindertes „Frühchen" eines Morgens tot in seinem Bettchen gefunden habe. Ich musste der Mutter, die kurz darauf zu Besuch kam, sagen, dass ihr Kind gestorben ist! Bei dieser Erinnerung wird mir heute noch übel und schwindelig!"

## Diagnostische Überlegungen

Die Patientin zeigt eine posttraumatische Belastungssymptomatik, die sich nach einer akut-traumatischen Situation innerhalb eines Monats entwickelte und seither anhält. An einer depressiven Störung leidet sie schon länger. Ihre chronische asthmatische Symptomatik verstärkt sich unter Belastung, was für ein psychosomatisches Geschehen spricht.

**Diagnosen:**
- Posttraumatische Belastungsstörung (F 43.1)
- Mittelgradige depressive Episode (F 32.1)
- Asthma bronchiale (F 54, J 45)

Für die Diagnose einer PTBS sprechen folgende Kriterien:
- Die Person erlebt eine Situation, die ihr Leben bedroht. (Die Patientin erlebte einen schweren Autounfall.)
- Die Person erlebt ein oder mehrere emotional stark belastende Situationen, in denen sie dabei ist, wie ein Mensch verletzt wird, stirbt oder intensives Leid erlebt. (Bei dem Unfall gab es mehrere Schwerverletzte, ihr eigenes Auto hatte Totalschaden. Die Patientin selbst und ihr Mann waren leicht verletzt. Vor dem Unfall hatte sie als Kinderkrankenschwester auf einer Frühgeborenen-Intensivstation jahrelang mit schwersten körperlichen Krankheiten der Kinder, Sterbepro-

zessen und plötzlichen Todesfällen zu tun. Außerdem musste sie das intensive Leid der Eltern miterleben und ihnen zur Seite stehen.)

Die Patientin zeigt Symptome gemäß der **Trauma-Trias**:

**Hyperarousal.** Die Patientin wacht jede Nacht gegen 3.00 Uhr durch Albträume auf und kann nicht mehr einschlafen. Wenn sie an der Klinik vorbeifährt oder eine Arbeitskollegin trifft, hat sie Herzrasen und Schweißausbrüche.

**Wiedererleben.** Wenn die Patientin auf der Straße Mütter mit kleinen Kindern sieht, erinnert sie sich plötzlich daran, wie sie frühgeborene Zwillinge versorgen musste, die eine sterbende Krebspatientin durch Kaiserschnitt entbunden hatte. In den Albträumen kommen auch die Bilder der Kinder wieder, die mit schwersten Missbildungen operiert werden mussten.

**Vermeidung.** Nach dem Unfall konnte die Patientin zwar zum Erstaunen ihrer Familie wieder ohne Probleme Auto fahren, allerdings nicht mehr in die Nähe der Klinik gehen, ohne Belastungssymptome zu entwickeln. Sie vermied jeglichen Kontakt zu den Kolleginnen, um nicht mehr an die belastenden Arbeitssituationen erinnert zu werden. Sie war krankgeschrieben und wollte sich um eine Erwerbsunfähigkeitsrente bemühen.

Die homöopathische Analyse der traumabedingten Symptomatik dieser Patientin scheint auf den ersten Blick klar: Die Frau entwickelte nach einem akuten traumatischen Ereignis, einen Autounfall, eine PTBS. Diese „Causa“ als Beginn der Krankheitsentwicklung würde man also als „Folge von Schock“ in der Repertorisation stark gewichten. Doch aufgepasst: Ihre wiedererlebten Erinnerungen, die für eine PTBS so typisch sind, die sogenannten „flashbacks“, beziehen sich nicht auf ihr kürzlich erlebtes Trauma, sondern auf ihre Arbeitssituation. Das bedeutet, dass das akute Trauma nicht ursächlich verantwortlich ist für die Belastungssymptomatik, sondern lediglich als Trigger wirkt. Deshalb kann man dieses akute Schockerlebnis, so sehr es sich auch anbietet, nicht als Causa sehen.

Dementsprechend wird hier kein akutes homöopathisches Traumamittel wirken, obwohl die Schock-Kausalität auf den ersten Blick so eindeutig scheint und für **Aconitum** spricht (► **Tab. 6.29**, ► **Tab. 6.30**).

Wenn wir aber den Unfall als Trigger für die Aktualisierung einer latenten Traumatisierung durch die belastende Arbeitssituation sehen, werden wir

► **Tab. 6.29** Repertorisation einer akuten PTBS nach Autounfall.

| Rubriken | Gewichtung | Symptome | Anzahl der Arzneien |
|---|---|---|---|
| 1 | 1 | Gemüt – Beschwerden durch – Schock; seelischen | 42 |
| 2 | 1 | Gemüt – Angst – Schreck – nach | 16 |
| 3 | 1 | Schlaf – Schlaflosigkeit – Schreck, nach | 3 |
| 4 | 1 | Träume – Albträume, Albdrücken | 157 |
| 5 | 1 | Brust – Herzklopfen – Schreck, nach | 12 |

► **Tab. 6.30**

| | Acon. | Op. | Ign. | Nat-m. | Sil. | Vanil. | Puls. | Verat. | Dulc. | Gels. |
|---|---|---|---|---|---|---|---|---|---|---|
| | **5/10** | **5/7** | **4/7** | **4/5** | **3/5** | **3/5** | **3/4** | **3/4** | **3/3** | **3/3** |
| 1 | 1 | 2 | 2 | 1 | 1 | 3 | 1 | 1 | 1 | 1 |
| 2 | 1 | 1 | 2 | 1 | 2 | 1 | – | 2 | 1 | 1 |
| 3 | 3 | 1 | 2 | – | – | – | – | – | – | – |
| 4 | 2 | 1 | 1 | 1 | 2 | 1 | 1 | – | 1 | 1 |
| 5 | 3 | 2 | – | 2 | – | – | 2 | 1 | – | – |

auf einen tieferen Zusammenhang, auf eine ganz individuelle Psychodynamik der Traumatisierung, stoßen:

In der akuten Traumasituation des Unfalls erlebte die Patientin die Gefühle der Hilflosigkeit und des Ausgeliefertseins wieder, die sie latent in ihrer Arbeit auch zu ertragen hatte. Auch dem Schicksal der Kinder und deren Eltern gegenüber fühlte sie sich oft hilflos und ausgeliefert. Trotz allen Engagements konnte sie nicht verhindern, dass die ihr Schutzbefohlenen leiden und sterben mussten. Sie erlebte in ihrer täglichen Arbeit immer wieder traumatisierende Situationen. Diese emotionale Belastung konnte die empathische Frau zwar jahrelang durch positive Erlebnisse und Rückhalt im Team und in ihrer Familie kompensieren. Diese Ressource wurde aber immer kleiner, denn immer mehr ihrer langjährigen Kolleginnen wurden durch die größer werdende Arbeitsbelastung krank oder kündigten. Der Personalwechsel und zunehmende Arbeitsdruck erschöpften sie zusehends. Der Unfall war trotz aller Dramatik nicht die Ursache ihrer Belastungssymptomatik, sondern nur der Auslöser einer seit langem schwelenden chronischen Traumatisierungsdynamik am Arbeitsplatz.

Auf eine solch traumatisierende Arbeitssituation reagieren Menschen sehr unterschiedlich: Die einen halten es nicht aus, kündigen und suchen sich eine bessere Arbeitsstelle. Andere setzen sich zur Wehr und versuchen, die Situation zu ändern. Wieder andere ertragen es jahrelang, bis sie symptomatisch werden, so wie die Patientin.

An welches Arzneimittel erinnert uns diese Reaktion? Welches Leitsymptom legen wir der Repertorisation zugrunde? Ist es der Schock oder nicht vielmehr der Kummer, der für die Symptomatik verantwortlich ist?

Die Symptomatik hatte sich zwar unmittelbar nach einem Akuttrauma entwickelt, bei der ausführlichen Anamnese erschien jedoch eine langwährende Kummer-Situation: Die Patientin ertrug die emotional höchst belastende Arbeitssituation still, ohne sich zu wehren oder zu kündigen. Sie versuchte, immer mit allem alleine fertig zu werden, holte sich keine Hilfe und verlangte von sich eine Stärke, die sie auch nach außen zeigte: Jeder konnte sich bei ihr Trost holen. Sie ist äußerst verantwortungsbewusst, dabei empfindsam und empathisch. Zunehmend entwickelte sie eine depressive Symptomatik.

Sie leidet schon seit ihrer Jugend an Asthma mit chronischem Husten und fährt seit Jahren an die Nordsee, weil es ihr dort mit dem Atmen besser geht. Außerdem hat sie Bluthochdruck und in Belastungssituationen klopft ihr Herz unregelmäßig.

Wenn wir jetzt noch wissen, dass sie Sonne nicht gut verträgt und sie schon öfter einen Hautausschlag durch das Sonnenlicht bekam, ist das Arzneimittel nach der Repertorisation (▶ **Tab. 6.31**, ▶ **Tab. 6.32**) klar: **Natrium muriaticum.**

Frau Müller erhielt also **Natrium muriaticum** C 1000, 3-mal 3 Globuli, und dieses Arzneimittel traf ihre Konstitution sehr genau. Schon am Tag

▶ **Tab. 6.31** Repertorisation: Schock, Kummer, Depression, Asthma, Sonnenempfindlichkeit.

| Rubriken | Gewichtung | Symptome | Anzahl der Arzneien |
|---|---|---|---|
| 1 | 1 | Gemüt – Beschwerden durch – Kummer | 89 |
| 2 | 1 | Gemüt – Beschwerden durch – Kummer – stiller Kummer | 3 |
| 3 | 1 | Gemüt – Schreckliches und traurige Geschichten greifen sie stark an | 49 |
| 4 | 1 | Gemüt – Mitgefühl, Mitleid | 51 |
| 5 | 1 | Gemüt – Beschwerden durch – Schreck | 80 |
| 6 | 1 | Gemüt – Beschwerden durch – Schock; seelischen | 42 |
| 7 | 1 | Atmung – Asthma, asthmatische Atmung – abends | 13 |
| 8 | 1 | Husten – Asthmatisch | 123 |
| 9 | 1 | Allgemeines – Sonne – Aufenthalt in der Sonne | 82 |
| 10 | 1 | Allgemeines – Licht; durch – agg. – Sonnenlicht | 42 |
| 11 | 1 | Allgemeines – Meer; am – amel. | 25 |

▸ **Tab. 6.32**

| | Nat-m. | Puls. | Nux-v. | Ign. | Acon. | Sulf. | Phos. | Lach. | Vanil. | Calc. |
|---|---|---|---|---|---|---|---|---|---|---|
| | **11/22** | **10/20** | **9/16** | **8/15** | **8/12** | **8/11** | **7/16** | **7/14** | **7/13** | **7/12** |
| 1 | 4 | 2 | 2 | 4 | 1 | 1 | 3 | 3 | 3 | 1 |
| 2 | 3 | – | – | – | – | – | – | – | – | – |
| 3 | 2 | 2 | 2 | 1 | – | 2 | 2 | 2 | 2 | 4 |
| 4 | 2 | 1 | 2 | 2 | 1 | – | 3 | 1 | 1 | 1 |
| 5 | 2 | 3 | 2 | 2 | 3 | 1 | 3 | 2 | 2 | 1 |
| 6 | 1 | 1 | 1 | 2 | 1 | 1 | – | – | 3 | – |
| 7 | 1 | 3 | 1 | – | – | 2 | 2 | – | – | – |
| 8 | 1 | 2 | 3 | 1 | 2 | 1 | 2 | 2 | – | 1 |
| 9 | 3 | 3 | 2 | 1 | 2 | 1 | – | 3 | 1 | 1 |
| 10 | 1 | 2 | 1 | 2 | 1 | 2 | 1 | 1 | 1 | 3 |
| 11 | 2 | 1 | – | – | 1 | – | – | – | – | – |

nach der Einnahme fühlte sie sich besser, musste nicht mehr unwillkürlich weinen, hatte wieder Freude am Leben und mehr Antrieb. Die Schlafstörungen und Panikattacken verschwanden. Auch ihre Herzsymptomatik und der Bluthochdruck wurden besser, außerdem hatte sie keine Asthma- oder Kopfschmerzattacken mehr.

## Interpretation des Behandlungsverlaufs aus homöopathischer Sicht

Die akute Belastungssymptomatik deutete zuerst auf das typische Schockmittel **Aconitum**. Wenn aber zu der Repertorisation der Schrecksymptomatik auch die chronischen psychosomatischen Beschwerden wie Asthma und die depressive Verstimmung genommen werden, zeigt sich das Konstitutionsmittel der Patientin, nämlich **Natrium muriaticum**. Dieses „Kummermittel" passte am besten zu ihrer Grundproblematik: Es fiel ihr schon ein Leben lang schwer, sich abzugrenzen und ihre Bedürfnisse durchzusetzen, deshalb ließ sie sich auch immer überfordern. Natürlich wiederholte sich in ihrer Arbeitssituation ihre Familienkonstellation: Als Jüngste von fünf Kindern einer überlasteten Mutter und eines kriegstraumatisierten Vaters hatte sie immer die Rolle der Kleinen, die dafür sorgt, dass es allen gut geht und für sich selbst nichts verlangt. Dasselbe Verhalten zeigte sie in der Klinik: Sie sorgte aufopfernd für ihre kleinen Patienten und deren Eltern, aber auch für ihre Kolleginnen, beklagte sich nie und überforderte sich deshalb so lange, bis sie nicht mehr konnte. Sie setzte sich nicht gegen die traumatisierenden Arbeitsumstände zur Wehr und funktionierte brav, ohne eigene Bedürfnisse zu spüren, geschweige denn durchzusetzen – wie als kleinste Tochter in ihrer Familie. Diese Rolle entspricht ihrer Konstitution und dem dazu passenden Arzneimittel: **Natrium muriaticum**.

## Interpretation nach traumatheoretischen Gesichtspunkten

In dem beschriebenen Fallbeispiel handelt es sich um ein „kumulatives Trauma" [52], das definiert ist als die „Folge einer Reihe von traumatischen Erfahrungen, die zum Zusammenbruch der psychischen Struktur führen".

Traumatisierend wirkt hier eine anhaltend unterschwellige Dauerbelastung am Arbeitsplatz, die lange Zeit durch persönliche Ressourcen kompensiert wird, bis eine akut traumatisierende Situation nicht mehr ausgeglichen werden kann und sich eine Belastungsstörung entwickelt.

Bei der Patientin waren traumatische Arbeitssituationen eine ständige Belastung. Schon seit ihrer Ausbildung zur Kinderkrankenschwester für Frühgeborene hatte sie mit emotional stark belastenden Situationen zu tun, ohne jemals professionelle Hilfe, z. B. in Form von Supervision, zu bekommen. Erfolgserlebnisse, Rückhalt in Team und Familie ermöglichten ihr jahrzehntelang, diese Belastung zu kompensieren. Strukturelle Veränderungen verschlechterten aber zunehmend die Arbeitsbedingungen, bis ein schwerer Autounfall die schon lange schwelende Belastungssymptomatik auslöste.

Physiologisch findet bei der Patientin ständig die Stresskaskade statt (Kap. 4.2) und sie steht seit Jahren unter einer hohen Ausschüttung von Stresshormonen wie Cortison und Adrenalin. Die chronische Alarmreaktion ist auch die Ursache ihres Hypertonus, ihrer Tachyarrhythmie und ihres Asthmas. Diese Erkrankungen können als Psychosomatosen verstanden werden, wie in Kap. 4.2 beschrieben wird: Die emotionale Belastungssituation kann nicht verbalisiert werden, sodass eine Abfuhr der belastenden Affekte nach außen nicht möglich ist. Affekte wie Angst, Wut und Hilflosigkeit bleiben isoliert im Inneren. Es entsteht ein psychischer Spannungszustand, der sich auf der Körperebene in somatischen Symptomen ausdrückt. Diese psychovegetative chronische Alarmsituation wurde durch ein akutes Trauma – einen schweren Verkehrsunfall – endgültig aus dem mühsam aufgerichteten Gleichgewicht gebracht, und die Patientin entwickelte eine PTBS.

## Psychotherapeutische Behandlung

In der Kurzzeittherapie reflektierten wir ihr Verhalten. Die Patientin entwickelte zunehmend Konfliktfähigkeit und konnte sich so privat wie beruflich besser abgrenzen und aus überfordernden Situationen herausnehmen. In drei EMDR-Sitzungen wurde ihre Belastungssymptomatik bearbeitet, und die Intrusionen der „schlimmen Kinder" in ihren Albträumen verschwanden.

### Fazit

Obwohl die Patientin anfänglich eine ausgeprägte PTBS zeigte, war sie nach relativ kurzer Zeit – etwa neun Monate – symptomfrei. Sie brauchte keine Psychopharmaka. **Natrium muriaticum** in Verbindung mit einer tiefenpsychologisch-fundierten KZT hatte also sowohl die PTBS wie auch ihre chronische Überlastungsdepression schnell und nachhaltig gebessert. Ihr akutes Trauma überlagerte ihre chronische Traumatisierung, die sich auch aufgrund ihrer Konstitution über Jahre entwickelt hatte, und deshalb half ihr auch kein „typisches" Traumamittel wie **Aconitum**, das in der Repertorisation ihrer Belastungssymptomatik an erster Stelle stand, sondern ihr Konstitutionsmittel **Natrium muriaticum**.

Ein weiteres Fallbeispiel soll die Dynamik einer **kumulativen Traumatisierung** verdeutlichen. Auch hier verdeckt das akute Ereignis eine chronische Traumatisierung.

### Fallbeispiel 19

**Posttraumatische Angststörung und somatoforme Schmerzstörung nach Autounfall**

Die junge, attraktive und temperamentvolle Frau Sandor sucht mich auf, nachdem sie gezielt im Internet recherchiert hatte. Nach qualvollen Jahren voller Angst und Schmerzen und vielen vergeblichen allopathischen Behandlungsversuchen mit Antidepressiva, Tranquilizern und Neuroleptika wollte sie jetzt eine traumatherapeutische und homöopathische Behandlung versuchen.

Seit fünf Jahren leidet sie an Panikattacken: Sie bekommt Luftnot, Herzrasen, Schweißausbrüche und große Angst, vor allen Dingen in engen Räumen und beim Alleinsein. In solchen Situationen fängt sie dann oft hemmungslos an zu weinen. Zusätzlich dazu traten vor drei Jahren plötzlich linksseitige Schmerzen an Beinen und Armen auf, die nach rechts wandern. Sie kann sich dann nur noch eingeschränkt bewegen und verbringt Tage verzweifelt im Bett! Morgens beim Erwachen sei es immer am schlimmsten, sowohl die Schmerzen als auch die Angst, aber auch wenn sie lange schlafe, werde alles schlimmer. Wärme tue ihr insgesamt gut, deshalb fahre sie auch regelmäßig in heiße Länder. Da seien ihre Schmerzen auch immer besser. Natürlich war alles medizinisch abgeklärt, ohne jeglichen organpathologischen Befund. Die psychiatrischen Kollegen verschrieben ihr nur immer neue Kombinationen von Psychopharmaka, ohne dass sich etwas gebessert hat.

Eigentlich sei sie eine sehr lebenslustige Frau, erzählt die Patientin und bekommt Tränen in die Augen. Sie gehe gern aus, habe viele Freunde und sei sehr beliebt, weil sie so lebendig sei. Sie sei gerne in Gesellschaft. Sie liebe das Leben, aber durch ihre Krankheit sei sie manchmal so verzweifelt, dass sie schon daran dachte, lieber sterben zu wollen. Gott sei Dank habe sie vor kurzem geheiratet, ihre große Liebe, und ihr Mann sei sehr fürsorglich und liebevoll zu ihr, was ihr in diesen Situationen ein großer Trost sei.

Sie erzählt weiter, dass die Symptomatik nach einem schweren Autounfall begonnen habe. Damals sei sie immer am Wochenende weite Strecken zu ihrer Mutter gefahren. Bei dem Unfall kam der entgegenkommende Unfallverursacher ums Leben, sie selbst sei schwer verletzt worden. Seither kann sie sich nicht mehr ans Steuer setzen, auch als Beifahrer habe sie Angst. Zum Glück konnte sie somatisch vollkommen genesen, jedoch ihre Psyche sei verletzt geblieben. Ihre anhaltenden Körperschmerzen seien keine Folge des Unfalls, das hätten ihr die behandelnden Neurologen und Orthopäden versichert.

## Diagnostische Überlegungen

Diese Patientin entwickelte nach einem Unfall-Trauma eine Angstsymptomatik mit Herzrasen, Schweißausbrüchen und Panikattacken, vorwiegend in engen Räumen. Seit diesem Ereignis leidet sie auch unter Körperschmerzen ohne organpathologischen Befund, was auf ein psychosomatisches Krankheitsgeschehen verweist. Ihre Stimmung ist deprimiert und hoffnungslos, sie muss oft grundlos weinen, hat an nichts mehr Freude und morgens geht es ihr meistens körperlich wie psychisch schlecht – ein depressives „Morgentief" also.

**Diagnosen:**

- Panikstörung (F 41.0)
- Anhaltende somatoforme Schmerzstörung (F 45.4)
- Mittelgradige depressive Episode (F 32.1)

Die Patientin zeigt also eine typische Posttraumatische Belastungssymptomatik in Form einer Angststörung (► **Tab. 6.33**, ► **Tab. 6.34**). Diese und das offensichtliche Unfalltrauma legen nahe, ihr **Aconitum** zu geben.

Die **weitere Anamnese** führt jedoch zu einem anderen Arzneimittel: Die sympathische Patientin erzählt ihre Geschichte zwar emotional bewegt, jedoch sehr flüssig, ohne große Unterbrechung oder Zögern und mit heiserer Stimme. Sie sei sowieso sehr mitteilsam, erzählt sie, und deshalb passe sie so gut zu ihrem Mann, der eher schweigsam ist. Wenn sie nach Hause komme, rede sie sich alles von der Seele, dann gehe es ihr besser. Allerdings werde ihre Stimme beim Reden in letzter Zeit immer heiserer (► **Tab. 6.35**, ► **Tab. 6.36**).

► **Tab. 6.33** Repertorisation einer posttraumatischen Angststörung.

| Rubriken | Gewichtung | Symptome | Anzahl der Arzneien |
|---|---|---|---|
| 1 | 1 | Gemüt – Beschwerden durch – Schreck | 80 |
| 2 | 1 | Gemüt – Beschwerden durch – Schock; seelischen | 42 |
| 3 | 1 | Gemüt – Angst – Schreck – nach | 16 |
| 4 | 1 | Gemüt – Angst – Atmung; mit behinderter | 35 |
| 5 | 1 | Brust – Herzklopfen – Angst – mit | 131 |
| 6 | 1 | Gemüt – Angst – Schweiß – kaltem, mit | 12 |

► **Tab. 6.34**

| | Acon. | Verat. | Op. | Ign. | Nux-v. | Puls. | Lyc. | Nat-m. | Plat. | Sil. |
|---|---|---|---|---|---|---|---|---|---|---|
| | **6/10** | **6/8** | **5/9** | **5/8** | **5/8** | **4/8** | **4/7** | **4/7** | **4/7** | **4/7** |
| 1 | 3 | 1 | 3 | 2 | 2 | 3 | 3 | 2 | 2 | 3 |
| 2 | 1 | 1 | 2 | 2 | 1 | 1 | – | 1 | 1 | 1 |
| 3 | 1 | 2 | 1 | 2 | – | – | 1 | 1 | – | 2 |
| 4 | 1 | 1 | 1 | 1 | 2 | 1 | 1 | – | 2 | – |
| 5 | 3 | 2 | 2 | 1 | 1 | 3 | 2 | 3 | 2 | 1 |
| 6 | 1 | 1 | – | – | 2 | – | – | – | – | – |

► **Tab. 6.35** Konstitutionelle Repertorisation einer posttraumatischen Schmerzstörung.

| Rubriken | Gewichtung | Symptome | Anzahl der Arzneien |
|---|---|---|---|
| 1 | 1 | Gemüt – Beschwerden durch – Schreck | 80 |
| 2 | 1 | Gemüt – Beschwerden durch – Schock; seelischen | 42 |
| 3 | 1 | Gemüt – Angst – Schreck – nach | 16 |
| 4 | 1 | Gemüt – Angst – Atmung; mit behinderter | 35 |
| 5 | 1 | Gemüt – Angst – Schweiß – kaltem, mit | 12 |
| 6 | 1 | Gemüt – Geselligkeit, ist kontaktfreudig | 14 |
| 7 | 1 | Gemüt – Mitteilsam, gesprächig | 14 |
| 8 | 1 | Gemüt – Redseligkeit; Geschwätzigkeit | 175 |
| 9 | 1 | Gemüt – Gesellschaft – Verlangen nach | 97 |
| 10 | 1 | Gemüt – Furcht – engen Räumen; in | 45 |
| 11 | 1 | Brust – Herzklopfen – Angst – mit | 131 |
| 12 | 1 | Kehlkopf und Trachea – Stimme – heiser, Heiserkeit – Sprechen – agg. | 33 |
| 13 | 1 | Allgemeines – Schlaf – langer Schlaf agg. | 40 |
| 14 | 1 | Allgemeines – Schlaf – nach dem Schlaf – morgens – Erwachen; beim | 38 |
| 15 | 1 | Allgemeines – Wärme – amel. | 148 |
| 16 | 1 | Extremitäten – Schmerz – links – dann rechts | 10 |

► **Tab. 6.36**

| | Lach. | Nux-v. | Ign. | Phos. | Ars. | Puls. | Sulf. | Lyc. | Verat. | Calc. |
|---|---|---|---|---|---|---|---|---|---|---|
| | 13/26 | 11/20 | 11/18 | 10/24 | 10/18 | 10/18 | 10/18 | 10/17 | 10/13 | 9/17 |
| 1 | 2 | 2 | 2 | 3 | 1 | 3 | 1 | 3 | 1 | 1 |
| 2 | – | 1 | 2 | – | – | 1 | 1 | – | 1 | – |
| 3 | – | – | 2 | – | – | – | – | 1 | 2 | – |
| 4 | 1 | 2 | 1 | 1 | 1 | 1 | – | 1 | 1 | – |
| 5 | – | 2 | – | – | 1 | – | – | – | 1 | – |
| 6 | 1 | – | – | – | – | – | 1 | – | – | – |
| 7 | 2 | – | – | 3 | – | – | 2 | – | – | – |
| 8 | 4 | 1 | 1 | 2 | 1 | 1 | 1 | 1 | 2 | 1 |
| 9 | 1 | 2 | 2 | 4 | 3 | 2 | – | 3 | 1 | 2 |
| 10 | 1 | 1 | 2 | – | 1 | 2 | 1 | 2 | – | 2 |
| 11 | 2 | 1 | 1 | 3 | 3 | 3 | 3 | 2 | 2 | 3 |
| 12 | 1 | – | – | 2 | – | – | – | – | – | 2 |
| 13 | 3 | 2 | 1 | 1 | 1 | 1 | 3 | 1 | 1 | 2 |
| 14 | 3 | 3 | 2 | 3 | 3 | 3 | 3 | 2 | – | 3 |
| 15 | 2 | 3 | 2 | 2 | 3 | 1 | 2 | 1 | 1 | 1 |
| 16 | 3 | – | – | – | – | – | – | – | – | – |

Auf die Frage nach **weiteren Modalitäten** und **Symptomen** erzählt sie: Sie könne nichts Enges um den Hals vertragen, ihre Menstrualblutung wäre sehr dunkel und klumpig, und wenn sie irgendwelche Körpersymptome habe, dann immer linksseitige. Ihre Schmerzen und Lähmungserscheinungen an Armen und Beinen sind immer links und wandern dann nach rechts, auch Bauch- oder Kopfschmerzen treten auf der linken Seite auf.

Sowohl die körperliche wie psychische Symptomatik der Patientin sprachen also für **Lachesis**, das ihr als C 200 gegeben wurde. Sie sollte täglich drei Globuli solange nehmen, bis sich ihre Schmerzsymptomatik bessert. Ihre Körperschmerzen verschwanden daraufhin innerhalb von vier Wochen. Obwohl sie kurz nach der Erstanamnese einen leichten Verkehrsunfall erlebte, bekam sie keine Panikattacken mehr. Drei Tage nach Einnahme hatte sie linksseitige Kopfschmerzen, wie damals nach dem Unfall, diese waren jedoch nach einem Tag vorbei.

## Interpretation nach traumatheoretischen und psychodynamischen Gesichtspunkten

In den therapeutischen Sitzungen wurde die Lebensgeschichte der Patientin deutlich: Sie war die einzige Tochter einer alleinerziehenden Mutter, die unter schweren Depressionen litt. Die Tochter musste immer Angst haben, dass die Mutter sich etwas antut, sodass sie schon als kleines Mädchen versucht hatte, ihre Mutter aufzuheitern und zu entlasten. Sie übernahm früh Verantwortung für das gemeinsame Leben und versuchte, alles unter Kontrolle zu halten, um nur die Mutter nicht zu belasten. Sogar als erwachsene Frau rief sie jeden Tag an und versuchte aus der Ferne die Probleme ihrer Mutter zu lösen. Auch nahezu jedes Wochenende fuhr sie mit dem Auto die weite Strecke, um ihre Mutter zu besuchen. Das führte zunehmend zu Spannungen in ihrer Ehe, denn ihr Mann fühlte sich vernachlässigt, musste er doch jedes Wochenende auf seine Frau verzichten!

Auch hier kann man von einem **kumulativen Trauma** sprechen: Die Patientin hatte ständig Angst, ihre depressive und immer wieder suizidale Mutter zu verlieren. Diese Angst konnte sie nur dadurch in Schach halten, indem sie jedes Wochenende tausende Kilometer fuhr, um ihre Mutter zu besuchen. Dann konnte sie sicher sein, dass sie am Leben blieb. Der Autounfall war die extreme Form des Kontrollverlustes, denn plötzlich wurde sie dadurch aus ihrer Pseudo-Sicherheit, durch kontrollierendes Verhalten, Trennung und Tod abwehren zu können, herauskatapultiert. Ihre Panikattacken waren also nicht nur auf die aktuelle traumatische Situation zurückzuführen, sondern auf ihr Lebensthema: Verzweifelt bemühte sie sich ein ganzes Leben lang, ihre Mutter am Leben zu erhalten und hatte doch trotz aller Tüchtigkeit und Kontrolle immer Angst, sie zu verlieren! Ihr ganzes Leben baute sie um diese Sorge auf. Das belastete sie sehr und hinderte sie daran, ein unabhängigeres Leben zu führen, was sie auch wütend machte. Diese Wut war ihr aber nicht bewusst.

In den therapeutischen Sitzungen bearbeiteten wir ihre Verlustangst und auch ihre Aggression auf die depressive Mutter, die sie ein Leben lang zur eigenen Stabilisierung missbraucht hatte. Ihr unbewusster Autonomie-Abhängigkeitskonflikt wurde deutlich: Sie befand sich in einer emotionalen Abhängigkeit zu ihrer Mutter, welche die Patientin nicht wirklich in eine Eigenständigkeit entlassen konnte, weil sie selbst so emotional bedürftig und von der Fürsorge der Tochter abhängig war. Die Tochter wiederum musste fürchten, dass sich ihre Mutter umbringt, wenn sie sich zu sehr verselbständigen sollte – sie war also hochambivalent an ihre Mutter gebunden und deshalb konnte auch keine Trennungsentwicklung mit den dazugehörigen aggressiven Impulsen stattfinden.

Der Autounfall reaktivierte nun den innerpsychischen Konflikt: Sie konnte dadurch monatelang ihre Mutter nicht besuchen und fühlte sich deshalb schuldig. Gleichzeitig hatte sie aber auch Angst, dass ihre Mutter sich in ihrer Abwesenheit das Leben nehmen könnte. Die Hin-Bewegung zur Mutter wurde quasi durch den Unfall gestoppt, und sie entwickelte ein psychosomatisches Symptom, das man als unausgesprochenen Appell an die Mutter so übersetzten könnte: „Ich mühe mich seit Jahren ab, zu Dir zu kommen, um Dich am Leben zu halten und versäume dadurch mein eigenes. Nun kann und will ich nicht mehr. Ich wurde zwar durch einen fremdverschuldeten Unfall an meinem Weg zu Dir gehindert, aber meine Körperschmerzen verhindern jetzt dauerhaft, zu Dir zu gehen. Ich will mich Deiner Bedürftigkeit nicht mehr unterwerfen und meinen eigenen Weg gehen. Weil ich aber Angst und Schuldgefühle habe, leide ich und habe große Schmerzen. Sieh doch, wie schmerzlich es ist, mich von Dir zu trennen und gib mich frei!"

Die Schmerzstörung konvertierte also ihre bisher nicht bewusste Aggressionsdynamik in eine Körpersprache, die ihre jahrelange Anstrengung und Überlastung ausdrückte. Die posttraumatische Symptomatik wurde durch ein kumulatives Trauma ausgelöst. Das chronische Trauma war die ständige Angst um die Mutter und ein schwelender Autonomie-Abhängigkeitskonflikt. Dieses chronische Trauma wurde durch das akut traumatische Erlebnis eines Autounfalls aktiviert, der die bisherigen Kompensationsmechanismen außer Kraft setzte: Plötzlich konnte die junge Frau nicht mehr die Angst um die Mutter durch ihre ständigen anstrengenden Wochenendbesuche unter Kontrolle halten, und sie entwickelte die psychosomatischen Schmerzen als Konversionsstörung, wie in Kap. 4.2 beschrieben.

## Interpretation des Behandlungsverlaufs aus homöopathischer Sicht

Das traumatische Ereignis aktualisierte einen unbewussten Konflikt und die Angst vor Kontrollverlust und Trennung. Obwohl die Symptome einer PTBS zuerst für das Akutmittel **Aconitum** sprachen, erfasste **Lachesis** ihre dahinter liegende chronische Traumatisierung und Konstitution.

Dieses Arzneimittel erfasste also die Gesamtheit der Symptome: Sowohl die Beschwerden durch den Schock eines Verkehrsunfalles wie die linksseitigen Körperschmerzen und die persönlichen Eigenschaften wie Geschwätzigkeit, Geselligkeit und Besserung durch Wärme. Das Unfalltrauma überlagerte zwar ihre Grundkonstitution durch die aktuelle Symptomatik einer Panikstörung mit Angstgefühlen, Herzrasen und Atembeklemmung. Aber die auf das Unfallereignis folgende chronische psychosomatische Symptombildung entsprang ihrem Grundkonflikt und ihrer Konstitution. Nur ein Arzneimittel, das alle diese Faktoren erfasste, konnte dann auch eine nachhaltige Heilung erzielen – nämlich ihr Konstitutionsmittel, und das war **Lachesis**.

## Zusammenfassung

Die weitere Behandlung verlief dann auch sehr positiv: Durch **Lachesis** verschwanden die Körperschmerzen und die Angstgefühle. In wenigen Therapiestunden – insgesamt waren es nur 15 – konnten wir ihren Autonomie-Abhängigkeitskonflikt klären und ihre Schuldgefühle und Aggressionen bearbeiten, sodass sie sich in eine gesunde Selbstständigkeit entwickeln konnte. Sie setzte sich offensiv mit ihrer Mutter auseinander und entschied sich dafür, sich auf ihr eigenes Leben zu konzentrieren.

Sechs Monate nach Beendigung der Therapie erhielt ich einen Anruf der überglücklichen jungen Frau: Sie war endlich schwanger! Seit Jahren wollte sie schon ein Kind und nun hatte es endlich geklappt!

### Fazit

In **beiden Fallbeispielen** (Fallbeispiele 18 und 19) entwickelten sich nach einem Autounfall Symptome einer Posttraumatischen Belastungsstörung und einer Angststörung, die zuerst das Schockmittel **Aconitum** nahelegten. Nach der eingehenden Anamnese wurde aber deutlich, dass sich das akute traumatische Ereignis auf eine chronische Krankheitsentwicklung quasi draufgepfropft hatte: Die erste Patientin litt unter einer jahrelangen Überlastung und Traumatisierung durch ihre Arbeit, die zweite Patientin unter chronischer Angst um ihre suizdigefährdete Mutter.
Erst die Gesamtheit der Symptome und das Verständnis der tieferen psychischen Dynamik machten es möglich, das passende Konstitutionsmittel zu finden. Dadurch konnten sowohl die Belastungssymptomatik wie auch die psychosomatischen Krankheiten – in dem einem Falle Asthma und in dem anderen eine somatoforme Schmerzstörung – nachhaltig gebessert und in Verbindung mit der psychotherapeutischen Arbeit geheilt werden.

### 6.5.3 Aktuell getriggertes chronisches Trauma

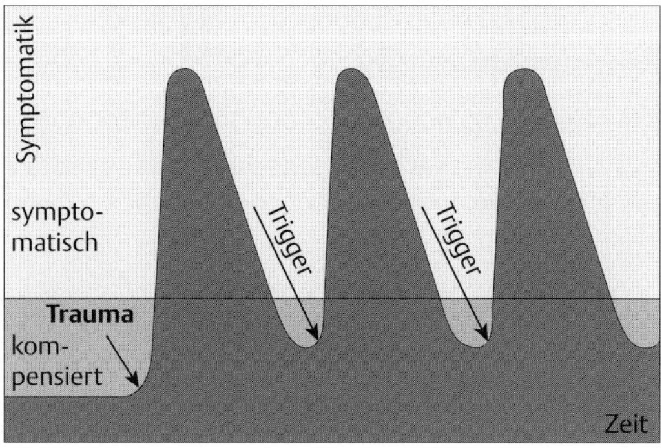


► **Abb. 6.4** Triggerdynamik bei chronischem Trauma.

Eine chronische Traumatisierung ist nicht unbedingt gleich erkennbar. Viele Menschen entwickeln Strategien, um ein Trauma zu kompensieren, oder sie leiden an unspezifischen psychischen und psychosomatischen Symptomen. Erst bei Konfrontation mit Ereignissen, die sie unbewusst an das abgespaltene traumatisierende Erlebnis erinnern, zeigen sich die typischen Belastungssymptome. Dann gilt es, als Behandler vorsichtig und empathisch nachzuforschen: Gibt es ein verdrängtes Trauma?

In dieser Skizze (► **Abb. 6.4**) verursacht das Trauma eine Belastungssymptomatik, die zwar nach einer gewissen Zeit wieder etwas abebbt, aber direkt unterhalb der Kompensationsschwelle lauert. Wenn ein Trigger die ursprünglich traumatische Situation aktualisiert, schießt die Belastungssymptomatik wieder nach oben und kann dann auch nicht mehr kompensiert werden. Es entwickelt sich eine chronische Traumafolgeerkrankung, die immer wieder durch Trigger aktualisiert werden kann.

Diese Dynamik wird in der weiteren Fallgeschichte von Herrn Achmed (s. u.) deutlich: Wenn er unvermittelt im täglichen Leben einen Knall hört oder Blitze sieht, wird er an sein Kriegstrauma erinnert und reagiert mit psychosomatischen Symptomen. Seine chronische PTBS wird übersetzt in die Körpersprache. Die Wahl des passenden Arzneimittels muss sich also sowohl nach der Schock-Anamnese als auch nach dem aktuellen Körpersymptom richten, wie in folgendem Fallbeispiel deutlich wird.

**Herr Achmed**
**Belastungsreaktion nach Silvesterabend**

Herr Achmed wollte seinem Sohn an Silvester eine Freude machen und mit ihm und seiner Frau um Mitternacht auf einen kleinen Aussichtsberg steigen, um das Feuerwerk anzuschauen. Es sollte ein ganz besonderer Abend werden, denn der Ausblick auf die nächtliche Großstadt war spektakulär!

Die Familie machte sich in der Silvesternacht auf den Weg, um noch gute Plätze zu ergattern. Schon auf dem Hinweg ging es Herrn Achmed immer schlechter: Er brach in kalten Schweiß aus, ein beklemmendes Gefühl um die Brust machte ihm das Atmen schwer und sein Herz raste. Je näher Mitternacht rückte, desto lauter und greller wurden die Silvesterböller und die Nacht erhellte sich immer mehr. Nur mit äußerster Anstrengung gelang es ihm, auf dem Berg zu bleiben, bis die Familie auf das neue Jahr angestoßen hatte. Fast fluchtartig stürzte er dann nach Hause, seitdem hatte er jedoch wieder seine altbekannten Herzschmerzen und konnte nicht zur Arbeit gehen.

In der Therapiestunde wurde es dann klar: Die Silvestersituation hatte ihn an den Krieg erinnert. – „Wir waren in der Wüste und hatten uns nachts im Sand eingegraben", so erzählte er, „da erhellten plötzlich Leuchtraketen die Umgebung und der Feind griff uns an. Viele von uns wurden niedergemetzelt, ich hatte wieder Glück. Diese Angriffe wiederholten sich und wir wussten, immer wenn die Leuchtraketen die Nacht erhellen, werden viele von uns sterben. An diese Momente wurde ich erinnert, als ich mit meiner Familie das Feuerwerk anschaute."

In diesem Fall hatten die Silvesterböller das Kriegstrauma angetriggert. Herr Achmed wurde durch den explosionsartigen Lärm und die grellen Blitze der Raketen in sein ursprüngliches Trauma zurückkatapultiert. Er befand sich auf dem mitternächtlichen Aussichtsberg wirklich wieder innerlich im Krieg, in seinem „Trauma-State".

Seine Belastungssymptome klangen nicht mehr ab: Er konnte wieder nicht mehr schlafen vor lauter Albträumen, sein Herz raste und er hatte seither schlimme Kopfschmerzen (► **Tab. 6.37**, ► **Tab. 6.38**).

► **Tab. 6.37** Repertorisation einer angetriggerten akuten Belastungsreaktion bei chronischer PTBS.

| Rubriken | Gewichtung | Symptome | Anzahl der Arzneien |
|---|---|---|---|
| 1 | 1 | Gemüt – Beschwerden durch – Schreck | 80 |
| 2 | 1 | Gemüt – Beschwerden durch – Schock; seelischen | 42 |
| 3 | 1 | Brust – Herzklopfen – Schreck, nach | 12 |
| 4 | 1 | Gemüt – Angst – Schreck – nach | 16 |
| 5 | 1 | Gemüt – Angst – außer sich vor Angst; ist | 25 |
| 6 | 1 | Träume – Albträume, Albdrücken | 157 |
| 7 | 1 | Gemüt – Angst – Kopfschmerzen, mit | 32 |

► **Tab. 6.38**

| | Acon. | Puls. | Op. | Vanil. | Gels. | Nat-m. | Merc. | Lyc. | Nux-v. | Sil. |
|---|---|---|---|---|---|---|---|---|---|---|
| | **7/14** | **5/10** | **5/9** | **5/8** | **5/7** | **5/7** | **5/5** | **4/8** | **4/8** | **4/8** |
| 1 | 3 | 3 | 3 | 2 | 3 | 2 | 1 | 3 | 2 | 3 |
| 2 | 1 | 1 | 2 | 3 | 1 | 1 | 1 | – | 1 | 1 |
| 3 | 3 | 2 | 2 | – | – | 2 | – | – | – | – |
| 4 | 1 | – | 1 | 1 | 1 | 1 | 1 | 1 | – | 2 |
| 5 | 2 | 3 | – | – | – | – | 1 | 3 | 3 | – |
| 6 | 2 | 1 | 1 | 1 | 1 | 1 | 1 | 1 | 2 | 2 |
| 7 | 2 | – | – | 1 | 1 | – | – | – | – | – |

## Diagnosen

- Akute Belastungsreaktion (F 43.0) bei chronischer Posttraumatischer Belastungsstörung (F 43.1)
- Somatisierungsstörung (F 45.0)

Herr Achmed bekam **Aconitum** C 1000 und seine Belastungs- und psychosomatischen Symptome besserten sich schnell, sodass er wieder arbeiten konnte.

## Interpretation aus traumatheoretischer und homöopathischer Sicht

Durch die Silvesterraketen wurde Herr Achmed an sein Kriegstrauma erinnert und er bekam dieselben Symptome wie damals im Schützengraben: Todesangst, Herzrasen, Schweißausbrüche und rasende Kopfschmerzen. Sein vorher isoliertes, im limbischen System quasi abgelegtes Traumaerlebnis wurde durch die äußeren Sinnesreize – die Blitze und Explosionen der Böller – angetriggert und überschwemmte ihn mit der damals in Gang gesetzten psychisch-vegetativen Alarmreaktion, die nun vollkommen autonom ablief und die er nicht kontrollieren konnte. In diesem Fall waren die Belastungssymptome wirklich die des ursprünglichen Traumaereignisses im Krieg, er war in seinem „Trauma-State", und deshalb musste hier auch ein akutes Schockmittel gegeben werden, nämlich **Aconitum**.

Wenn eine zwar belastende, jedoch für psychisch stabile Menschen nicht wirklich traumatisierende Lebenssituation mit inadäquat heftigen psychovegetativen Symptomen beantwortet wird, stößt das alte Trauma aus der Vergangenheit an die Oberfläche und der Patient reagiert genauso wie in der traumatischen Situation: Das alte Trauma wird angetriggert.

### Fallbeispiel 20

**Belastungsreaktion nach Arbeitsplatzkonflikt**

Frau Gruber ist eine sehr engagierte Erzieherin und schon seit einigen Monaten wegen einer depressiven Erkrankung in Psychotherapie. In dem Hort, wo sie derzeit arbeitet, ist sie mit einer Kollegin im Konflikt, die mit ihr rivalisiert. Diese Kollegin kommt eines Tages in ihre Gruppe und beschuldigt einige Kinder grundlos des Diebstahls. Die Patientin versucht, sich

schützend vor ihre Kinder zu stellen, was ihr aber nicht gelingt: Die Kollegin schreit herum und schlägt ein Mädchen.
Die Patientin meldet diesen Vorfall, und es gibt ein Disziplinarverfahren gegen die Kollegin. Nach dem Ereignis entwickelt Frau Gruber aber Belastungssymptome und ist nicht mehr in der Lage, an ihren Arbeitsplatz zurückzukehren. „Ich fühle mich starr, gehetzt, ich kann mich nicht mehr stillhalten und muss ununterbrochen gehen. Ich zittere, habe Angstgefühle und mir ist eiskalt, ich friere ständig und dann bin ich wieder kaltschweißig. Mein Herz klopft mir bis zum Hals. Es ist schrecklich, ich bin in einem Alarmzustand!"
Ich repertorisierte ihre Symptome und gab ihr **Aconitum** C 1000, 3-mal 3 Globuli.
Das Arzneimittel wurde ihr in der Praxis gegeben, und schon auf dem Heimweg spürte sie Erleichterung: „Meine Hände wurden warm", so berichtet sie in der Therapiestunde eine Woche später, „mein Herzschlag normalisierte sich und ich hörte auf zu zittern. Das Zittern ist nämlich mein Leiden: Wenn es mir irgendwie schlecht geht, fange ich so sehr an zu zittern, dass ich keine Tasse mehr halten kann! Ich bin so froh, dass es jetzt vorbei ist und ich auch nicht mehr diese Eiseskälte spüre, sondern wieder warm bin, auch innerlich! Außerdem habe ich keine Angst mehr und fühle mich nicht mehr so getrieben, ich muss nicht mehr stundenlang mit meinen Hunden spazieren gehen und kann mich wieder ruhig hinsetzen."
Nachdem die akute Symptomatik abgeklungen war, konnten wir therapeutisch weiterarbeiten und versuchten zu verstehen, warum sie so dramatisch auf den Vorfall mit ihrer Kollegin reagiert hatte.
Ein Telefonat mit ihrer Schwester gab den Schlüssel dazu: „Meine Schwester, der ich es erzählt hatte, sagte zu mir: ‚Kein Wunder, dass Du so reagierst, weißt Du es nicht mehr: Du konntest mich genauso wenig vor den Schlägen des Vaters beschützen, wie Du jetzt Deine Kinder davor schützen konntest!'"
Nun erinnerte sich die Patientin, dass sie als Kind immer versucht hatte, ihre kleine Schwester vor den brutalen Misshandlungen des Vaters zu schützen. Er ging wegen kleinsten Verfehlungen auf seine Töchter los, bevorzugt jedoch auf die Jüngste. Dann schlug er sie zu Boden und trat mit den Stiefeln nach ihr – er war Polizist. Als erwachsene Frau zeigte die Schwester dann so auffällige neurologische Symptome, dass eine Magnetresonanztomografie gemacht wurde und alte Hirnblutungen festgestellt wurden – eine Folge der damaligen Misshandlungen.
„Ich wollte mich immer vor meine Schwester stellen, es gelang mir aber nicht, denn dann schlug mein Vater mich auch. Ich hatte Todesängste und Schuldgefühle, es war schrecklich, das Martyrium dauerte meine ganze Kindheit an, niemand hat geholfen, obwohl es viele wussten, wie uns der Vater misshandelte!", so erzählt die Patientin weiter. – Endlich kann sie weinen, aber auch die Wut auf den brutalen Vater spüren.

## Diagnosen

Die Patientin entwickelte nach einem gewalttätigen Übergriff einer Kollegin eine

- akute Belastungsreaktion (F 43.0),
- seit längerem leidet sie schon an einer mittelgradigen depressiven Episode (F 32.1).

## Interpretation aus traumatheoretischer und homöopathischer Sicht

Wieder wurde ein altes traumatisches Erlebnis durch eine aktuelle Situation aus dem Traumagedächtnis hervorgeholt: Angetriggert durch einen heftigen Streit mit ihrer Kollegin, die auch gewalttätig gegenüber den ihr anvertrauten Kindern wurde, erinnerte sich der Körper der Patientin an die brutalen Prügelattacken ihres Vaters. Sie reagierte mit vegetativen Symptomen wie Schweißausbrüchen, Herzrasen, motorischer Unruhe und Zittern. Auch die Angst des Traumas kam wieder. Sie bekam also dieselben Belastungssymptome wie als Kind und wurde jetzt als erwachsene Frau wieder in ihr kindliches Trauma zurückkatapultiert, in ihren „Trauma-State". Man spricht hier von einem „retrospektiven Trauma": Die Wahrnehmung einer besonderen Situation ruft die Erinnerung an eine frühere traumatische Erfahrung wach, wodurch die gegenwärtige Situation ebenfalls als traumatisch erlebt wird [8]. – Es findet also eine Aktualisierung des früheren Traumas statt. Deshalb wird dieser Patientin nur ein akutes Arzneimittel die akuten Belastungssymptome nehmen können, und wieder ist es **Aconitum**, das die Symptome am besten erfasst (► **Tab. 6.39**, ► **Tab. 6.40**).

► **Tab. 6.39** Repertorisation eines angetriggerten chronischen Traumas.

| Rubriken | Gewichtung | Symptome | Anzahl der Arzneien |
|---|---|---|---|
| 1 | 3 | Gemüt – Beschwerden durch – Schreck | 80 |
| 2 | 3 | Gemüt – Angst – Schreck – nach | 16 |
| 3 | 1 | Gemüt – Angst – Schweiß – kaltem, mit | 12 |
| 4 | 1 | Gemüt – Ruhelosigkeit | 469 |
| 5 | 1 | Gemüt – Ruhelosigkeit – bewegen – muss sich ständig | 37 |
| 6 | 1 | Brust – Herzklopfen – Angst – mit | 131 |
| 7 | 1 | Allgemeines – Hitze – Lebenswärme, Mangel an | 240 |
| 8 | 1 | Allgemeines – Kälte – Gefühl von – Eiseskälte | 5 |
| 9 | 1 | Allgemeines – Zittern – äußerlich – Angst – durch | 43 |
| 10 | 1 | Extremitäten – Zittern – Hände | 166 |

► **Tab. 6.40**

| | Acon. | Verat. | Lyc. | Cupr. | Ign. | Sil. | Ars. | Nat-m. | Op. | Gels. |
|---|---|---|---|---|---|---|---|---|---|---|
| | **14/26** | **12/16** | **11/21** | **11/19** | **11/19** | **10/24** | **10/19** | **10/19** | **10/19** | **10/18** |
| 1 | 3 | 1 | 3 | 2 | 2 | 3 | 1 | 2 | 3 | 3 |
| 2 | 1 | 2 | 1 | 2 | 2 | 2 | – | 1 | 1 | 1 |
| 3 | 1 | 1 | – | – | – | – | 1 | – | – | – |
| 4 | 3 | 1 | 3 | 3 | 2 | 3 | 3 | 2 | 2 | 1 |
| 5 | 1 | 1 | – | – | 1 | – | 2 | – | – | – |
| 6 | 3 | 2 | 2 | 1 | 1 | 1 | 3 | 3 | 2 | 1 |
| 7 | 2 | 1 | 2 | 1 | 1 | 3 | 2 | 2 | 1 | 2 |
| 8 | 1 | – | – | – | – | – | – | – | – | – |
| 9 | 1 | 1 | 1 | 1 | – | – | 3 | – | – | – |
| 10 | 2 | – | 1 | 1 | 2 | 2 | 2 | 3 | 2 | 2 |

Aber nicht nur Aconitum kann ein aktualisiertes chronisches Trauma lindern, wie das nächste Beispiel zeigt.

### Fallbeispiel 21
### Depression nach Trauerfall

Die sehr hübsche, zarte 46-jährige Frau Faber wirkt sehr belastet, als sie in die Praxis kommt. Sie spricht mit leiser, monotoner Stimme, lächelt scheu und ist bemüht, nicht zu weinen. Sie seufzt immer wieder schwer, während sie erzählt: „Ich fühle mich leer, hoffnungslos und unendlich traurig. Meine Nerven liegen blank, deshalb schreie ich oft grundlos meinen Sohn an, das tut mir dann so leid! Schwindelattacken überfallen mich, ich leide unter heftigem Tinnitus und kann mich nicht mehr konzentrieren. Es unterlaufen mir schwere Fehler in meiner Arbeit, die ich mir als Projektleiterin in einer Unternehmensberatung nicht leisten kann. Ich stehe sowieso schon unter Beobachtung meiner Vorgesetzten; die Luft in dem Bereich, in dem ich arbeite, ist dünn. Ich muss aber arbeitsfähig bleiben, ich bin Alleinverdienerin, mein Mann ist chronisch psychisch krank und wir haben einen elfjährigen Sohn. Am schlimmsten sind die Schlafstörungen: Ich kann oft erst frühmorgens einschlafen und bin dann vollkommen erschöpft, wenn ich in die Firma gehe. Ich kann mich jetzt nicht mal krankmelden, sonst bin ich meinen Job los!"
Es geht ihr seit einem halben Jahr so schlecht, genauer, seit dem Tod ihrer Cousine. „Sie war für mich wie eine Schwester", so erzählt sie weiter und kann ihre Tränen nicht mehr zurückhalten, „sie starb in meinen Armen an einem Gehirntumor, wie vor zehn Jahren

schon mein Vater. Meine Mutter hat auch Darmkrebs, allerdings geht es ihr im Moment gut. Ich habe aber immer Angst, dass sie auch daran stirbt. Krebs kommt in unserer Familie oft vor, ich denke, das ist eine Folge des Krieges."
Die Patientin stammt aus Bosnien und musste als junge Frau den Jugoslawien-Krieg miterleben. Allerdings hatte sie noch Glück, denn sie konnte frühzeitig mit Eltern und Bruder zu Verwandten, die in Kroatien lebten. Deshalb blieb ihr zwar erspart, die schlimmsten Kriegsgräuel mitzuerleben, sie verlor aber Freunde und Verwandte. Die Angst war ihr ständiger Begleiter, und heute noch ist sie in Alarm, wenn sie mit einem serbischen Kollegen zusammenarbeiten muss. „Ich denke mir dann: Was hast Du wohl im Krieg gemacht? Hast Du auch meine Freunde und Verwandten umgebracht?" (▸ **Tab. 6.41**, ▸ **Tab. 6.42**)

Die Repertorisation ihrer Symptomatik ergab **Ignatia.**

Nach einer Gabe **Ignatia** C 1000 ging es ihr sehr viel besser: Sie fühlte sich nicht mehr so traurig, ihr Tinnitus wurde leichter, sie war nicht mehr gereizt. Und sie konnte wieder schlafen! Das gab ihr Kraft; sie war nicht mehr so erschöpft und weiter arbeitsfähig. In den nächsten Monaten nahm sie die Globuli immer dann, wenn sich die Schlafstörungen wieder zeigten – teilweise sogar täglich. Ihre depressive Symptomatik klang ab, und wir konnten eine tiefenpsychologisch fundierte Psychotherapie durchführen, in der sie ihre Verluste betrauerte. Nach zwei Jahren fühlte sie sich wieder so stabil, dass sie die Therapie beenden konnte. „Zur Not helfen mir ja meine Globuli, die ich immer in meiner Handtasche dabei habe!", so sagte sie lächelnd zum Abschied.

▸ **Tab. 6.41** Repertorisation eines aktualisierten chronischen Traumas

| Rubriken | Gewichtung | Symptome | Anzahl der Arzneien |
|---|---|---|---|
| 1 | 1 | Gemüt – Beschwerden durch – Kummer | 89 |
| 2 | 1 | Gemüt – Kummer, Trauer | 113 |
| 3 | 1 | Gemüt – Beschwerden durch – Tod von geliebten Personen | 25 |
| 4 | 1 | Gemüt – Beschwerden durch – Tod von geliebten Personen – Eltern oder Freunde, der | 16 |
| 5 | 1 | Gemüt – Reizbarkeit, Gereiztheit | 462 |
| 6 | 1 | Gemüt – Empfindlich | 223 |
| 7 | 1 | Ohr – Geräusche im Ohr, Ohrgeräusche | 326 |
| 8 | 1 | Schwindel – Schwindel im Allgemeinen | 541 |
| 9 | 1 | Schlaf – Schlaflosigkeit – Kummer, durch | 7 |

▸ **Tab. 6.42**

| | Ign. | Nat-m. | Kali-br. | Caust. | Sulf. | Lach. | Lyc. | Ars. | Ambr. | Calc. |
|---|---|---|---|---|---|---|---|---|---|---|
| | **9/24** | **9/23** | **9/14** | **8/21** | **8/18** | **8/17** | **8/17** | **8/16** | **8/15** | **8/15** |
| 1 | 4 | 4 | 2 | 3 | 1 | 3 | 1 | 1 | 3 | 1 |
| 2 | 4 | 3 | 1 | 3 | 2 | 2 | 2 | 2 | 2 | 1 |
| 3 | 3 | 1 | 2 | 1 | 1 | 3 | 1 | 3 | 2 | 1 |
| 4 | 4 | 1 | 1 | 3 | – | – | 1 | 1 | 1 | 1 |
| 5 | 1 | 3 | 2 | 3 | 3 | 2 | 3 | 3 | 1 | 3 |
| 6 | 3 | 3 | 1 | 3 | 3 | 2 | 3 | 2 | 2 | 2 |
| 7 | 2 | 2 | 1 | 3 | 3 | 2 | 3 | 2 | 2 | 3 |
| 8 | 1 | 3 | 2 | 2 | 3 | 2 | 3 | 2 | 2 | 3 |
| 9 | 2 | 3 | 2 | – | 2 | 1 | – | – | – | – |

### Interpretation aus homöopathischer und traumatheoretischer Sicht

Die Patientin hatte viele traumatische Verluste erlebt: Schon während des Krieges starben Verwandte und Freunde, ihr Vater starb an einem Gehirntumor. Es war ihr nicht möglich zu trauern, denn sie musste funktionieren. Ihr Sohn war gerade geboren, ihr Mann erkrankte bald darauf an einer Psychose, kurze Zeit später diagnostizierte man bei ihrer Mutter Darmkrebs. Nach dieser traumatischen Lebenssituation konnte sie sich zwar wieder stabilisieren, ein weiterer Todesfall katapultierte sie aber zurück in ihr Trauma: Als auch ihre geliebte Cousine starb, dekompensierte sie in eine depressive Symptomatik.

Hier ist wieder **Ignatia** das Mittel der Wahl, denn die akute Trauer verbindet sich mit der früheren unverarbeiteten Trauer über die Verluste von Vater, Freunden und Verwandten. Ignatia erfasst sowohl das alte wie das aktuell erlebte Trauma, und in Verbindung mit einer Psychotherapie ist nun eine Trauerarbeit möglich, um die traumatischen Verluste zu verarbeiten.

Das Arzneimittel wirkt dabei wie ein gutes Antidepressivum, das ihr hilft, diesen Prozess durchzumachen.

### Zusammenfassung

In Fällen von chronischer Traumatisierung schlummert das primäre Trauma quasi im Untergrund, aus dem es dann hervorschießt und ähnliche Symptome produziert wie in dem früheren akuten Stadium. Ein lange zurückliegendes Trauma wird im Lebensalltag solange in der Balance gehalten, wie keine erneute Belastungssituation kommt. Ein aktuelles Ereignis kann dann aber unbewusst an die ursprüngliche Traumatisierung erinnern und eine akute Belastungssymptomatik antriggern. In diesen Fällen wirkt ein Arzneimittel, das die ursprüngliche akute Symptomatik erfasst, obwohl das Trauma chronisch ist.

## 6.5.4 Beziehungstrauma als prägender Faktor für die Konstitution

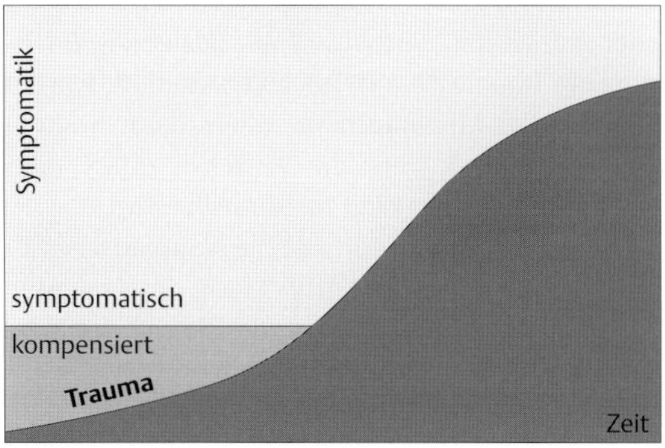


► **Abb. 6.5** Konstitutionelles Trauma.

Ein Trauma kann ein äußeres Ereignis sein, das übermächtig erlebt wird und die inneren, psychischen Verarbeitungsmöglichkeiten überfordert. Traumatisch können aber auch Beziehungserfahrungen sein, die von Missbrauch, Vernachlässigung, Gewalt oder seelischer Grausamkeit geprägt sind. Solch traumatisierende Beziehungen sind umso destruktiver, je früher in der psychischen Entwicklung sie stattfinden: Kinder werden davon ein Leben lang geprägt und können als Erwachsene an den Folgen der kindlichen Traumatisierung erkranken. Dementsprechend können hier auch keine akuten Traumamittel wirken. Vielmehr wird die Konstitution durch frühe traumatische Beziehungserfahrungen beeinflusst, sodass in der homöopathischen Behandlung dieser Patienten das passende Konstitutionsmittel gefunden werden muss.

Diese Art der Traumatisierung kann am besten mit dem psychoanalytischen Objektbeziehungsmodell erklärt werden, das auf Ferenczi [25] zurückgeht (Kap. 4.2). Ein Kind braucht Sicherheit, um sich entwickeln zu können. Es muss ausreichend Nahrung, Wärme und liebevolle Fürsorge bekommen. Der Erwachsene ist der Garant dieses Sicherheitsgefühls, und wenn gerade diese lebenswichtige Bezugsperson durch grausames oder nicht empathisches Verhalten das Vertrauen in die Sicherheit zerstört, wird das Kind in einen Zustand der totalen Hilflosigkeit gestoßen. Um seelisch zu überleben ist es gezwungen, sich in seiner ungeheuren Angst und Schutzlosigkeit mit dem Täter zu identifizieren, um auf diese Weise ein gutes Bild des Erwachsenen festhalten zu können. Damit introjiziert das Kind aber auch die Schuld des Erwachsenen, die es nun sich selbst zuschreibt [8]. Wenn kein anderer Erwachsener das Kind schützt oder unterstützt, wird aus dieser Beziehungserfahrung ein Trauma. Nun ist auch verständlich, warum ein sexueller Missbrauch vor allem dann traumatisch erlebt wird, wenn die Mutter es zulässt oder verleugnet, dass das Kind missbraucht wird.

In diesen Fällen beeinflusst die traumatische Beziehungserfahrung die Entwicklung der gesamten Persönlichkeit, und nun kann der Begriff der Konstitution damit in Verbindung gebracht werden.

Das Wort „Konstitution" leitet sich ab aus dem Lateinischen und bedeutet „Verfassung". Darunter versteht man in der Homöopathie die individuelle, durch Veranlagung und Umwelteinflüsse geprägte Persönlichkeit eines Menschen. Der Wiener Homöopath Mathias Dorcsi schreibt dazu: *„Es ist nicht gleichgültig, ob ein Mensch groß, stark, kräftig, impulsiv im Leben steht oder kleingewachsen, zart, schwach, ermüdbar oder ängstlich ist. Ob er im Leben zu Angriff oder Rückzug neigt, ob er in den Vordergrund tritt oder sich still einfügt, das hängt zu einem großen Teil von seiner Konstitution ab"* [16] [17].

Verhalten und Eigenschaften eines Menschen werden geprägt durch die frühen Beziehungen. Das zeigt eindrücklich die Säuglingsforschung und Entwicklungspsychologie: Wird ein Baby liebevoll behandelt, ein Kleinkind in seinem Forschungsdrang ermuntert und ein Jugendlicher in seinen Begabungen von den Eltern gefördert, entwickelt sich ein selbstbewusster, gesunder und empathiefähiger Mensch. Sind die primären Bezugspersonen jedoch unempathisch, feindselig oder missbrauchend, wird auch der spätere Erwachsene seine kindliche Ängstlichkeit, sein Misstrauen und mangelndes Selbstwertgefühl behalten und eher schwächlich und krank im Leben stehen. Die Konstitution im homöopathischen Sinne wird also auch von den frühen Objektbeziehungen geprägt.

Beziehungstraumata haben dementsprechend Auswirkungen auf die Konstitution, und folglich können Traumafolgestörungen, die durch traumatische Beziehungserfahrungen verursacht sind, auch nur durch Konstitutionsmittel behandelt werden. Diese Art der Traumafolgestörung ist chronisch, also nicht akut, und in diesem Kontext trifft der homöopathische Begriff der chronischen Krankheiten auf die Psychotraumatologie: Konstitutionsmittel wirken vornehmlich auf chronische Krankheiten, so, wie eine Beziehungstraumatisierung chronische psychische und psychosomatische Krankheiten verursacht.

Die Skizze (► Abb. 6.5) zeigt einen posttraumatischen Krankheitsprozess, der von einem Beziehungstrauma in der Kindheit geprägt wird. Das Trauma steht quasi am Anfang der Persönlichkeitsentwicklung und kann eine gewisse Zeit durch persönliche Ressourcen kompensiert werden. Im Laufe des Lebens wird das fragile Fundament immer mehr überlastet, sodass sich eine chronische Erkrankung entwickelt, die eng mit der Konstitution verwoben ist.

**Frau Schneider**

Die frühen Beziehungserfahrungen von Frau Schneider waren geprägt von Gewalt, Missbrauch und Vernachlässigung. Ihre Mutter war überlastet, wenig empathisch und wohl selbst depressiv, sodass sie sich nicht gut um ihre Kinder kümmern konnte.
Der Vater war kriegstraumatisiert und agierte sein Trauma innerhalb der Familie aus. Bis zu seinem Lebensende konnte die Tochter keinen emotionalen Zugang zu dem verbitterten Vater finden.
Um dem häuslichen Schrecken zu entfliehen, ging das hübsche Kind immer wieder zu einem Onkel, der in der Nähe wohnte und mit ihr Ausflüge machte. Diese zuerst schönen Unternehmungen endeten später aber in einer Hütte, wo er sie regelmäßig sexuell missbrauchte.
Der Onkel war der Bruder der Mutter, die den Missbrauch ahnte, aber ihre Tochter nicht schützte.
Erst als der Vater davon erfuhr, durfte der Onkel nicht mehr ins Haus kommen. Allerdings redete niemand mit dem Kind. Sie bekam also keine Hilfe.

## Interpretation aus traumatheoretischen und homöopathischen Gesichtspunkten

Die traumatischen Beziehungserfahrungen prägten die psychische Entwicklung von Frau Schneider: Sie konnte keine Sicherheit in der Familie erleben, sondern wuchs in ständiger Angst vor den gewalttätigen Übergriffen des Vaters auf. Die Mutter bot auch keinen Schutz, weder vor den väterlichen Schlägen noch vor dem missbrauchenden Onkel. Um überhaupt seelisch überleben zu können, identifizierte sich das Kind unbewusst mit den erwachsenen Tätern, um einen Rest von Sicherheit und Orientierung in sich zu spüren und nicht der Hilflosigkeit und Angst vollkommen schutzlos ausgeliefert zu sein.

Damit introjiziert das Kind aber auch die Schuld des Erwachsenen, die es nun sich selbst zuschreibt [8], und somit ist der Grundstein für eine depressive Entwicklung gelegt. Denn was kann das Mädchen schon wert sein, wenn die Eltern so mit ihm umgehen! Ein Mangel an Selbstwertgefühl, der Kern jeder Depression, ist die Folge davon. Frau Schneider konnte diesen Mangel zwar durch ihre Intelligenz und enorme Tüchtigkeit zeitweise ausgleichen, wenn aber Lebens- oder Beziehungskrisen sie zusätzlich belasteten, versagte diese Kompensationsmöglichkeit, sie verfiel in schwere Depression und es stellten sich psychosomatische Symptome ein.

Und hier kann die Brücke zur Konstitution geschlagen werden: Frau Schneider war zwar durch gute Erbanlagen körperlich relativ gesund, intelligent und vital, aber ihre traumatische Beziehungsgeschichte machte sie verwundbar für depressive Episoden und psychosomatische Erkrankungen. Ihre Konstitution wurde also geprägt von der Beziehungstraumatisierung.

Ihre Depression und die Psychosomatose können so als chronische Traumafolgestörungen gesehen werden, aber auch als chronische Krankheit im homöopathischen Sinn. Deshalb muss sich die homöopathische Behandlung nach der Konstitution richten.

Als Konstitutionsmittel wurde ihr **Sepia** verschrieben, was die konstitutionelle Symptomatik am besten erfasste, wie bereits in Kap. 2.2 dargestellt. Im Laufe der Psychotherapie waren allerdings – je nach Phase des therapeutischen Prozesses – noch andere Arzneimittel angezeigt, beispielsweise **Ignatia** für die Trauerphase und **Aurum** für eine Phase von Suizidalität. Jedoch brauchte sie ihr Konstitutionsmittel während der gesamten therapeutischen Behandlung zur Stabilisierung, vor allem dann, wenn wieder depressive Symptome kamen. **Sepia** begleitete gleichsam als hintergründige Musik die Psychotherapie.

### Zusammenfassung

In diesem Fall war die Entwicklung einer Traumafolgestörung untrennbar verbunden mit der konstitutionellen Persönlichkeitsentwicklung, die geprägt war von gewaltsamen frühen Beziehungserfahrungen.

**Sepia** erfasste sowohl die Traumadynamik als auch die Konstitution. Deshalb konnte dieses Arzneimittel die chronische Traumafolgestörung in Verbindung mit einer psychotherapeutischen Behandlung heilen.

### Fazit

Soll eine **Traumafolgestörung** symptomorientiert oder konstitutionell behandelt werden?

Die in diesem Kapitel beschriebenen Fallbeispiele zeigen, dass je nach Psychodynamik der Traumatisierung unterschiedliche Behandlungsstrategien angezeigt sind: **Aconitum** ist das Mittel der ersten Wahl, wenn es um ein **akutes Trauma** mit der nachfolgenden typischen Belastungssymptomatik geht. Aber auch bei einem **chronischen Trauma** ist Aconitum passend, wenn das ursprüngliche Trauma durch ein aktuelles Geschehen angetriggert wird und die Symptomatik für Aconitum spricht. Die zugrunde liegende Traumatisierung muss in diesen Fällen aber in einem reiferen individuellen Entwicklungsstadium stattgefunden haben, sonst ist das traumatische Erleben so prägend für die psychische Entwicklung, dass nur ein **konstitutionelles Arzneimittel** die Gesamtheit der Symptomatik erfasst. Auch ein **kumulatives Trauma** wird eher auf eine konstitutionelle Behandlung ansprechen, weil hier wiederum die Konstitution überhaupt erst die Anhäufung der traumatischen Belastung ermöglicht.

## 6.6 Prozessorientierte Homöopathie: Die Homöopathie als Begleitbehandlung einer Traumatherapie

Wenn ein Patient unter einer Traumafolgestörung im engeren Sinne leidet, wird meiner Erfahrung nach eine ausschließlich homöopathische Behandlung nicht ausreichen, um seine Krankheit nachhaltig zu lindern oder sogar zu heilen. Die Behandlung eines traumatisierten Patienten ist immer ein Prozess, der sogar einige Jahre dauern kann und eine professionelle therapeutische Begleitung erfordert – ist doch auch die Traumatisierung ein vielschichtiger und oft lang dauernder psychischer Prozess, wie bereits in Kap. 4 beschrieben wurde.

Eine kombinierte psychotherapeutisch-homöopathische Behandlung ist gerade bei diesen Patienten erfolgreich, weil die Aufarbeitung des Traumas in den Therapiestunden stattfinden kann und die Homöopathie diesen Prozess unterstützt. Auch krisenhafte Situationen während der Therapie können durch eine homöopathische Medikation beherrscht werden, sodass meist keine Psychopharmaka eingesetzt werden müssen. Die Herausforderung an den homöopathischen Behandler ist nun, das richtige Arzneimittel zum richtigen Zeitpunkt zu finden, je nach der Phase des inneren Prozesses, in der der Patient sich gerade befindet. Deshalb wird hier der Terminus „Prozessorientierte Homöopathie" gebraucht: Die homöopathische Behandlung richtet sich nach dem psychischen Prozess des Patienten während einer Traumatherapie. Dabei können verschiedene Behandlungsstrategien unterschieden werden:

- die Verordnung eines jeweils zur auftauchenden Symptomatik passenden Akutmittels ohne gleichzeitige konstitutionelle Behandlung
- die langfristige Konstitutionsbehandlung zur Stabilisierung des Patienten während einer Traumatherapie
- die Gabe von Zwischenmitteln bei gleichzeitiger konstitutioneller Behandlung
- die parallele Behandlung mit Psychopharmaka

Im Folgenden sollen exemplarische Behandlungssituationen diese Strategien verdeutlichen.

### 6.6.1 Akute Arzneimittel ohne Konstitutionsbehandlung

Wenn traumatische Erinnerungen durch Alltagssituationen angetriggert werden oder es im Laufe einer psychotherapeutischen Behandlung zur Konfrontation mit dem ursprünglich angstbesetzten traumatischen Erlebnis kommt, können vegetative Belastungssymptome auftreten.

Traumatisierte Menschen tragen eine untergründige Angst in sich, denn ein Trauma löst Angst aus. Diese Angst ist so überwältigend, dass sie verdrängt wird und sich dann in Körpersymptomen zeigt: Sie sucht sich eine Körper-Metapher, und hier erscheint oft das Herz als Organ, auf das diese Angst projiziert wird. Heißt es doch auch umgangssprachlich „es bleibt das Herz stehen", wenn über Angst gesprochen wird. Hier ist ein Arzneimittel angezeigt, das sowohl die akute körperliche Symptomatik wie auch die traumatische Ätiologie erfasst.

Je nach Symptomatik wird dann ein akutes Mittel eingesetzt, wie folgende Fallbeispiele verdeutlichen.

**Herr Achmed**

Während der Traumatherapie von Herrn Achmed gab es immer wieder Situationen, in denen er ein **homöopathisches Akutmittel** benötigte. Er war schon einige Zeit in psychotherapeutischer Behandlung und zunehmend in der Lage, seine Symptome zu reflektieren. An einem sehr heißen Tag in der voll besetzten U-Bahn bekam er plötzlich Atembeklemmung, war in kürzester Zeit schweißgebadet und sein Herz raste unregelmäßig. Er fühlte sich so schwach, dass er wieder nach Hause fuhr und sich ins Bett legen musste. Seitdem hat er eine Beklemmung um die Brust, kann nicht richtig atmen und ist ungeheuer erschöpft. Er war schon beim Kardiologen gewesen, der Gott sei Dank nichts feststellte. Seitdem war er aber krank geschrieben.

In der nächsten Therapiesitzung besprachen wir diese Situation. Auf meine Frage, ob er eine solche Situation schon einmal erlebt habe, erinnerte er sich an seinen Herzinfarkt: Auch damals war es heiß, stickig und überfüllt in der U-Bahn gewesen und er bekam einen stechenden Herzschmerz und Todesangst.

Die aktuelle Situation in der vollbesetzten U-Bahn hatte also seine traumatische Erfahrung des Herzinfarkts angetriggert und er reagierte mit vegetativen Symptomen, ohne sich seiner Angst zuerst bewusst zu sein. Erst in der Therapiestunde konnte er die Herzsymptomatik seiner traumatisch bedingten Angst zuordnen: Die Bewusstwerdung der traumatischen Ursache seiner Körpersymptome und seiner Angst bahnte den Weg, um die psychosomatische Abwehr zu durchbrechen, und das in dieser Phase verordnete Arzneimittel half ihm dabei: Er bekam **Aconitum** C 1000. Dieses Arzneimittel ist das Schockmittel überhaupt und außerdem ein wichtiges Arzneimittel bei Herzinfarkt.

Aconitum konnte ihm sowohl seine Angst wie seine Herzsymptomatik nehmen, und die Situation beruhigte sich schnell. Er war am nächsten Tag wieder arbeitsfähig.

**Herr Achmed**

Ein anderes Mal wirkte ein aktuelles Tagesgeschehen als Trigger für die unbewusste psychosomatische Erinnerung an sein Trauma und er entwickelte ein Body Flashback – die Körpererinnerung an eine Foltersituation.

Seit Tagen quälten starke Schmerzen Herrn Achmed. Im rechten Arm brannte es unerträglich, die ganze rechte Seite fühlte sich taub an und wie gelähmt. Der Hinterkopf schmerzte „wie wenn mir jemand einen Schlag versetzen würde“. Er war schon beim Orthopäden gewesen, der keine organische Ursache feststellen konnte und ihm ein Schmerzmittel verschrieben hatte, welches aber nur kurzzeitig die Schmerzen etwas linderte. Meine Frage, ob er solche Schmerzen in seinem Leben schon einmal gespürt hätte, machte ihn sehr nachdenklich und er verstummte. Nach einigen Minuten begann er mit leiser und monotoner Stimme zu erzählen: „In der kleinen Stadt, in der ich aufgewachsen bin, unterwanderte der Geheimdienst während meiner Jugend immer mehr unsere Gemeinschaft. Es waren religiöse Eiferer, die im Namen der Regierung alles bespitzelten und versuchten, die Leute auf ihre Seite zu ziehen. Damals begann das, was wir jetzt gerade in Ägypten erleben: Die Islamisten übernahmen das zivile Leben. Sie gingen zu den eher einfachen und ungebildeten Leuten und zogen sie mit ihren Hasspredigten auf ihre Seite, und diejenigen, die ihnen nicht folgen wollten, wurden gefoltert. Ich war damals 17 Jahre alt und im Gymnasium, ich war kritisch und die Islamisten konnten mich nicht überzeugen. Also brachten sie mich in einen dunklen Keller und hängten mich an meinem rechten Arm auf. 24 Stunden lang hing ich in dem finsteren Raum, ohne Licht, ich hatte unvorstellbare Angst und Schmerzen. Das waren dieselben Schmerzen wie jetzt!“

Nun wurde auch klar, was seine Schmerzen ausgelöst hatte: Seit einer Woche hing er wie gebannt am Fernseher und verfolgte die Kämpfe zwischen den Muslimbrüdern und den säkularen Ägyptern, und diese aktuelle politische Situation hatte ihn unbewusst an seine eigene Foltererfahrung durch die Islamisten erinnert!

Nach Repertorisation seiner Symptome (▶ **Tab. 6.43**, ▶ **Tab. 6.44**) bekam der Patient **Belladonna** C 200.

Eine Woche später kam er zur Therapiestunde und war sichtlich erleichtert: Seine Arm- und Kopfschmerzen waren sehr viel besser geworden. Er konnte sich zunehmend von den traumatischen Erinnerungen distanzieren.

Während eines therapeutischen Prozesses werden auch traumatische Kindheitserfahrungen bewusst, und es können sich dann psychosomatische Symptome entwickeln. Ein **weiteres Fallbeispiel** soll dies verdeutlichen.

▶ **Tab. 6.43** Repertorisation eines Body Flashbacks.

| Rubriken | Gewichtung | Symptome | Anzahl der Arzneien |
|---|---|---|---|
| 1 | 1 | Gemüt – Beschwerden durch – Schreck | 80 |
| 2 | 1 | Kopf – Schmerz – Hinterkopf – Schlag; wie von einem | 15 |
| 3 | 1 | Extremitäten – Schmerz – brennend | 51 |
| 4 | 1 | Extremitäten – Schmerz – Arme – rechts | 41 |
| 5 | 1 | Extremitäten – Gefühllosigkeit, Taubheit – Arme – rechts | 36 |

▶ **Tab. 6.44**

| | Bell. | Phos. | Lyc. | Sil. | Kali-c. | Ars. | Graph. | Lach. | Lyss. | Plat. |
|---|---|---|---|---|---|---|---|---|---|---|
| | **5/7** | **4/6** | **3/7** | **3/6** | **3/5** | **3/4** | **3/4** | **3/4** | **3/4** | **3/4** |
| 1 | 2 | 3 | 3 | 3 | 1 | 1 | 2 | 2 | 1 | 2 |
| 2 | 1 | – | – | – | – | – | – | 1 | 2 | 1 |
| 3 | 2 | 1 | – | – | 1 | 2 | – | – | – | 1 |
| 4 | 1 | 1 | 2 | 1 | – | – | 1 | – | – | – |
| 5 | 1 | 1 | 2 | 2 | 3 | 1 | 1 | 1 | 1 | – |

### Fallbeispiel 22

Immer mehr waren wir in der Therapie in die traumatische Kindheit der 62-jährigen Patientin vorgedrungen: Ihre Eltern hatten das Mädchen sehr streng gehalten, sie musste gehorchen und jederzeit abrufbar sein, sonst setzte es Schläge. Sie lebte in ständiger Furcht, denn ihr Vater war jähzornig und auch ihre Mutter bestrafte sie hart für die kleinste Verfehlung. Trotz dieser frühen Traumatisierung hatte sie es geschafft, eine Familie zu gründen und beruflich erfolgreich zu sein. Allerdings hatte sie Zeit ihres Lebens mit Ängsten und Depressionen zu kämpfen, aber noch nie allopathische Medikamente genommen. Ihr Bedürfnis, autark zu sein und es aus eigener Kraft zu schaffen, war sehr groß. Deshalb hatte sie auch bisher eine homöopathische Behandlung abgelehnt.
Nun erinnerte sie sich an die kindlichen Gewalterfahrungen, und ihre Ängste wurden größer. „Wenn ich versuche, mich in das ‚Früher' einzufühlen, habe ich Angst", erzählt sie in der Stunde, „ich kann gar nicht mehr schlafen vor lauter Angst, und gestern Nacht spürte ich so eine schmerzhafte Spannung in meinem Körper wie Stromschläge, das hat mir noch mehr Angst gemacht!" – Auf die Frage, ob sie diesen Zustand kenne, erinnert sie sich: „So angespannt war ich als Kind immer, ich hatte immer Angst, dass ich wieder Schläge kriege, ich wusste ja nie, ob ich nicht doch was falsch gemacht habe und mein Vater wieder über mich herfallen oder meine Mutter den Stock herausholen würde!"
Sie war also nachts in ihre kindliche Angst und Anspannung zurückgefallen, und um einer weiteren Verschlechterung ihrer Angstsymptomatik entgegenzuwirken schlug ich ihr nun vor, ein homöopathisches Arzneimittel zu nehmen. Nach Repertorisation der Symptome (► **Tab. 6.45**, ► **Tab. 6.46**) bekam sie **Aconitum** C 1000, 3-mal 3 Globuli, und in der nächsten Stunde erzählte sie, dass sie nach der Einnahme elf Stunden durchgeschlafen habe. Es ging ihr sehr viel besser, sie hatte weniger Angst und sogar geträumt, wie sonst nie!

In diesem Fall war die Empfindung des Spannungszustandes „wie Strom" eine Körpererinnerung an das frühere Trauma. Das Arzneimittel **Aconitum** erfasste sowohl diesen Spannungszustand wie die traumatisch bedingte Angst, also das vergangene und das aktualisierte Trauma. Wie in Kap. 7.1.1 beschrieben zeigt Aconitum die Kausalität „Spannung durch Angst", und ist damit für diese akute Situation während einer Traumatherapie die richtige Arznei.

► **Tab. 6.45** Repertorisation eines Body Flashbacks.

| Rubriken | Gewichtung | Symptome | Anzahl der Arzneien |
|---|---|---|---|
| 1 | 1 | Gemüt – Beschwerden durch – Schreck | 80 |
| 2 | 1 | Gemüt – Furcht – Schreck – vorangegangenen Schrecks; wegen eines | 6 |
| 3 | 1 | Gemüt – Beschwerden durch – Schock; seelischen | 42 |
| 4 | 1 | Gemüt – Angst – Schreck – nach | 16 |
| 5 | 1 | Allgemeines – Schlag, Schock – elektrischer Schlag, wie ein | 96 |

► **Tab. 6.46**

| | Acon. | Verat. | Nat-m. | Op. | Gels. | Dulc. | Merc. | Ign. | Lyc. | Sil. |
|---|---|---|---|---|---|---|---|---|---|---|
| | **5/9** | **5/9** | **5/7** | **4/9** | **4/6** | **4/4** | **4/4** | **3/6** | **3/6** | **3/6** |
| 1 | 3 | 1 | 2 | 3 | 3 | 1 | 1 | 2 | 3 | 3 |
| 2 | 2 | 2 | 1 | 3 | – | – | 1 | – | – | – |
| 3 | 1 | 1 | 1 | 2 | 1 | 1 | 1 | 2 | – | 1 |
| 4 | 1 | 2 | 1 | 1 | 1 | 1 | 1 | 2 | 1 | 2 |
| 5 | 2 | 3 | 2 | – | 1 | 1 | – | – | 2 | – |

**Fazit**

In den geschilderten Situationen wurde durch die Frage „Woran erinnert Sie der Schmerz oder die Körperempfindung?“ die traumatische Ätiologie der Körpersymptome deutlich und ein akutes Arzneimittel verordnet, das sowohl die Körpersymptome wie das ursprüngliche Trauma erfasst. In dieser Phase der Therapie waren die Patienten bereits so reflexionsfähig, dass sie die psychische Ursache der Körperschmerzen erkennen konnten. Nun vermochten die akut verordneten homöopathischen Mittel die psychosomatischen Symptome schnell zu lindern, und der therapeutische Prozess konnte weitergeführt werden.

### 6.6.2 Konstitutionelle Behandlung zur Stabilisierung während einer Traumatherapie

In manchen Fällen reicht es aus, am Anfang der Traumatherapie das richtige Konstitutionsmittel zu finden, um die Patienten damit während des Aufarbeitungsprozesses zu stabilisieren. Die einmal gefundene Arznei kann dann in krisenhaften Situationen immer wieder gegeben werden, wie in den folgenden drei Fallbeispielen gezeigt wird.

**Fallbeispiel 18 – Fortsetzung**

Die in Kap. 6.5.2 bereits beschriebene 55-jährige Krankenschwester hatte nach einem lebensgefährlichen Autounfall eine Posttraumatische Belastungsstörung und Depression entwickelt. Sie war nicht mehr arbeitsfähig und wollte eine Traumatherapie machen. Obwohl ihre akute Symptomatik auf **Aconitum** deutete, wurde in einer ausführlichen Anamnese ihr Konstitutionsmittel klar, es war **Natrium muriaticum**. Dieses Arzneimittel traf ihre Primärpersönlichkeit so gut, dass es ihr immer wieder in Belastungssituationen während der Therapie half und sie keine Akutmittel brauchte.

Aber nicht nur auftauchende Belastungssymptome können während einer traumatherapeutischen Behandlung durch das passende Konstitutionsmittel gelindert werden. Manchmal wirkt das individuell gewählte Arzneimittel so tief, dass der therapeutische Prozess vertieft und beschleunigt wird, wie das nachfolgende Beispiel zeigt.

**Frau Schneider**

In den psychotherapeutischen Sitzungen arbeiteten wir aktuell an der Entwicklung einer gesunden Wut. Die Patientin hatte allen Grund dazu, konnte aber ihre Wut noch nicht spüren, sondern dekompensierte immer wieder in ihre depressive Symptomatik – die Autoaggression schien immer noch einfacher, als wirklich einmal nach außen aggressiv zu sein.

Ich behandelte die Patientin schon zwei Jahre mit einer modifizierten psychoanalytischen Therapie. Gleichzeitig bekam sie für ihre depressive Symptomatik ihr Konstitutionsmittel: **Sepia**. Dieses Arzneimittel half ihr in regelmäßigen Abständen in der C 1000 sehr gut. Am Anfang der Therapie brauchte sie das Mittel etwa alle drei bis vier Wochen, seit einigen Monaten hatte sie sich jedoch so gut stabilisiert, dass sie „ihr“ Mittel nicht mehr gebraucht hatte.

Nun aber hatte sie sich in der therapeutischen Arbeit zum wiederholten Mal an die traumatischen Erlebnisse während ihrer letzten Partnerschaft erinnert – jedoch ohne ein zugehöriges Gefühl. Sie erzählte die Misshandlungen des Partners mit monotoner Stimme, manchmal mit verlegenem Lächeln, so als ob sie sich schämen würde, aber sie konnte nichts spüren. Die Aggression konnte noch nicht dorthin gerichtet werden, wo sie hingehört – zum Täter. Bei anderen Gelegenheiten hatte sie jedoch scheinbar grundlos Gewaltfantasien, sodass sie in der U-Bahn impulsiv einen unverschämten Mitfahrer hätte schlagen wollen!

Es breitete sich eine „schwarze Galligkeit“ in ihr aus – und sie assoziierte diese mit der Tinte, hinter der sie sich versteckte, um nicht in ihrer ganzen hässlichen Aggression gesehen zu werden. „Ich glaube, ich muss noch einmal Sepia nehmen, um hinter meiner Tinte hervorzukommen“, so sagte sie, und wir vereinbarten, dass sie ihre Arznei wiederholen sollte.

Zwei Wochen später kam sie zur Sitzung und erzählte von einer erstaunlichen Entwicklung: „Etwa drei Tage nach der Einnahme bekam ich schreckliche Migräne, die zwei Tage lang durchgehend dauerte. Ich konnte nur ganz still im abgedunkelten Zimmer liegen, keine Schmerzmittel halfen, ich konnte nichts tun, mir war übel und ich hatte ständig Brechreiz. Ich konnte fast nichts essen und trinken, hab‘ mich dann auch krankgemeldet bei meinem Chef. In der dritten Nacht hatte ich einen Traum: Eine Kollegin fragt mich irgendwas Fachliches, ich werde so wütend,

dass ich sie anschreie, weil ich ihr das schon so oft erklärt hatte, dann schreie ich auch noch meine Chefin an und schließlich meine Lieblingskollegin – ganz ohne Grund!
Am Morgen danach wachte ich auf und hatte keine Migräne mehr. Es war eine schöne Reaktion im Traum, ich war erleichtert, dass ich endlich mal meine Wut rausschreien kann und sie nicht mehr nach innen geht.
Dann passierte etwas sehr Komisches: Ich war mit meinem Kollegen auf einem Workshop, wo wir verschiedene Körperübungen machen sollten. Als er sich mir zuwandte, um mich anzufassen, fauchte ich ihn an, er solle bloß die Finger von mir lassen, sonst würde ich ihn umbringen! Das ist so spontan aus mir rausgekommen, so bin ich sonst nicht und den Kollegen mag ich eigentlich sehr gerne! Der ist richtig erschrocken, ich aber auch über mich!
Allerdings kam dann meine altbekannte Depression wieder. Etwa drei Tage lang hatte ich schlimme Konzentrationsstörungen, ich war sehr vergesslich, hatte wieder mein Sinnlosigkeitsgefühl und die Empathielosigkeit – und die absolute Hoffnungslosigkeit und Resignation. Ich zog mich zurück und verbrachte die Tage allein in meiner Wohnung – und dann kam plötzlich der Gedanke: So wie jetzt hatte ich mich bei meinem Ex-Partner auch gefühlt. Und in der ganzen Zeit, als ich damals mit meinem Freund zusammen war, hatte ich immer ununterbrochen Migräne – so wie jetzt auch drei Tage lang.
Gestern dann bin ich wie aufgewacht, ich habe angefangen aufzuräumen, habe die Wäsche gewaschen und das Geschirr gespült, was ich zwei Wochen lang nicht mehr machen konnte. Jetzt ist meine Wohnung ordentlich und mir geht's wieder gut. Es war eine schreckliche Zeit, aber es ist, als ob ich jetzt ein Stück weiter bin und sich etwas in mir gelöst hat. Und ich hatte zu keiner Zeit, anders als früher, den Wunsch, mich umzubringen – es war so, als ob irgendwas in mir wüsste, dass dieser Zustand vorbei geht und ich Hoffnung haben darf, danach gesünder zu sein als vorher."

In dieser Phase der Therapie durchlebte die Patientin ihr Trauma und sie drohte wieder in ihre depressive Symptomatik zu dekompensieren, weil sie zuerst ihre Aggressionen nicht zulassen konnte. Ihr Konstitutionsmittel half ihr, eine Aggressionsdynamik zu entwickeln und die bisher abgespaltenen Erinnerungen und Gefühle zuzulassen. Diese Erfahrung konnte sie in den therapeutischen Prozess integrieren und die traumatherapeutische Arbeit fortsetzen.

Während einer traumatherapeutischen Behandlung kann es zu Krisen kommen, wenn die Traumaerinnerungen zunehmend bewusst werden. Dann können Depressionen bis hin zu suizidalen Impulsen oder Ängste auftreten, die durch das konstitutionelle Arzneimittel gelindert werden können, wie das folgende Beispiel zeigt.

### Fallbeispiel 23

Die sehr sympathische und hübsche, aber schüchterne junge Frau Sukowa war in ihrer Kindheit Vernachlässigung und Gewalt ausgesetzt: Ihre Mutter lehnte sie ab, weil sie das ungewollte dritte Kind war, und der Vater misshandelte sie. Sie bekam wenig Liebe und Geborgenheit. Das alles wurde ihr in der Psychotherapie zunehmend bewusst und sie rutschte immer mehr in eine schwere Depression. Sie kann das Haus nicht verlassen, sich nicht mehr ausreichend versorgen und hat alle sozialen Beziehungen abgebrochen. „Ich bin ständig so müde", klagt sie und fängt dabei an zu weinen, „es stört mich alles und ich bin gereizt. Innerlich bin ich zwar sehr unruhig, aber ich kann mich nicht bewegen, sondern liege nur in meiner Wohnung. Ich kann wieder nicht schlafen, nächtelang liege ich wach. Jede kleinste Anstrengung erschöpft mich so sehr, dass ich mich nach dem Treppensteigen – und es ist nur ein Absatz bis zu meiner Wohnung – schon wieder hinlegen muss. Ich kann mich auch nicht konzentrieren, mache Fehler beim Schreiben und stopfe Süßigkeiten in mich hinein, aber dann geht es mir noch schlechter!" – Auf meine besorgte Frage, ob sie denn auch daran denke, sich das Leben zu nehmen, schüttelt sie den Kopf. „Um mich aktiv umzubringen, hätte ich gar nicht die Kraft. Aber wenn ich einfach so sterben würde, würde ich es begrüßen. Mein Leben kommt mir einfach so sinnlos vor. Ich werde nie mehr gesund werden, nichts macht mir mehr Freude. Ich fühle mich meinen Launen unterworfen, ich kann nichts dagegen tun, es ist nicht zu steuern, und das macht mir große Angst!" Nun, am Ende der Erzählung, weint die Patientin still vor sich hin, die Tränen kullern ihr über die Wangen und es bebt der ganze Körper.

In einem solchen schlechten Zustand braucht die junge Frau entweder ein Antidepressivum oder ein homöopathisches Arzneimittel. Ich hatte bei einer anderen Gelegenheit früher schon einmal ihr Konstitutionsmittel repertorisiert (► **Tab. 6.47**, ► **Tab. 6.48**) und gab der Patientin deshalb drei Globuli **Calcium carbonicum** C 1000, weil die aktuelle Symptomatik auch dafür sprach.

► **Tab. 6.47** Konstitutionelle Repertorisation einer posttraumatischen Depression.

| Rubriken | Gewichtung | Symptome | Anzahl der Arzneien |
|---|---|---|---|
| 1 | 1 | Gemüt – Beschwerden durch – Kummer | 89 |
| 2 | 1 | Gemüt – Traurigkeit | 543 |
| 3 | 1 | Allgemeines – Ruhelosigkeit | 156 |
| 4 | 1 | Gemüt – Reizbarkeit, Gereiztheit | 462 |
| 5 | 1 | Gemüt – Launenhaftigkeit, launisch | 136 |
| 6 | 1 | Allgemeines – Speisen und Getränke – Brot – Verlangen | 55 |
| 7 | 1 | Allgemeines – Speisen und Getränke – Milch – Verlangen | 68 |
| 8 | 1 | Gemüt – Erschöpfung; geistige | 283 |
| 9 | 1 | Allgemeines – Schwäche – Anstrengung, bei – agg. – geringe Anstrengung | 81 |
| 10 | 1 | Allgemeines – Speisen und Getränke – Süßigkeiten – Verlangen | 128 |
| 11 | 1 | Allgemeines – Speisen und Getränke – Süßigkeiten – Verlangen – agg.; aber dadurch | 8 |
| 12 | 1 | Allgemeines – Speisen und Getränke – Eier – Verlangen | 26 |
| 13 | 1 | Gemüt – Fehler; macht – Schreiben, beim – falsch – Worte | 20 |

► **Tab. 6.48**

| | Calc. | Sep. | Sulf. | Lyc. | Nat-c. | Ruta | Spong. | Staph. | Phos. | Ars. |
|---|---|---|---|---|---|---|---|---|---|---|
| | **13/26** | **11/24** | **11/24** | **11/22** | **11/22** | **11/14** | **11/14** | **10/23** | **10/22** | **10/21** |
| 1 | 1 | 2 | 1 | 1 | 1 | – | – | 3 | 3 | 1 |
| 2 | 3 | 3 | 3 | 3 | 3 | 2 | 2 | 2 | 2 | 3 |
| 3 | 2 | 3 | 2 | 2 | 1 | 1 | 1 | 3 | 1 | 3 |
| 4 | 3 | 3 | 3 | 3 | 3 | 2 | 1 | 3 | 3 | 3 |
| 5 | 1 | 3 | 2 | 1 | 1 | 1 | 1 | 3 | 2 | 2 |
| 6 | 1 | 1 | – | 1 | 2 | 1 | 1 | 1 | – | 2 |
| 7 | 2 | 1 | 1 | – | 1 | 1 | 1 | 2 | 2 | 2 |
| 8 | 2 | 3 | 3 | 3 | 3 | 1 | 1 | 2 | 3 | 1 |
| 9 | 3 | 2 | 2 | 2 | 3 | 1 | 3 | 2 | 3 | 3 |
| 10 | 2 | 2 | 3 | 3 | 2 | 1 | 1 | 2 | 2 | 1 |
| 11 | 2 | – | 3 | 1 | 2 | – | 1 | – | – | – |
| 12 | 2 | – | 1 | – | – | 1 | 1 | – | 1 | – |
| 13 | 2 | 1 | – | 2 | – | 2 | – | – | – | – |

**Fallbeispiel 23 – Fortsetzung**

Eine Woche später kommt Frau Sukowa zur Sitzung und berichtet strahlend, dass es ihr gut gehe. „Gleich nach der letzten Stunde habe ich ganz schlimme Kopfschmerzen gekriegt, wie früher schon immer, und ich war sehr müde. Ich musste mich dann zu Hause hinlegen und habe zehn Stunden geschlafen, wie schon seit Wochen nicht mehr! Als ich aufwachte, habe ich mich erholt gefühlt. Ich habe das die letzten Wochen verlernt: zu schlafen, um mich erholt zu fühlen! In den letzten Wochen habe ich die Müdigkeit gar nicht mehr gespürt, jetzt wurde mir klar, dass ich müde bin und ich dieses Gefühl gar nicht mehr kannte. Ich wollte mich hinlegen und schlafen. Das war nicht die erregte Erschöpfung wie die letzten Wochen, sondern eine echte Müdigkeit, und es ist so schön, diese Müdigkeit wieder zu spüren! Seither geht es mir gut, ich möchte nicht mehr sterben, sondern gehe durch die Stadt und finde die Welt um mich herum schön. Ich kann mich wieder konzentrieren, habe jetzt auch meine Wohnung aufgeräumt und das Geschirr abgewaschen, das seit Wochen schmutzig herumstand!"

Die Wirkung des Arzneimittels hielt etwa zwei Wochen an. In dieser Zeit bekam die Patientin wieder Energie und Kraft, sie konnte die U-Bahn-Treppen auf dem Weg zu meiner Praxis zu Fuß gehen, ohne sich danach vor Erschöpfung hinsetzen zu müssen. Vorher hatte sie immer die Rolltreppe benutzt, das war für sie ein Gradmesser ihrer Kraftlosigkeit gewesen. Außerdem konnte sie in diesen zwei Wochen einmal mit ihrem Partner richtig streiten, was ihr früher nicht gelungen war. Nach zwei Wochen zeigte sie wieder leichte depressive Symptome, weswegen das Arzneimittel wiederholt wurde, mit derselben guten Wirkung. In den folgenden Monaten nahm sie in unregelmäßigen Abständen **Calcium carbonicum** immer dann, wenn sie sich erschöpft, deprimiert und gleichzeitig unruhig fühlte.

In einer anderen Situation half ihr das Konstitutionsmittel bei einer **Angstattacke**.

**Fallbeispiel 23 – Fortsetzung**

Nun war also die Angst gekommen – ein lähmendes, so mächtiges Gefühl, dass Frau Sukowa nachts im Bett lag und sich nicht traute, die Augen zuzumachen oder gar aufzustehen und die Tür zuzusperren. Sie spürte Harndrang, konnte aber nicht zur Toilette gehen. Stundenlang lag sie starr im Bett und konnte sich nicht bewegen – es hätte irgendjemand vor der Türe stehen können und hören, dass sie zu Hause ist. Und dann ... nicht auszudenken ...

So war es ihr als Kind auch gegangen. Auf dem Einöd-Bauernhof wurde sie oft nachts alleine gelassen und hörte draußen schreckliche Geräusche. Einmal versuchte ein betrunkener Mann in das Haus einzudringen – und das vor Schreck erstarrte Kind konnte nicht weglaufen, sondern lag mit Todesangst im Bett, bis der Mann wieder im Wald verschwand. – So wie das verängstigte Mädchen fühlte sich jetzt auch die erwachsene Frau, die sonst so tüchtig ihr Leben bewältigte.

Nach dieser durchwachten Nacht kam sie in die Therapiestunde und schaute mich mit immer noch schreckgeweiteten Augen an. Sie war blass und zittrig, wollte auf keinen Fall mehr eine solche Nacht erleben und fühlte sich auch nicht in der Lage zu arbeiten oder ihre alltäglichen Dinge zu erledigen.

Was war passiert? Sie hatte nach langer Zeit ihre Eltern auf dem Hof besucht. Bei dieser Gelegenheit hatte sie ihnen zum ersten Mal in ihrem Leben gesagt, wie sehr sie unter ihrer Schwester gelitten und in ständiger Angst vor ihr gelebt hatte. Ihre sehr viel ältere Schwester hatte sie geschlagen und ihr gedroht, sie irgendwann einmal umzubringen. Das Kind hatte immer Todesangst und war ständig bemüht, die Schwester nur nicht zu reizen. Deshalb übernahm sie auf Geheiß der Schwester auch die schwersten Arbeiten, hievte mit übermäßiger Kraft schwere Strohballen auf den Wagen – und sank danach entkräftet zu Boden, halb ohnmächtig vor Anstrengung – bis zum nächsten Mal, angetrieben von der Angst, ihre Schwester würde sie sonst mit der Mistgabel erstechen.

Die Grausamkeit hatte einen Grund: Während die große Schwester hässlich, dumm und ungeliebt war, wurde die engelhafte, gescheite und ans Herz gehende kleine Schwester von Lehrern und der Großmutter geliebt. Ein archaischer Neid und Hass zerfraß die große Schwester, den sie durch das sadistische Quälen der kleinen Schwester ausagierte.

Die große Schwester war auch gegen Mutter und Vater aggressiv. Aus Angst vor ihr entschuldigten die

Eltern deren Verhalten und verwiesen sie nicht in ihre Schranken. Wenn es Streit gab, wurde immer die Kleine bestraft – denn der Jähzorn der Großen war gefürchtet und es kam schon vor, dass sie mit ihrer kräftigen Statur auch auf die Eltern losging. Also gab es keinen Schutz für die Patientin – und ihre schwachen Eltern versagten ein weiteres Mal, wie schon so oft. Nun hatte sich durch die Therapie die Wut der Patientin entwickelt und der Selbsthass und die daraus resultierende Depression waren weniger geworden. Mutig konfrontierte sie also bei dem Besuch die Eltern mit ihrem kindlichen Erleben. Sie erntete leider kein Verständnis oder gar eine versöhnende Geste. Wie immer reagierten die Eltern undifferenziert und einfältig und gaben ihr die Schuld – sie wäre zu empfindlich gewesen als Kind, man habe ja sowieso immer gedacht, sie sei verrückt ...

Das hatte die Patientin in tiefe Verzweiflung gestürzt – und sie regredierte in ihr frühkindliches Erleben mit all der vernichtenden Angst, denn wo sollte sie Schutz finden, wenn ihre Eltern sie gar nicht beschützen wollten, es auch noch nie getan hatten.

Nun war zwar in der Therapiestunde die aktuelle Angstentwicklung und deren Ursache klar geworden – aber das Gefühl war deshalb nicht weg. Sie traute sich nicht mehr auf die Straße, war nur mit äußerster Mühe in die Praxis gekommen und saß am Ende der Stunde ratlos und verzweifelt weinend da.

In dieser Situation brauchte sie also wieder Hilfe durch ein passendes Arzneimittel. Einige Symptome sprachen für das typische Angstmittel **Arsenicum album**. Allerdings hatte ihr Konstitutionsmittel früher schon einmal in einer schweren depressiven Episode geholfen. Ein eigentümliches Symptom war auch so gar nicht typisch für Arsenicum album: ihr ständiger Harndrang, ohne dass sie den Harn entleeren konnte. Ihre Panikattacke erinnerte sie auch an ihre Angst als Kind, und **Calcium carbonicum** ist ein wichtiges Arzneimittel bei kindlichem Pavor nocturnus (► **Tab. 6.49**, ► **Tab. 6.50**).

► **Tab. 6.49** Konstitutionelle Repertorisation einer posttraumatischen Angststörung.

| Rubriken | Gewichtung | Symptome | Anzahl der Arzneien |
|---|---|---|---|
| 1 | 1 | Gemüt – Beschwerden durch – Kummer | 89 |
| 2 | 1 | Gemüt – Beschwerden durch – Schreck | 80 |
| 3 | 1 | Gemüt – Angst – nachts | 128 |
| 4 | 1 | Gemüt – Furcht – nachts | 75 |
| 5 | 1 | Gemüt – Furcht – Entsetzen, panische Furcht – nachts | 17 |
| 6 | 1 | Gemüt – Furcht – Entsetzen, panische Furcht – nachts – Kindern; bei | 5 |
| 7 | 1 | Blase – Harnverhaltung | 164 |
| 8 | 1 | Allgemeines – Hitze – Lebenswärme, Mangel an | 240 |

► **Tab. 6.50**

| | Calc. | Acon. | Stram. | Zinc. | Caust. | Puls. | Phos. | Rhus-t. | Ars. | Bell. |
|---|---|---|---|---|---|---|---|---|---|---|
| | **8/13** | **7/13** | **7/10** | **7/9** | **6/14** | **6/14** | **6/13** | **6/13** | **6/12** | **6/12** |
| 1 | 1 | 1 | 1 | 2 | 3 | 2 | 3 | 1 | 1 | 2 |
| 2 | 1 | 3 | 2 | 1 | 2 | 3 | 3 | 2 | 1 | 2 |
| 3 | 2 | 2 | 1 | 1 | 2 | 3 | 2 | 2 | 3 | 2 |
| 4 | 2 | 1 | 1 | 1 | 1 | 2 | 1 | 3 | 2 | 2 |
| 5 | 1 | 1 | 2 | 1 | – | – | – | – | – | – |
| 6 | 1 | – | – | – | – | – | – | – | – | – |
| 7 | 2 | 3 | 2 | 2 | 3 | 2 | 1 | 2 | 3 | 3 |
| 8 | 3 | 2 | 1 | 1 | 3 | 2 | 3 | 3 | 2 | 1 |

Die Patientin bekam also wieder **Calcium carbonicum** C 1000. Eine Woche später berichtete sie, dass die Angst wie weggeblasen sei. Und nicht nur das – sie hatte sich weiter mit ihren Eltern auseinandergesetzt, ihre Mutter angerufen und ihr gesagt, wie sehr sie sich gewünscht hätte, von ihr beschützt zu werden vor der grausamen Schwester. „Selbst wenn sie es nicht versteht und jegliche Verantwortung von sich weist – für mich ist es wichtig, ihr das zu sagen und auch auf sie wütend sein zu dürfen!"

Das Konstitutionsmittel hatte ihr also auch bei dieser Panikattacke geholfen. Darüber hinaus konnte sie nun den nächsten Schritt in ihrer psychischen Entwicklung machen und sich mit ihrer Mutter auseinandersetzen, was die nächste Phase der therapeutischen Arbeit einleitete.

**Fazit**

Wenn das Konstitutionsmittel einmal gefunden ist, kann es während einer psychotherapeutischen Behandlung immer dann gegeben werden, wenn sich der psychische Zustand verschlechtert. Die aktuelle Symptomatik sollte allerdings trotzdem repertorisiert werden, um sicher zu sein, dass das konstitutionelle Arzneimittel auch in der akuten Situation passt. Es kann nämlich auch vorkommen, dass ein akutes Zwischenmittel bei konstitutioneller Grundbehandlung angezeigt ist, wie die Beispiele in Kap. 6.6.3 zeigen.

## 6.6.3 Akutes Zwischenmittel bei konstitutioneller Behandlung

Manchmal reicht die konstitutionelle Behandlung nicht aus, um Krisen zu bewältigen. In diesen Fällen muss ein akutes Zwischenmittel gegeben werden. Wenn sich die Belastungssymptomatik dadurch beruhigt, kann das Konstitutionsmittel die weitere psychotherapeutische Behandlung unterstützen.

**Fallbeispiel 24**
**Traumaerinnerung mit Angst und Herzsymptomen**

Eine Patientin war seit drei Jahren bei mir in analytischer Psychotherapie. Sie litt unter Depressionen und Ängsten und bekam seit Jahren **Lachesis** als Konstitutionsmittel, das ihr immer sehr gut in ihren depressiven Phasen helfen konnte. Sie hatte sich gut entwickelt und stabilisiert, sodass wir in der Therapie immer mehr in ihre traumatische Kindheit vordringen konnten. Sie ahnte mehr, als dass sie sich bewusst erinnerte, dass sie wohl von ihrem Vater sexuell missbraucht worden war. In dieser Phase träumte sie: „Ich werde im Schlaf von hinten an meiner linken Schulter gepackt, ein eiserner Männergriff hält mich fest, ich kann nicht aus, bin wie gelähmt und habe schreckliche Angst."

Am nächsten Tag hatte sie stechende Herzschmerzen und Atembeklemmung, sie war sehr niedergeschlagen und hoffnungslos, konnte nicht arbeiten und es tauchten Suizidgedanken auf. Die Assoziationen zu diesem Traum brachten sie ein Stück näher an die schreckliche Gewissheit: Der Vater hatte nur noch die linke Hand, die rechte hatte er im Krieg verloren, und wenn er sie als Kind anfasste, dann nur mit der linken Hand! Und genau diese Situation hatte sie geträumt. Die Patientin bekam **Aconitum**, weil Angst und Herzschmerz die Leitsymptome waren (siehe auch Kap. 7.1.1). Sehr schnell erholte sie sich von dieser Krise, ihre Herzsymptomatik verschwand, sie hatte keine Ängste und Suizidgedanken mehr. Wir konnten die therapeutische Arbeit fortsetzen.

Auch im Fall der Beziehungstraumatisierung von Frau Schneider (Kap. 2.2) entwickelte sich eine suizidale Krise während der Konfrontation mit dem Trauma. Sie hatte als Konstitutionsmittel **Sepia** bekommen, welches ihr vor allem für ihre depressive Symptomatik sehr geholfen hatte. Da ereignete sich folgende Situation:

**Frau Schneider**

Die letzte Therapiestunde war wieder sehr schwer gewesen. Wir hatten, wie so oft, über ihre frühe Beziehungserfahrung mit ihrer Mutter gesprochen, von der sie in den ersten Lebensjahren nur wenig Zuwendung bekommen hatte. „Statt von meiner Mutter gestreichelt zu werden, habe ich ununterbrochen ein Milupa-Fläschchen nach dem anderen gekriegt, und darauf war meine Mutter noch stolz, dass ich dann immer so still war!", so erinnert sich die Patientin.
Nun war sie also in der Therapiestunde an diesen uralten Schmerz gekommen. Und wieder – wie meist in solchen Situationen – breitete sich in ihr ein Gefühl der Trauer und Hoffnungslosigkeit aus. Sie hatte zwar schon gelernt, ihre Gefühle zu reflektieren und zu verbalisieren. Trotzdem schien es für sie im Moment noch nicht verstehbar, warum sie sich gerade so fühlte, denn sie konnte noch keinen Zusammenhang mit ihren frühen Erinnerungen herstellen. „Ich habe gar keine Freude am Leben", so sagt sie, „und ich will eigentlich den Tod. Wenn er gerade so vorbeikommen würde wie eine S-Bahn, würde ich in ihn einsteigen statt in das Leben! Es ist mir manchmal so gleichgültig, ob ich lebe oder sterbe, das Leben ist mir nichts wert." „Das verstehe ich sehr gut", erwiderte ich und bot ihr so meine Interpretation an, „Sie haben in der frühen Lebenszeit so wenig Bindung zu der eigenen Mutter entwickeln können, die ja notwendig ist, um dem Kind die Bindung ins Leben zu ermöglichen. So wie die Mutter dem Kind durch die Liebe und das Versorgen das Vertrauen in das Leben vermittelt, so kann das Kind später das Leben selbst spüren und eine Verbindung zu ihm haben. Die symbolisch gesprochen dicke Nabelschnur zur Mutter war nicht da, deshalb haben Sie auch keine dicke Nabelschnur zum Leben. Es ist Ihnen nicht möglich gewesen, das Vertrauen in das Leben zu bekommen, weil Sie auch kein Vertrauen in Ihre Bindung zur Mutter haben konnten: Sie hat Sie immer wieder alleine liegen lassen statt Sie in den Arm zu nehmen. Wie soll da ein kleines Kind Freude am Leben bekommen, wenn es immer in dem Gefühl aufwächst, der Mutter eine Last zu sein?"
Die Patientin fühlte sich durch diese Interpretation zwar verstanden, ihr Schmerz und ihre Lebensmüdigkeit drohten sie aber trotzdem zu überwältigen. Sie war suizidal, und deshalb vereinbarten wir einen therapeutischen Kontrakt: Sie versprach, sich nichts anzutun und sich bei einer Krisennummer zu melden, falls ihr Impuls, sich das Leben zu nehmen, zu groß werden sollte. Für diesen Fall wurde ihr **Aurum** C 1000 mitgegeben, das sie bei Bedarf nehmen sollte. (► **Tab. 6.51**, ► **Tab. 6.52**)

► **Tab. 6.51** Repertorisation Suizidalität.

| Rubriken | Gewichtung | Symptome | Anzahl der Arzneien |
|---|---|---|---|
| 1 | 1 | Gemüt – Beschwerden durch – Kummer | 89 |
| 2 | 1 | Gemüt – Lebensüberdruss | 86 |
| 3 | 1 | Gemüt – Suizidneigung; Neigung zum Selbstmord | 114 |
| 4 | 1 | Gemüt – Abscheu – Leben; gegen das | 84 |

► **Tab. 6.52**

| | Aur. | Nat-m. | Phos. | Ars. | Nux-v. | Chin. | Lach. | Nat-s. | Puls. | Ambr. |
|---|---|---|---|---|---|---|---|---|---|---|
| | **4/13** | **4/11** | **4/10** | **4/9** | **4/9** | **4/8** | **4/8** | **4/8** | **4/8** | **4/7** |
| 1 | 3 | 4 | 3 | 1 | 2 | 1 | 3 | 1 | 2 | 3 |
| 2 | 3 | 2 | 3 | 3 | 2 | 2 | 1 | 2 | 2 | 1 |
| 3 | 4 | 2 | 1 | 2 | 2 | 2 | 2 | 3 | 2 | 1 |
| 4 | 3 | 3 | 3 | 3 | 3 | 3 | 2 | 2 | 2 | 2 |

**Frau Schneider**

In der nächsten Woche kommt sie zur vereinbarten Stunde und berichtet: „Ihr Satz ging mir noch lange nach, dass ich keine Bindung zum Leben haben kann, weil ich keine Bindung zu meiner Mutter hatte. Ich habe gespürt, dass das stimmt, dass Sie durch diesen Satz meine tiefste Verwundung benannt haben. Ich ging nach der Stunde nach Hause und als ich zu Hause ankam, schloss ich mich ein und weinte zwei Stunden lang durch. Das ist mir früher noch nie passiert, ich weine doch eigentlich selten. Aber zwei Stunden lang konnte ich mich gar nicht mehr beruhigen. Endlich spürte ich all die Trauer, die ich bisher vielleicht gar nicht spüren konnte. Das war ungeheuer schwer. Und dann kam wieder dieser Moment, wo ich nicht mehr leben wollte: Der Tod erschien mir als Erlösung, als Verlockung! Ich fühlte mich so lebensgleichgültig, wollte nur noch sterben. In diesem Moment erinnerte ich mich, dass Sie mir für solche Situationen die Kügelchen mitgegeben hatten. Und die habe ich genommen. Danach konnte ich mich beruhigen und einschlafen, erstaunlicherweise schlief ich die ganze Nacht ganz tief durch. Seitdem geht es mir eigentlich ganz gut: Ich spüre meine Traurigkeit, bin aber trotzdem in meiner Arbeit leistungsfähig, ich habe keine Konzentrationsstörungen, auch keine Wortfindungsstörungen, so wie sonst immer in solchen Zeiten. Auch möchte ich jetzt nicht mehr sterben. Allerdings kommt jetzt auch immer wieder mal die Wut auf meine Eltern, die mich so sehr vernachlässigt haben: Für Essen und Kleidung wurde gesorgt, aber sonst haben wir nichts bekommen. Sogar auf dem Totenbett hat mein Vater zu mir gesagt: Verschwinde aus meinem Zimmer, so als ob er ein Leben lang nichts mit mir zu tun haben wollte und nicht mal beim Sterben meinen Trost. Und meine Mutter: Hätte sie doch nur nicht so viele Kinder kurz hintereinander bekommen, dann hätte sie sich vielleicht um die einzelnen besser kümmern können. Aber ihr strenger Glaube hat ihr ja keine Verhütung erlaubt. Wie verantwortungslos hat sie sich verhalten! Und demütigen ließ sie sich von meinem Vater, ein Leben lang, und hat es an uns Kinder weitergegeben, die ganze Verzweiflung und Wut. Mir wird jetzt bewusst, dass ich den Schmerz über die Bindungslosigkeit zu meiner Mutter unbewusst in meinem Beruf kompensiere: Auf der Entbindungsstation achte ich sehr darauf, dass die frühe Bindung zwischen Mutter und Kind von den ersten Momenten an stattfinden kann. Jetzt wird mir das alles bewusst. Und die Globuli haben mir geholfen, mich nicht umzubringen. Sie haben mir die große Verzweiflung genommen, aber meine Trauer ist noch da, kann vielleicht jetzt erst wirklich da sein. Ich bin nach dem Einnehmen von **Aurum** nicht in die Depression gegangen, so wie sonst immer. Das schwarze Loch, das mich verschlang, ist diesmal nicht gekommen. Aber sie wird nicht weg sein, die Depression. Ich spüre, dass sie schon noch da ist. Denn mein Thema der mangelnden Lebens-Liebe ist ja deswegen noch nicht verarbeitet! Mit Hilfe von Aurum kann ich aber jetzt den Prozess machen. Der Prozess des Trauerns und der Verarbeitung des Schmerzes, über diese wirklich nicht erfahrene Bindung zu meiner Mutter und zum Leben. Früher, wenn die Depression kam, habe ich immer ein Antidepressivum genommen. Es hat mir zwar ermöglicht zu überleben, dann habe ich aber gar nichts mehr gespürt! Weder Trauer noch Wut, ich war wie in einer Glocke. Nun weiß ich, dass ich solche schwere Momente, wo ich mich umbringen möchte, mithilfe von **Aurum** und der Therapie überstehen kann. Und es wird nichts unterdrückt, es wird nichts unspürbar, sondern es ist auszuhalten und ich fühle mich lebendig!“

## 8 Fazit

Auch wenn eine konstitutionelle homöopathische Behandlung die Traumatherapie begleitet, können Situationen auftauchen, die ein akutes Arzneimittel notwendig machen. In einem Fall war **Aconitum** als erstes Arzneimittel bei infarktähnlichen Schmerzen und Angst indiziert, und in einem anderen Fall half **Aurum** als akutes Arzneimittel, eine suizidale Krise zu bewältigen. Die jeweiligen Konstitutionsmittel waren in dieser Phase des therapeutischen Prozesses nicht ausreichend und mussten durch ein akutes Mittel ergänzt werden.

### 6.6.4 Parallele Behandlung mit Psychopharmaka

Manchmal ist die Traumafolgestörung so schwer, dass die Patienten zusätzlich zur psychotherapeutischen und homöopathischen Behandlung noch Psychopharmaka benötigen, um ihr Leben bewältigen zu können. Bei schweren Depressionen beispielsweise kann in vereinzelten Fällen erst ein Antidepressivum den Menschen aus seiner Antriebslosigkeit befreien. Trotzdem ist auch dann eine Parallelbehandlung mit Homöopathika sinnvoll: zum einen, weil durch die gleichzeitige Gabe eines homöopathischen Mittels der Organismus besser auf die Allopathie zu reagieren scheint und dadurch die Psychopharmaka geringer dosiert werden können; zum anderen, weil Nebenwirkungen der Psychopharmaka durch das passende Arzneimittel aufgehoben werden können, wie das folgende Beispiel zeigt.

#### Fallbeispiel 25

Frau Becker hatte ein frühes Bindungstrauma erlebt: Ihre Eltern trennten sich, als sie ein Jahr alt war und sie kam in ein Kinderheim, weil ihre Mutter arbeiten musste. Mit 30 Jahren wurde sie zum ersten Mal depressiv, seither wechselten sich depressive und manische Phasen in leichter Ausprägung ab. Trotzdem konnte sie ein beruflich und sozial ausgefülltes Leben führen, bis ihre Mutter starb. Die Patientin hatte sie jahrelang gepflegt und konnte ihren Tod nicht überwinden, weswegen sie eine Psychotherapie begann. Im Laufe der Therapie verstand sie, dass sich die aktuelle Trauer über den Tod der Mutter mit ihrem kindlichen Schmerz verband: hatte ihre Mutter sie doch schon verlassen, als sie erst ein Jahr alt war, und nun endgültig durch ihren Tod! Das überwältigte sie und sie dekompensierte in eine schwere depressive Symptomatik. Sie hatte überhaupt keinen Antrieb mehr, konnte die Wohnung nicht mehr verlassen, verbrachte die Tage im Bett, konnte nichts mehr essen und auch nicht schlafen. So konnte sie auch die Psychotherapie nicht mehr fortsetzen. Sie öffnete auch die Türe nicht mehr und nahm das Telefon nicht ab, sodass ihr Bruder die Polizei informierte und sie in eine psychiatrische Klinik gebracht wurde. Dort wurde eine schwere Depression bei bipolarer Typ-2-Störung diagnostiziert.

Die Patientin bekam Antidepressiva, Stimmungsstabilisierer und Phasenprophylaktika in verschiedenen Kombinationen. Als sie entlassen wurde, konnte sie zwar ihr altes Leben mit Einschränkungen wieder aufnehmen, sie litt allerdings unter erheblichen Nebenwirkungen der Psychopharmaka: Ihre Hände zitterten so stark, dass sie Angst hatte, eine Tasse oder ein Glas zu nehmen. Aber das Schlimmste war ihre Gang-Ataxie. Sie war so unsicher, dass sie keine Treppen mehr steigen konnte, weil sie kein Gefühl in den Beinen und keinen Gleichgewichtssinn hatte. Die Gelenke knickten ihr weg, ihr war schwindlig und sie taumelte oft, sodass sie sich nur noch mit einem Gehstock aus dem Haus traute. Sie hatte also durch die Medikation ein Parkinsonoid entwickelt und zeigte extrapyramidale Störungen. Allerdings verstärkte sich auch eine Eigenheit, die sie immer schon hatte: heiße Füße, vor allen Dingen nachts, sodass sie diese aus dem Bett streckte. (► **Tab. 6.53**, ► **Tab. 6.54**)

► **Tab. 6.53** Konstitutionelle Repertorisation einer medikamenteninduzierten EPMS.

| Rubriken | Gewichtung | Symptome | Anzahl der Arzneien |
|---|---|---|---|
| 1 | 1 | Allgemeines – Lokomotorische Ataxie | 91 |
| 2 | 1 | Extremitäten – Koordination; fehlende, gestörte | 78 |
| 3 | 1 | Extremitäten – Koordination; fehlende, gestörte – Beine | 19 |
| 4 | 1 | Extremitäten – Unsicherheit der Gelenke – Beine | 24 |
| 5 | 1 | Extremitäten – Schwankender Gang | 165 |
| 6 | 1 | Extremitäten – Gehen – unsicher | 8 |
| 7 | 1 | Extremitäten – Zittern – Hände | 166 |
| 8 | 1 | Extremitäten – Hitze – Füße – Fußsohlen | 88 |
| 9 | 1 | Extremitäten – Hitze – Füße – Bett; agg. im | 14 |
| 10 | 1 | Schwindel – Taumeln | 97 |

► **Tab. 6.54**

| | Sulf. | Phos. | Nux-v. | Caust. | Sil. | Nat-c. | Alum. | Calc. | Cocc. | Bell. |
|---|---|---|---|---|---|---|---|---|---|---|
| | 10/19 | 9/17 | 8/17 | 8/15 | 8/14 | 8/10 | 7/13 | 7/12 | 7/12 | 7/11 |
| 1 | 1 | 2 | 2 | 1 | 1 | 1 | 1 | 1 | 1 | 1 |
| 2 | 2 | 2 | 2 | 2 | 2 | 1 | 3 | 2 | 2 | 1 |
| 3 | 2 | 2 | 1 | – | 2 | – | 2 | – | – | 1 |
| 4 | 1 | 1 | 2 | 1 | – | 1 | – | – | 1 | – |
| 5 | 2 | 3 | 3 | 3 | 2 | 2 | 3 | 2 | 3 | 3 |
| 6 | 1 | 1 | – | 1 | – | 1 | – | – | – | – |
| 7 | 3 | 3 | 3 | 3 | 2 | 1 | 1 | 3 | 2 | 2 |
| 8 | 3 | 2 | 2 | 2 | 2 | 2 | 1 | 2 | 2 | 1 |
| 9 | 3 | – | – | – | 2 | – | – | 1 | – | – |
| 10 | 1 | 1 | 2 | 2 | 1 | 1 | 2 | 1 | 1 | 2 |

Die Patientin bekam **Sulfur** C30, 3 Globuli täglich, und nach zwei Wochen kam sie wieder: „Ich habe wieder einen federnden Schritt", erzählt sie gutgelaunt, „und bewege mich nicht mehr so starr und abgehackt. Ich zittere auch nicht mehr, überhaupt geht es mir viel besser. Ich kann gut schlafen, und meine Stimmung und der Antrieb sind besser als ohne Globuli. Und es ist noch etwas passiert: Meine chronischen Rückenschmerzen sind wie weggeblasen!" – Diese sowieso schon positive Entwicklung wurde noch gekrönt: Am Ende der Stunde fiel ihr auf, dass sie ihr Hörgerät nicht eingeschaltet und sie mich trotzdem gehört hatte! Sie war nämlich seit Jahren schwerhörig.

In diesem Fall hatte die Patientin extrapyramidale Störungen (EPMS) entwickelt, die typischerweise als Nebenwirkung von einigen Psychopharmaka auftreten. Die Repertorisation der Lokalsymptome ergab **Sulfur**. Das eigentümliche Symptom der heißen Füße wies darüber hinaus aber auch auf eine konstitutionelle Komponente des Arzneimittels hin. Durch das zuerst symptomatisch verordnete Arzneimittel wurde ihre Konstitution mit erfasst und sie reagierte nicht nur mit einer Reduzierung der EPMS, sondern auch mit einer Verbesserung ihrer chronischen Rückenschmerzen und Schwerhörigkeit!

Sulfur konnte hier also sowohl die Nebenwirkungen der Psychopharmaka reduzieren als auch ihre Konstitution stärken, und wir konnten die Therapie fortsetzen. Übrigens konnten im weiteren Behandlungsverlauf die Antidepressiva schrittweise reduziert werden und die Patientin blieb trotzdem mit einer niedrigen Erhaltungsdosis und paralleler Sulfur-Medikation während der weiteren psychotherapeutischen Arbeit stabil.

**Fazit**

Auch während einer Behandlung mit Psychopharmaka kann eine homöopathische Medikation hilfreich sein, um die Nebenwirkungen zu reduzieren und die Wirkung der allopathischen Medikamente bei gleichzeitiger Dosisreduktion zu verbessern. Der therapeutische Prozess kann dann auch wieder intensiver stattfinden, weil die Patienten in ihrer psychisch-emotionalen und körperlichen Wahrnehmung nicht so eingeschränkt sind, wie sie es mit hoher Dosierung von Psychopharmaka sind.
Die Wirksamkeit eines homöopathischen Arzneimittels in solchen Fällen widerspricht der homöopathischen Regel, wonach nur „natürliche" Krankheiten homöopathisch behandelbar sind. Wie das Beispiel zeigt, können auch „künstlich" erzeugte Krankheiten wie eine EPMS durch eine homöopathische Behandlung beeinflusst werden.

### 6.6.5 Zusammenfassung

Während einer traumatherapeutischen Behandlung ist der Prozess oft so intensiv und schmerzhaft, dass eine zusätzliche medikamentöse Unterstützung nötig wird. Es tauchen Krisen auf, in denen üblicherweise Psychopharmaka verordnet werden. Die Homöopathie hat für solche Fälle verschiedene Arzneimittel parat, die Indikation muss allerdings sehr differenziert gestellt werden.

Bei PTBS scheinen akute Arzneimittel in Folge die jeweilig auftauchende Symptomatik erfassen zu können, während bei chronischen Traumafolgestörungen eine konstitutionelle Basistherapie auch Krisen bewältigen kann. In manchen Fällen muss die Konstitutionstherapie durch ein akutes Arzneimittel ergänzt werden. Aber auch bei einer Behandlung mit Psychopharmaka ist eine parallele homöopathische Behandlung sinnvoll, um die Nebenwirkungen zu reduzieren und die Ansprechbarkeit auf die Psychopharmaka zu erhöhen.

## 6.7 Traumatisierung durch medizinische Eingriffe

### 6.7.1 Iatrogene Retraumatisierung

Patienten mit einer Traumabiografie erleben immer wieder Situationen, in denen sich ihr Trauma wiederholt. Allerdings ist dies nicht immer offensichtlich. Bei diesen Patienten kann sich nach einem scheinbar banalen Erlebnis eine Belastungssymptomatik entwickeln, die auf das ursprüngliche Trauma zurückzuführen ist, aber nicht als Traumafolgestörung erkannt wird. Auch **medizinische** oder **zahnärztliche Behandlungen** können ein Trauma reaktivieren. Andererseits unterziehen sich früh und komplex traumatisierte Menschen oft schmerzhaften medizinischen Untersuchungen und reinszenieren damit unbewusst das Trauma.

**Frau Schneider**

Seit zwei Jahren hatten wir nun intensiv therapeutisch an der Aufarbeitung ihrer Traumatisierung gearbeitet und die homöopathischen Arzneien halfen der Patientin in dieser Zeit, die Krisen ohne Psychopharmaka zu bewältigen und eine sehr positive psychische Entwicklung zu machen. So gut wie in diesem Sommer war es ihr seit Jahren nicht gegangen, ja vielleicht sogar noch nie! Und mit diesem neuen Lebensgefühl wagte sie sich an ein Projekt, das sie sich schon seit Jahren vorgenommen hatte: Sie wollte einen großen kieferchirurgischen Eingriff machen lassen. Als Kind nämlich hatte man ihr alle Zähne gezogen, weil sie so kariös waren. – Ihre Eltern hatten nicht dafür gesorgt, dass sie keine Süßigkeiten aß und sie auch nicht zur Zahnhygiene erzogen. Auch das war eine Folge der Vernachlässigung, und sie musste eine brutale Methode der Zahnsanierung über sich ergehen lassen: Der Zahnarzt hatte sie damals auf seinem Stuhl festgebunden und ihr die Zähne gezogen! Durch diese Zahnextraktionen und künstlichen Brückenkonstruktionen war der Unterkiefer so schmal geworden, dass nun alle Brücken herauszufallen drohten.

Im Laufe der Psychotherapie hatte sie eine bessere Wahrnehmung ihres Körpers und ihrer Befindlichkeit entwickelt und wollte sich nun die Fürsorge selbst zukommen lassen, die sie in früher Kindheit nicht erleben durfte – und sich um die Sanierung ihrer Zähne kümmern. Ihre Zahnärztin hatte einen Behandlungsplan ausgearbeitet: Es sollte ein Knochenaufbau mit anschließenden Implantaten gemacht werden.

Bereits nach den ersten Behandlungen traten unerträgliche Schmerzen im Unterkiefer auf. Die symptomatischen Arzneimittel Arnica, Hypericum, Calendula und Symphytum brachten keine Besserung, die Patientin konnte nur noch mit Opiaten ihren Schmerz einigermaßen ertragen. Dies war ungewöhnlich, denn weder im Röntgenbild noch im Blut konnte irgendein entzündliches Geschehen als Ursache dieses Schmerzgeschehens nachgewiesen werden.

Völlig verzweifelt und hoffnungslos kam sie in die Therapie: „Mein Innerstes ist hin", so sagte sie unter Tränen, „das, was wir seit zwei Jahre versucht haben, mühsam aufzubauen und jetzt langsam für mich spürbar geworden ist, ist weg!" – Sie konnte seit Tagen nicht essen, nicht mehr schlafen, sie wollte niemanden um sich haben und die Gleichgültigkeit sich selbst und dem Leben gegenüber kam wieder. Die altbekannte Depression drohte sie wieder zu überwältigen. Die Heftigkeit ihrer psychischen Reaktion war mit dem Schmerz allein – so stark er auch war – nicht erklärbar. Natürlich sind Zahnschmerzen schlimm, jeder kennt das, und man möchte weinen, schreien, ist verzweifelt oder gereizt, aber meistens können sie durch Schmerzmedikamente gelindert werden. Bei der Patientin brachten selbst Opiate keine Schmerzfreiheit, sie litt unsäglich und wurde depressiv und suizidal. Diese psychische Reaktion war nicht adäquat zu dem Schmerzgeschehen.

Wie war also ihr Schmerz zu erklären? War ihr Schmerz vielleicht nicht nur somatisch bedingt, sondern auch psychisch?
Ihre Biografie war tatsächlich voller Schmerzen: Sie wurde als Kind vernachlässigt, missbraucht und misshandelt. Eine Abfolge schwerer Traumatisierungen also, und nun erlebte sie die Zahnbehandlung ebenfalls traumatisch – mit der entsprechenden Antwort ihres ganzen Körpers und ihrer Seele!

Hier liegt eine **Retraumatisierung** vor – ausgelöst durch eine Zahnbehandlung, denn auch diese Behandlung war ein gewaltsamer Eingriff in ihre körperliche Integrität, so wie sie schon früher Opfer von Gewalt geworden war. Durch diesen Eingriff wurde ihr unbewusster, abgespaltener Schmerz wieder erinnerlich, ihr emotionales Schmerzgedächtnis also wieder aktiviert. Diese Dynamik hat ihre physiologische Grundlage in der Neurobiologie des Schmerzes: Im limbischen System werden Schmerzerlebnisse quasi aufbewahrt durch synaptische Vernetzungen, die Umstände und Qualitäten des Schmerzes mit dem Affekt assoziativ verbinden und speichern. Diese Schmerzerlebnisse werden „abgespalten" und im Unbewussten abgelegt – wie ein Virus auf einer Festplatte können sie aber durch aktuelle Erlebnisse wieder aktiviert und virulent, d. h. schmerzhaft werden.

Die aktuellen Zahnschmerzen von Frau Schneider wurden begleitet von dem überwältigenden Gefühl, ganz allein auf der Welt zu sein und keinen Schutz zu bekommen. Tatsächlich hatte sie auch damals niemand vor dem sadistischen Zahnarzt geschützt, ihre Mutter hatte sogar noch geholfen, sie festzubinden! Dieses Schmerzerleben hatte sich in ihr Unbewusstes eingebrannt und deshalb gab es auch jetzt keine Hilfe – nirgends ... Das nun angetriggerte Trauma ist das Trauma des Allein-gelassen-Werdens. Niemand ist bei ihr, der ihr in diesem Schmerz beisteht, die Mutter hatte sie ja als Kind in solch einer Situation auch schon verlassen. Das entspricht einer frühen Liebesenttäuschung. Dieses Thema wird am besten durch **Ignatia** erfasst (► **Tab. 6.55**, ► **Tab. 6.56**), das ihr in der C 1000 gegeben wurde.

► **Tab. 6.55** Repertorisation Beziehungstraumatisierung.

| Rubriken | Gewichtung | Symptome | Anzahl der Arzneien |
|---|---|---|---|
| 1 | 1 | Gemüt – Verlassen zu sein; Gefühl | 98 |
| 2 | 1 | Gemüt – Hilflosigkeit; Gefühl der | 43 |
| 3 | 1 | Gemüt – Beschwerden durch – Kummer | 89 |
| 4 | 1 | Gemüt – Beschwerden durch – Liebe; enttäuschte | 41 |

► **Tab. 6.56**

| | Ign. | Nat-m. | Phos. | Sep. | Stram. | Aur. | Hyos. | Lach. | Ph-ac. | Plat. |
|---|---|---|---|---|---|---|---|---|---|---|
| | **4/11** | **4/11** | **4/7** | **4/5** | **4/5** | **3/9** | **3/7** | **3/7** | **3/7** | **3/7** |
| 1 | 2 | 2 | 2 | 1 | 2 | 3 | 2 | 2 | – | 2 |
| 2 | 1 | 1 | 1 | 1 | 1 | – | – | – | 1 | – |
| 3 | 4 | 4 | 3 | 2 | 1 | 3 | 2 | 3 | 3 | 2 |
| 4 | 4 | 4 | 1 | 1 | 1 | 3 | 3 | 2 | 3 | 3 |

**Frau Schneider**

Und tatsächlich: Ihr psychischer Zustand besserte sich schnell durch **Ignatia**, sie rutschte nicht in die gefürchtete Depression. Frau Schneider blieb arbeitsfähig und konnte damit ihre Tages- und Lebensstruktur aufrechterhalten, was für die im Beruf äußerst engagierte Frau sehr wichtig war. Also konnte Ignatia ihre primäre Beziehungstraumatisierung, die durch die Zahnbehandlung wieder aktiviert wurde, gut erfassen und bessern. Ihr Schmerz im Unterkiefer blieb jedoch bestehen, er wurde allerdings beherrschbar durch „normale" Schmerzmittel, und die Patientin brauchte keine Opiate mehr.

Nachdem also die Gefahr einer depressiven Dekompensation durch Ignatia gebannt war, konnten wir therapeutisch die Retraumatisierung weiter aufarbeiten. Nach der Einnahme von **Ignatia** tauchten intensive Träume auf: Sie träumte davon, von einer Frau hinterrücks angegriffen zu werden, und war darüber im Traum äußerst erschüttert und fassungslos. In einem anderen Traum war sie einem Mann hilflos ausgeliefert. Ignatia öffnete also wieder den Raum für die weitere Aufarbeitung ihrer früheren Traumatisierung und stabilisierte gleichzeitig ihre Psyche. Sie konnte sich dem psychischen Schmerz stellen, als Träume sie damit konfrontierten und damit ihr Unbewusstes den Weg freigab für die bis dahin abgespaltenen Traumerfahrungen.

Durch die Interpretation der Träume erkannte die Patientin, dass sie die Zahnärztin so erlebt hatte wie ihre früheren Peiniger: Auch diese hatten sie hinterrücks angegriffen und ihr Vertrauen missbraucht. Auch die Zahnärztin hatte sie weder über die möglichen Konsequenzen der Operation aufgeklärt noch ihren Schmerzen geglaubt. Sie hatte sich ihr gegenüber überheblich und wenig einfühlsam verhalten. Von Anfang an hatte sie Frau Schneider geduzt und sie dann als Simulantin behandelt. In dieser Situation fühlte sie sich wieder wie als kleines Mädchen, dem Erwachsene wehtun und das in ihrem Schmerz nicht ernst genommen wird. Die Regression in ihr kindliches Erleben wurde sicher auch durch das Zahnarzt-Setting unterstützt. Wir alle kennen ja das Gefühl auf dem Zahnarztstuhl: Hilflos und sprachlos müssen wir die Behandlung über uns ergehen lassen, wie ein Kind, das dem Erwachsenen ausgeliefert ist. Außerdem hatte sie ja als Kind wirklich ein Zahnarzt-Trauma erlebt. Und diesen heimtückischen Angriff der Zahnärztin erlebte sie im Traum.

Nachdem ihr bewusst geworden war, dass sich in ihrer Beziehung zu der Zahnärztin auch ihre traumatischen Beziehungsmuster wiederholten, konnte sie aus ihrer passiven Opferhaltung herauskommen und die Zahnärztin mit ihrem Verhalten konfrontieren. Gleichzeitig holte sie sich andere fachliche Expertisen, die ergaben, dass ihre nach wie vor anhaltenden Schmerzen auf eine Schädigung des Nervus mandibularis zurückzuführen waren, der durch die Zahnbehandlung verletzt worden war. Die Zahnärztin hätte bei dem schmalen Unterkiefer keine solch invasive Behandlung durchführen dürfen!

Der psychische, durch das Zahntrauma ausgelöste „Schmerz" war zwar jetzt durch das Arzneimittel und die Therapie bewusst und besser geworden und musste sich nicht mehr in einer Depression niederschlagen. Der Körperschmerz war jedoch geblieben – aufgrund einer tatsächlichen Traumatisierung des Nervus mandibularis.

Die Patientin fand schließlich selbst ein Arzneimittel, das ihr half: **Agaricus**, denn sie war extrem empfindlich auf Zugluft an der verletzten Nervenstelle!

Und tatsächlich wurden die Schmerzen durch dieses Arzneimittel ebenfalls besser. Sie waren zwar nicht ganz verschwunden, aber nicht mehr so quälend und lebenseinschränkend. Untergründig waren sie immer etwas spürbar und verschlimmerten sich bei Zugluft, waren aber durch Agaricus beherrschbar. Während der Einnahme von Agaricus veränderten sich ihre Migräneanfälle: Sie wurden weniger, kürzer und nicht mehr so schmerzhaft. Auch hatte sie keine Fressattacken mehr. Womit das zu tun haben könnte, war meine Frage in einer Sitzung, worauf die Patientin antwortete: „Es ist, als ob ich von einer Betäubung erwacht wäre, und Agaricus ist ja auch wirklich ein Giftpilz, der eine Betäubung verursacht: Ich fresse nicht mehr die Wut über den Übergriff in mich hinein. Die Zahnärztin hat einen Fehler in der Behandlung gemacht, das weiß ich jetzt. Ich werde sie dafür zu Rechenschaft ziehen und mir nicht mehr alles gefallen lassen. Das ist jetzt anders als früher: Ich wehre mich!"

Halten wir noch einmal fest: Die bereits komplex traumatisierte Patientin erlitt durch eine zahnärztliche Intervention eine **Retraumatisierung**. Ihr aktuelles Schmerzerleben verknüpfte sich mit früher erlebten physischen und psychischen Traumatisierungen; sie drohte in eine schwere Depression zu verfallen, wie bereits mehrmals in ihrem Leben. Die physische Verletzung wurde von der psychischen überlagert: Sie empfand die Zahnärztin genauso wie die vorhergegangenen traumatisierenden Personen und regredierte unbewusst in ihr frühes Erleben der Hilflosigkeit und des Ausgeliefertseins.

Durch **Ignatia** und Pschotherapie konnte zuerst die Beziehungstraumatisierung weiter aufgearbeitet werden, durch **Agaricus** danach ihre tatsächlich physische Verletzung, und ihr Schmerzerleben differenzierte sich und wurde beherrschbar. Aber das Wichtigste war: Sie konnte sich erstmalig in ihrem Leben wehren und die Täterin – in diesem Fall die Zahnärztin – zur Rechenschaft ziehen! Dadurch verließ sie ihre Opferrolle und fand zu einer selbstbestimmten, wehrhaften Haltung. Sie konnte ihre Retraumatisierung verarbeiten und dekompensierte nicht in ihre frühere depressive Symptomatik. Die jeweils verordneten Arzneimittel unterstützten diesen Heilungsprozess.

Im Fallbeispiel von Frau Schneider fand eine Retraumatisierung durch einen Behandlungsfehler statt. Die zahnärztliche Intervention war allerdings indiziert. Es gibt aber auch Fälle von medizinischen Therapien, die nicht indiziert sind und trotzdem stattfinden, weil die Patienten sie durch ihr Agieren erzwingen. In diesen Fällen handelt es sich um das oben beschriebene **Enactment**: Die Patienten reinszenieren unbewusst ihr früheres Trauma, und die Therapeuten sind Akteure in diesem Schauspiel.

### Fallbeispiel 26

Eine 45-jährige, sehr attraktive Patientin will eine homöopathische Behandlung. „Mir kann keiner helfen“, so beginnt sie zu erzählen, „aber jetzt versuch‘ ich es halt mal mit der Homöopathie. Ich habe schon alles draußen, was man operieren kann: den Blinddarm, die Gallenblase, meine Eierstöcke und die Rachenmandeln. Ich hatte immer an diesen Organen Schmerzen und habe darauf bestanden, dass ich operiert werde. Das hat schrecklich wehgetan, die Chirurgen waren so brutal zu mir!“

Bei der weiteren Anamnese wird klar, dass sie von ihrem Vater sexuell missbraucht worden war und er ihr dabei große Schmerzen zugefügt hatte. Dieses Trauma wiederholt sie nun unbewusst in ihrer Inszenierung und die jeweiligen Ärzte erfüllen dabei die Rolle des Täters.

Diese Patientin reagierte gut auf **Tarentula** (► **Tab. 6.57**, ► **Tab. 6.58**).

► **Tab. 6.57** Repertorisation Selbstverletzung.

| Rubriken | Gewichtung | Symptome | Anzahl der Arzneien |
|---|---|---|---|
| 1 | 1 | Gemüt – Verletzen; sich zu | 2 |
| 2 | 1 | Gemüt – Verstümmelt seinen Körper | 23 |
| 3 | 1 | Gemüt – Quält – sich | 8 |

► **Tab. 6.58**

| | Tarent. | Ars. | Lil-t. | Bell. | Plb. | Tub. | Acon. | Agar. | Bac. | Carc. |
|---|---|---|---|---|---|---|---|---|---|---|
| | **3/3** | **2/3** | **2/3** | **2/2** | **2/2** | **2/2** | **1/2** | **1/1** | **1/1** | **1/1** |
| 1 | 1 | – | – | – | – | – | – | – | – | – |
| 2 | 1 | 1 | 1 | 1 | 1 | 1 | – | 1 | 1 | 1 |
| 3 | 1 | 2 | 2 | 1 | 1 | 1 | 2 | – | – | – |

### 6.7.2 Iatrogene Traumatisierung

Bei der iatrogenen Retraumatisierung fand das eigentliche Trauma schon vor der aktuellen ärztlichen Behandlung statt. Es gibt aber auch immer wieder tatsächliche Traumatisierungen durch ärztliche Eingriffe. In diesen Fällen besteht keine traumatische Vorbelastung, und das aktuell erlebte Trauma kann eine PTBS zur Folge haben. In letzter Zeit häufen sich beispielsweise Belastungsstörungen nach traumatischen Geburtserlebnissen. Die Tendenz zur technisierten Geburtshilfe und geplanten Sectio, also die iatrogenen Interventionen, konfrontiert die Patientinnen mit einer Situation, in der sie sich hilflos und ausgeliefert fühlen. Dann erleben sie die Geburt des Kindes traumatisch und entwickeln eine „postpartale posttraumatische Belastungsstörung".

**Fallbeispiel 27**

Eine junge Patientin hatte vor kurzem in einer Klinik ihr Wunschkind geboren, konnte sich aber nicht daran freuen. Sie kann seither nicht mehr schlafen, hat von der Geburt Albträume, ist sehr reizbar und gleichzeitig depressiv. Sie zieht sich zurück und kann nicht mehr zu den Untersuchungen in die Klinik gehen, denn dort überkommt sie ein Angstgefühl.
Sie hatte es sich so schön vorgestellt: In Absprache mit ihrem Frauenarzt wollte sie einen Kaiserschnitt, um besser planen zu können, denn sie war eine erfolgreiche Geschäftsfrau und wollte gerne die Kontrolle über das Geschehen behalten. Dann aber kam es ganz anders, es gab Komplikationen und sie fühlte sich vollkommen ausgeliefert. Sie fühlte sich nicht in die Entscheidungen der Ärzte mit einbezogen, hatte große Schmerzen und konnte sich nicht deutlich machen. Eine solche traumatische Situation hatte sie vorher noch nie erlebt!
Dieser Patientin half **Sepia** als ihr Konstitutionsmittel.

In diesem Zusammenhang sei auch noch die **iatrogene Traumatisierung durch unvollständige Anästhesien** angeführt, die in letzter Zeit mehr in die fachliche Aufmerksamkeit rückt.

**Fallbeispiel 28**

Ein 14-jähriges Mädchen musste sich einer Rachenmandeloperation unterziehen. Die Narkose war jedoch nicht vollständig: Sie spürte die Schnitte und Stiche, hatte schreckliche Schmerzen und konnte sich nicht bemerkbar machen! Diese Situation verfolgt sie seitdem, sie kann nicht schlafen und entwickelt eine Angstsymptomatik.

Dieser Patientin half **Stramonium** (► **Tab. 6.59**, ► **Tab. 6.60**).

► **Tab. 6.59** Repertorisation: Trauma durch unvollständige Anästhesie.

| Rubriken | Gewichtung | Symptome | Anzahl der Arzneien |
|---|---|---|---|
| 1 | 1 | Gemüt – Beschwerden durch – Schreck | 80 |
| 2 | 1 | Gemüt – Hilflosigkeit; Gefühl der | 43 |
| 3 | 1 | Gemüt – Verlassen zu sein; Gefühl – Isolation; Gefühl von | 98 |
| 4 | 1 | Gemüt – Angst – Schlaf – im | 49 |
| 5 | 1 | Gemüt – Bewusstlosigkeit – unvollständig | 16 |
| 6 | 1 | Gemüt – Angst – Dunkelheit; in der | 15 |

► **Tab. 6.60**

| | Stram. | Phos. | Ars. | Nat-m. | Rhus-t. | Puls. | Ign. | Nat-c. | Op. | Lyc. |
|---|---|---|---|---|---|---|---|---|---|---|
| | **6/11** | **5/9** | **5/8** | **5/8** | **5/6** | **4/9** | **4/6** | **4/6** | **4/6** | **3/8** |
| 1 | 2 | 3 | 1 | 2 | 2 | 3 | 2 | 1 | 3 | 3 |
| 2 | 1 | 1 | 1 | 1 | 1 | – | 1 | – | – | 3 |
| 3 | 2 | 2 | 2 | 2 | 1 | 3 | 2 | 2 | 1 | – |
| 4 | 1 | 2 | 3 | 2 | 1 | 1 | – | 2 | 1 | 2 |
| 5 | 1 | – | 1 | – | – | – | 1 | 1 | 1 | – |
| 6 | 4 | 1 | – | 1 | 1 | 2 | – | – | – | – |

### 6.7.3 Zusammenfassung

Auch im Rahmen von medizinischen und zahnärztlichen Behandlungen finden Traumatisierungen statt, z. B. infolge von Behandlungsfehlern, unvollständigen Narkosen oder geburtshilflichen Komplikationen. Besteht eine traumatische Vorbelastung, sind solche traumatisch erlebten Eingriffe eine Retraumatisierung und verursachen verschiedene Folgestörungen. Bei fehlender Traumabiografie werden sich diese traumatischen Erlebnisse eher in den typischen Belastungssymptomen zeigen. Iatrogene Retraumatisierungen können allerdings auch unbewusst von Patienten inszeniert werden. Dann werden die Helfer zu Tätern.

# 7 Homöopathische Traumaarzneien

Im folgenden Kapitel sollen nun diejenigen homöopathischen Arzneimittel beschrieben werden, die in diesem Buch bei den Fallberichten verordnet wurden. Es werden keine vollständigen Arzneimittelbilder dargestellt, sondern die jeweiligen Substanzen in ihrem Bezug zur Kausalität und Dynamik des Traumas.

Dabei werden drei Gruppen unterschieden:

- Arzneimittel für **akute und chronische PTBS**: Aconitum und Opium
- Symptomatische Arzneimittel bei **psychischen und psychosomatischen Traumafolgestörungen**: Belladonna, Mercurius solubilis, Lycopodium, Aurum und Phosphorus
- Konstitutionell wirkende Arzneien bei **Beziehungstraumata**: Ignatia und Natrium muriaticum haben einen Bezug zu dem Bindungstrauma, Sepia und Lachesis zur sexuellen Traumatisierung.

Die hier vorgestellten Arzneimittel können nur eine Auswahl sein, denn wenn wir die Schreck- und Kummer-Rubriken als Traumakausalität zusammennehmen, ergeben sich 133 Arzneien.

Es fehlen sicher noch wichtige Arzneimittel, die der Autorin jedoch in ihren Fällen bisher nicht begegneten. Carcinosinum beispielsweise müsste noch unter dem Traumaaspekt untersucht werden, was eine weitere Erforschung anregen könnte. Die nun beschriebenen Arzneimittel könnten vielleicht als diejenigen gesehen werden, die bei Traumafolgeerkrankungen am häufigsten indiziert sind.

Um die Arzneimittel besser darzustellen, wurden einige Repertorisationen aus früheren Kapiteln wiederholt.

## 7.1 Arzneimittel für akute und chronische PTBS

### 7.1.1 Aconitum napellus

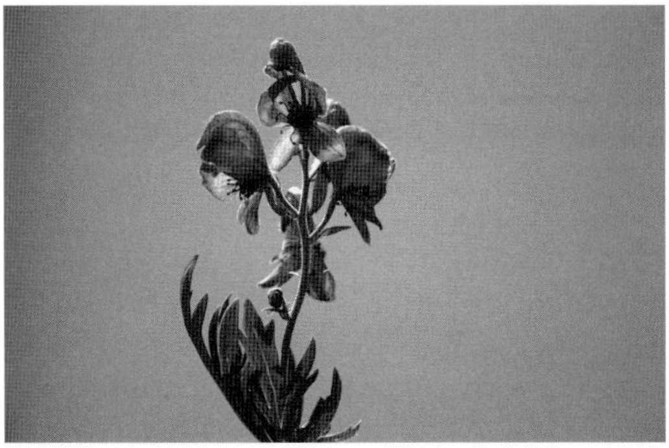

► **Abb. 7.1** Aconitum napellus.

Aconitum napellus ist eines der wichtigsten, vielleicht sogar das wichtigste Arzneimittel nach einer akuten, also Typ-1-Traumatisierung und wird aus einer Blume hergestellt (► **Abb. 7.1**). Schon der Name und die Signatur der Pflanze weisen auf ein dramatisches Geschehen hin: Aconitum napellus heißt auf Deutsch Blauer Eisenhut, Bergeisenhut oder auch Sturmhut. – Tatsächlich sieht die Blüte bei näherer Betrachtung und mit einiger Fantasie aus, als ob eine Sturmböe die Blütenblätter nach hinten geweht hätte, wie schon Farrington in seiner Arzneimittellehre [24] schreibt: *„Sie wird Sturmhut genannt wegen der Form der Blüten, die sich umschlagen und das Ansehen haben, als ob eine Haube über den Kopf gestülpt sei."* Im Gebirge, wo die Blume bevorzugt wächst, weht ja auch meist ein scharfer Wind: Hier muss die Pflanze auch rauen Wetterbedingungen standhalten. Sie kommt im ganzen mitteleuropäischen Raum vor und zählt zu den Ranunculaceen.

Stürmische Einflüsse von außen prägen auch das Arzneimittelbild: Aconitum hilft typischerweise bei akuten Erkältungen, die durch kalten Wind hervorgerufen werden. Übertragen auf eine psychische Dynamik könnte man auch ein Trauma als Sturm bezeichnen, der die ganze Persönlichkeit des Menschen erschüttert. Die „Causa", die exogene Ursache einer Erkrankung, ist also bei Aconitum ganz zentral, wie schon Clarke [13] schreibt: *„Es gibt nicht viele Mittel, bei denen die Causa so sehr zu den Charakteristika des Arzneimittels gehört und so stark ausgeprägt ist: Schreck, Verletzung, Frost."*

Analoges gilt für die **Psychotraumatologie**: Es gibt keine andere psychische Erkrankung als eine PTBS, die so eindeutig auf eine exogene Ursache, also ein Trauma, zurückzuführen ist – was auf den Bezug von Aconitum zu der Symptomatik nach einer akuten Traumatisierung hinweist.

Ein äußerer extremer Einfluss auf den Organismus ist also sowohl bei Aconitum als auch bei Traumafolgestörungen die Causa der Erkrankung. Dementsprechend kann nach dem Ähnlichkeitsgesetz auch Aconitum als das dem Akuttrauma am nächsten stehende Arzneimittel gesehen werden. Aber es gibt noch eine weitere Analogie zwischen einem traumatischen Geschehen und dem Arzneimittelbild von Aconitum: die Spannung.

Ein aversiver Reiz von außen erzeugt innerhalb eines Systems Spannung. Die Einwirkung eines kalten Windes, von kalten Temperaturen oder von Mikroorganismen regt das vegetative Nervensystem an und es werden physiologische Prozesse in Gang gesetzt, um den Körper zu schützen. Der Organismus versucht, dem schädlichen Einfluss entgegenzuwirken und die Homöostase durch Regulationsmechanismen aufrechtzuerhalten. Diese Regulierung erzeugt eine Spannung, die sich z. B. in der erhöhten Körpertemperatur zeigt, wenn die fieberhafte Reaktion bakterielle oder virale Eindringlinge bekämpft. So entstehen somatische Symptome oder Krankheiten.

Auf der psychischen Ebene laufen ähnliche Prozesse bei der Konfrontation mit einem Trauma ab: Eine traumatische Situation wird über die Sinnesorgane wahrgenommen und an Zentren im Gehirn weitergeleitet, die darauf mit der Ausschüttung von Stresshormonen reagieren. Dadurch wird der Organismus dazu befähigt, sich zu verteidigen oder wegzulaufen. Dieser Vorgang erzeugt ebenfalls eine psychische Spannung, denn nur hoch angespannt und mit allen Sinnen bereit können wir kämpfen oder fliehen.

Diese Spannung können wir in dem Arzneimittelbild von Aconitum sowohl in den psychischen wie somatischen Symptomen erkennen, wie bereits Hughes in seiner Arzneimittellehre [48] schreibt: *„Aconit ist die homöopathische Entsprechung des Zustandes der Spannung ... gefühlsmässige und geistige Spannung, wie sie sich bei Schreck oder Furcht und deren Folgezuständen zeigt ... Angst und Todesfurcht, Spannung der Blutgefässe."*

**Kausalität** und **Spannung** sind also Begriffe, die die „Essenz" der Arznei Aconitum ebenso charakterisieren wie den psychischen Prozess bei einem Trauma. Diese Begriffe finden sich auch bei der Beschreibung von Aconitum in den verschiedenen Arzneimittellehren.

In allen **Arzneimittellehren** wird Aconitum napellus in Zusammenhang gebracht mit Folgeerscheinungen von Schreck, Schock, Ärger.

Diese Causa wird bereits bei **Hahnemann** in seinen chronischen Krankheiten beschrieben:

> *Wann immer Aconit gewählt wird, muss man vor allem die Gemütssymptome beachten und darauf achten, dass es ihnen völlig entspricht; die Angst von Geist und Körper; die Unruhe; die nicht zu beruhigende Unrast.*

**Vithoulkas** betont ebenfalls die Kausalität als das zentrale Thema bei Aconitum:

> *Das Symptomenbild von Aconitum scheint sich besonders nach heftigen Ereignissen zu entwickeln ...*
> *Vielmehr sind Aconitum-Patienten besonders durch plötzliche Belastungen verletzbar, die gleichzeitig eine Übererregung sowohl des Kreislauf- als auch des Nervensystems hervorrufen können.*
> *In einem Aconitum-Fall wird ein Mensch, sein ganzer Körper und Geist durch die belastenden Situationen, die für diese Patienten Schocks bedeuten, heftig erschüttert und vollständig durchdrungen. Der gesamte Organismus erschaudert, und der Patient verfällt in extremes Zittern mit ungeheurer Ruhelosigkeit, die durch keinen Lagewechsel gebessert wird, und in eine qualvolle Todesfurcht. Durch den Schock können Phobien, besonders Furcht vor dem Tod, entstehen, die über Jahre Bestand haben können … dieser krankhafte Angstzustand ist nicht ständig vorhanden, sondern tritt eher anfallsweise auf ...*

**Phatak** und **Allen** betonen in ihren Arzneimittellehren die physikalischen Kausalitäten:

*Beschwerden nach chirurgischen Eingriffen und Verletzungen. (Phatak)*
*Beschwerden durch trockene, kalte Luft, trockene Nord- oder Westwinde, Ausgesetztsein an kalten Luftzug beim Schwitzen; schlechte Auswirkungen von Unterdrückung von Schweiß. (Allen)*

Das zweite zentrale Thema bei Aconitum ist die **Spannung**, die sich in verschiedenen psychischen und physischen Symptomen zeigt.

**Vithoulkas** sieht diese Spannungserhöhung vor allen Dingen in zwei Körpersystemen:

*Erschreckende Schocks beeinflussen oder stimulieren hierbei offensichtlich primär das Nervensystem, während beim „Frieren" primär das Gefäßsystem betroffen ist – durch die Kontraktion der Gefäße – und sekundär das Nervensystem.*
*Es ist interessant, die darauffolgende Reaktion, die die Aconitum-Symptomatik vervollständigt, zu beachten und zu verstehen: die plötzliche Mobilisierung des Gefäßsystems – eine plötzliche, intensive Konstriktion oder Dilatation – als Resultat eines kräftigen Stimulus.*
*In den Prüfungen und bei Vergiftungen erzeugte Aconitum eine plötzliche, stürmische Stimulation des Gefäß- und Nervensystems, die mit Furcht, Hitze, Rotwerden, kräftigem Herzklopfen oder Arrhythmien einherging und schließlich zu Kälte und Blaufärbung, kleinem Puls und Tod führen konnte.*

Bei **Clarke** ist zu lesen:

*Dr. Hughes hat hervorgehoben, daß Acon. dem Zustand der Spannung homöopathisch ist; dieser Begriff gibt die beste Vorstellung von der Wirkung und Sphäre von Acon. Gefühlsmäßige und geistige Spannung, wie sie sich bei Schreck oder Furcht und deren Folgezuständen zeigt, Angst und Todesfurcht; Spannung der Blutgefäße, wie bei den Auswirkungen von Kälte, Asiatischer Cholera und Blutungen; muskuläre Spannungen, wie bei Tetanus; Spannung der unwillkürlichen Muskulatur, wie bei Herzkrämpfen, Spannung der halbunwillkürlichen Atemmuskulatur, wie bei Asthma; und schließlich Anspannung der Sinne bei verstärkter Empfindung von und Empfindlichkeit gegen Schmerz. Von daher ist es verständlich, daß Acon. als Arzneimittel denjenigen Krankheiten entspricht, die einen Zustand der Spannung erzeugen.*

Diese Spannungserhöhung zeigt sich in den Organen des Körpers:

- **Gemüt**:
  - **Phatak**: *Angst, Furcht, von Entsetzen gepackt*
  - **Clarke**: *das mindeste Geräusch ist ihm unerträglich*
- **Schlaf**:
  - **Clarke**:
    - *Schlaflosigkeit, mit Ängstlichkeit, Unruhe und stetem Umherwerfen, wegen Schmerzen, mit Unmöglichkeit auf der Seite oder auf dem Rücken zu liegen.*
    - *Schlaflosigkeit mit Ruhelosigkeit (Augen geschlossen) und dauerndem Umherwerfen.*
    - *Schreckhaftes Zusammenfahren, Gestikulieren und Reden im Schlaf.*
    - *Ängstliche Träume mit Atembeengung, wie Alp, mit schreckhaftem Erwachen.*
- **Kopf**:
  - **Phatak**: *Kopfweh, Schwindel*
  - **Clarke**: *Spannen, Zusammenziehen, oder (linkerseits) Gefühl, als würde der Kopf zusammengedrückt, oder der Schädel zusammengeschnürt*
- **Atmung**:
  - **Clarke**:
    - *Krupp.*
    - *Engbrüstigkeit, Beklemmung, Zusammengezogenheitsgefühl und Bänglichkeit in der Brust.*
    - *Pseudokrupp.*
    - *Erstickungsanfälle mit Ängstlichkeit.*
- **Abdomen**:
  - **Clarke**: *Heftige Zusammenschnürung, Spannung*
- **Allgemeines:**
  - **Clarke**:
    - *Große Empfindlichkeit der leidenden Teile gegen Berührung und Bewegung.*
    - *Schmerzhaftigkeit und Schwäche des ganzen Körpers, besonders der Gelenke (der Knie und Füße), mit Unfestigkeit der Bänder.*
    - *Kataleptischer Anfall von steifer Unbeweglichkeit des Körpers, mit Geschrei, Schluchzen und Zähneknirschen und lautem Klagen.*
    - *Tetanus.*

- **Fieber**:
  - **Clarke**: *Entzündliche und Entzündungsfieber, mit starker, trockener Hitze, brennender, trockener Haut, argem Durst, rotem Gesicht, oder bald blassen bald roten Wangen, großer nervöser Aufgeregtheit, Unruhe, Stöhnen und Umherwerfen, befürchtender Ängstlichkeit, schmerzhaftem Blutandrang zum Kopf, Schwindel und (besonders nächtlichen) Delirien. Harter, schneller, beschleunigter ... Puls*

Der in denn Arzneimittellehren beschriebene Symptomenkomplex entspricht der **Hyperarousal-Symptomatik** aus der **Trauma-Trias**. Hier versucht der Organismus, dem Trauma durch die Aktivierung des vegetativen Alarmsystems zu entkommen.

**Spannung** als zentrales Thema bei **Aconitum** führt uns auch hin zu den psychosomatischen Erkrankungen, die sich als Folge eines unverarbeiteten Traumas entwickeln können. Durch eine Traumaerfahrung werden überwältigende Affekte wie Angst und Ohnmacht ausgelöst, die nicht bewusst verarbeitet werden können, aber im Unbewussten weiter wirken. Dadurch entsteht ein permanenter psychischer Spannungszustand, der sich auch auf physiologische Prozesse und Körpergewebe auswirkt.

### Herr Achmed

Wie bereits in den vorhergehenden Kapiteln beschrieben litt Herr Achmed seit seiner Extremtraumatisierung unter höchster Anspannung: Er konnte sich nicht ruhig halten und musste sich immer bewegen; er konnte nicht schlafen und war äußerst schreckhaft. Sein ganzes psychovegetatives System war in einem permanenten Alarmzustand mit den typischen physiologischen Folgen: Blutdruck und Herzfrequenz waren erhöht. Das schädigte sein Herzgewebe, und schließlich war ein Herzinfarkt die Folge. In diesem Zusammenhang ist der Herzinfarkt als **Psychosomatose** zu sehen. Und tatsächlich litt er immer wieder unter den Symptomen des Herzinfarkts in Belastungssituationen, allerdings ohne nachweisbaren organpathologischen Befund (► Tab. 7.1, ► Tab. 7.2). **Aconitum** nahm ihm in diesen Phasen sowohl seine Schmerzen wie seine Angst.

► **Tab. 7.1** Repertorisation Aconitum napellus.

| Rubriken | Gewichtung | Symptome | Anzahl der Arzneien |
|---|---|---|---|
| 1 | 1 | Gemüt – Beschwerden durch – Schreck | 80 |
| 2 | 1 | Gemüt – Beschwerden durch – Schock; seelischen | 42 |
| 3 | 1 | Gemüt – Angst – anfallsweise | 27 |
| 4 | 1 | Brust – Schmerz – Herz – ausstrahlend | 17 |
| 5 | 1 | Brust – Schmerz – Herz – erstreckt sich zu – Arm – links | 15 |
| 6 | 1 | Brust – Schmerz – Herz – erstreckt sich zu – Arme – links – stechend | 15 |

► **Tab. 7.2**

| | Acon. | Rhus-t. | Arn. | Cimic. | Ign. | Lat-m. | Apis | Cham. | Lach. | Naja |
|---|---|---|---|---|---|---|---|---|---|---|
| | **6/11** | **4/7** | **4/5** | **4/4** | **3/5** | **3/5** | **3/4** | **3/4** | **3/4** | **3/4** |
| 1 | 3 | 2 | 1 | 1 | 2 | – | 2 | 1 | 2 | – |
| 2 | 1 | – | 2 | – | 2 | – | 1 | 1 | – | – |
| 3 | 3 | – | – | – | 1 | – | – | 2 | – | – |
| 4 | 1 | 1 | – | 1 | – | 2 | 1 | – | 1 | 1 |
| 5 | 1 | 2 | 1 | 1 | – | 1 | – | – | 1 | 2 |
| 6 | 2 | 2 | 1 | 1 | – | 2 | – | – | – | 1 |

In diesem Fallbeispiel war die psychosomatische Erkrankung also eine Folge der Traumatisierung, und sowohl das angegriffene Herz-Kreislauf-Organsystem wie das Trauma finden sich in dem Arzneimittelbild von **Aconitum napellus**.

**Fazit**

Die Causa der **Störung von außen** und die dadurch hervorgerufene **Spannung** sind also dem Wesen der Arznei **Aconitum napellus** und des **Traumas** gemeinsam, weshalb dieses Arzneimittel an erster Stelle der akuten Traumamittel steht.

## 7.1.2 Opium

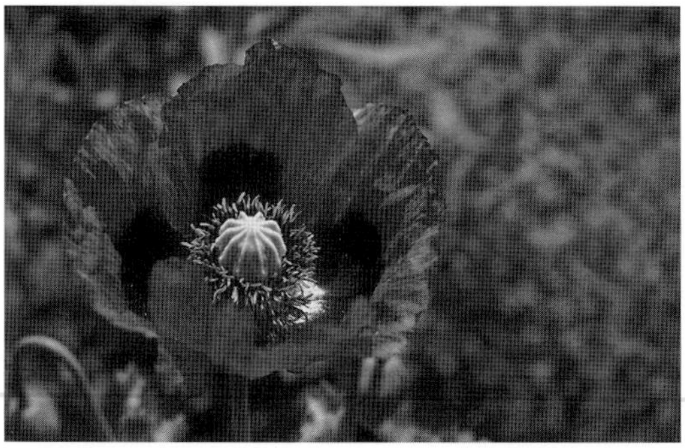

▸ **Abb. 7.2** Opium.

Während im Aconitum-Zustand der Organismus nach einer traumatischen Situation in großem Aufruhr ist, setzt bei Opium die Betäubung ein. Clarke bezeichnet das Arzneimittel deshalb als „König der schmerzstillenden Palliative" und schreibt weiter: „Es macht die Leiden der Seele auf einige Zeit vergessen."

Mit diesem poetischen Satz stellt er den Bezug zur Verarbeitung eines Traumas her: Das traumatische Erleben ist so schmerzhaft überwältigend, dass die Psyche den Abwehrmechanismus der Spaltung aktiviert. Der Schmerz wird nicht mehr gespürt, um zu überleben. Die Phase der Alarmreaktion mit all den psychovegetativen Symptomen des Hyperarousals ist vorbei, und damit auch die Indikation für Aconitum. Im Opium-Zustand „beame ich mich weg", wie eine Patientin es formulierte. Hier herrscht also die Dissoziation. In den Arzneimittelbeziehungen folgt Opium gut auf Aconitum, was sich in der Behandlung von akuten Traumafolgen bestätigt: Ist das Trauma vegetativ nicht zu verarbeiten, aktiviert die Psyche den „Betäubungsmechanismus" von Opium!

*„Opium ist der durch Anritzen gewonnene getrocknete Milchsaft unreifer Samenkapseln des zu den Mohngewächsen (Papaveraceae) gehörenden Schlafmohns (bot. Papaver somniferum L.). Im Verlauf des Trocknungsprozesses entsteht aus dem Milchsaft durch Autoxidation eine braune bis schwarze Masse, das Rohopium. Opium ist ein Rausch- und Betäubungsmittel. Die wirksamen Hauptbestandteile des Opiums sind die Alkaloide Morphin, Codein und Thebain."* (Wikipedia)

Opium (▸ **Abb. 7.2**) ist also indiziert, wenn ein akutes Trauma vorliegt und der Patient Symptome der **Trauma-Trias** zeigt, die hauptsächlich mit **Vermeidung und Wiedererleben** zu tun haben (▸ **Tab. 7.3**, ▸ **Tab. 7.4**). Die Symptomatik des Hyperarousals ist im Opium-Zustand weniger ausgeprägt als bei Aconitum.

Die **traumabezogene Kausalität** von Opium findet sich in den Arzneimittellehren und folgenden Rubriken des Repertoriums:

- Folgen von Furcht. Schreck. Zorn. Scham. (Clarke)
- Nach dem Schreck bleibt die Furcht durch den Schreck bestehen. (Clarke)
- Nachtheile von Schreck und Furcht. (Jahr [50])

Die Symptome der **Trauma-Trias** von **Opium** sind in den Arzneimittellehren folgendermaßen beschrieben:

### Hyperarousal

- Schweiß als Begleitsymptom ist ein Charakteristikum von Opium, Beschwerden erscheinen zusammen mit Schweiß. (Clarke [13])
- Es verschwand (nach abends vorher genommenem Mohnsaft) alle Neigung zu schlafen, die Kraft der Einbildung und des Gedächtnisses erhöhte sich zum Verwundern. (Clarke)
- Ungeheure Angst. (Clarke)
- Furchtsamkeit und Schreckhaftigkeit. Reizbar, impulsiv, plötzliche Wutausbrüche, launisch, empfindlich, dünnhäutig, unruhig, rastlos, innere Unruhe. (Bomhardt [10])

▸ **Tab. 7.3** Repertorisation Opium.

| Rubriken | Gewichtung | Symptome | Anzahl der Arzneien |
|---|---|---|---|
| 1 | 1 | Gemüt – Beschwerden durch – Schreck | 80 |
| 2 | 1 | Gemüt – Beschwerden durch – Schock; seelischen | 42 |
| 3 | 1 | Gemüt – Beschwerden durch – Angst | 17 |
| 4 | 1 | Gemüt – Angst – Schreck – nach | 16 |
| 5 | 1 | Gemüt – Angst – Schreck – zurückbleibt; Angst, wenn die Furcht nach einem Schreck | 1 |
| 6 | 1 | Gemüt – Bewusstlosigkeit – unvollständig | 16 |
| 7 | 1 | Gemüt – Gesellschaft – Abneigung gegen | 177 |
| 8 | 1 | Gemüt – Gedanken – Gedankenandrang, einstürmende Gedanken, Gedankenfluss – Schlaflosigkeit; verursachen | 23 |
| 9 | 1 | Schlaf – Schlaflosigkeit – Gedanken – Gedankenandrang, durch | 101 |
| 10 | 1 | Träume – Albträume, Albdrücken | 157 |

▸ **Tab. 7.4**

| | Op. | Ign. | Sil. | Lyc. | Nux-v. | Puls. | Gels. | Nat-m. | Sulf. | Acon. |
|---|---|---|---|---|---|---|---|---|---|---|
| | **10/17** | **8/13** | **7/15** | **7/12** | **6/13** | **6/12** | **6/11** | **6/11** | **6/10** | **6/9** |
| 1 | 3 | 2 | 3 | 3 | 2 | 3 | 3 | 2 | 1 | 3 |
| 2 | 2 | 2 | 1 | – | 1 | 1 | 1 | 1 | 1 | 1 |
| 3 | 1 | 1 | 3 | 1 | – | – | – | – | – | – |
| 4 | 1 | 2 | 2 | 1 | – | – | 1 | 1 | – | 1 |
| 5 | 3 | – | – | – | – | – | – | – | – | – |
| 6 | 1 | 1 | – | – | – | – | – | – | – | – |
| 7 | 1 | 3 | – | 2 | 3 | 2 | 3 | 4 | 2 | 1 |
| 8 | 2 | – | 2 | 2 | 2 | 2 | – | – | 1 | – |
| 9 | 2 | 1 | 2 | 2 | 3 | 3 | 2 | 2 | 2 | 1 |
| 10 | 1 | 1 | 2 | 1 | 2 | 1 | 1 | 1 | 3 | 2 |

### Wiedererleben

- Träume und Fantasien.
- Delirantes Reden, mit weit geöffneten Augen. (Boericke [7])
- Schreckliche Fantasievorstellungen. (Boericke)

**Vermeidung.** Schmerzlosigkeit ist die große Keynote. (Clarke)

Das große Charakteristikum von Opium ist die Schläfrigkeit, Trägheit, Torpor, Empfindungslosigkeit, Reaktionslosigkeit, was seine allgemeinen Wirkungen zu sein scheinen. Bei allen Beschwerden mit großem Sopor, bei Schmerzlosigkeit und wenn der Patient über nichts klagt und nichts verlangt, kann Opium nötig sein. (Clarke)

- Stumpfsinnigkeit.
- Stumpft das Gefühl ab und nimmt es zuweilen ganz weg.
- Bewusstlosigkeit.
- Stumpfheit des Geistes.
- Stumpfheit des Geistes, kurzer, ängstlicher Atem, wobei sich die Brust hoch hebt; die Augen gebrochen und voll Wasser.
- Stumpfsinnig, unempfindlich, seines Daseins fast nicht bewußt antwortete er gleichwohl ziemlich passend.
- Ist seiner nicht bewusst.
- Sinnenbetäubung und Vernunftlosigkeit.
- Langsame Besinnung, Stupidität, Sinnlosigkeit.

- Alle Fähigkeiten des Geistes, alle Sinne sind stumpf.
- Gleichgültigkeit gegen Schmerz und Vergnügen.
- Betäubung, Gleichgültigkeit.
- Umnebelung und Schwäche des Verstandes; Selbsttäuschung, als wären seine Augen viermal grösser und sein Körper riesenhaft groß.
- Betäubung des Verstandes, als wenn er ein Brett vor dem Kopf hätte und zum Liegen zwingender Schwindel; dann Zittern des Körpers einige Zeit lang.
- Mangelhaftes Gedächtnis.
- Langwieriger Gedächtnisverlust. [1] dass sie nicht die Krankheit beseitigt, sondern die Fähigkeit, zu empfinden, das Bewusstsein des Schmerzes. (Farrington [24])
- Allgemeine Unempfindlichkeit des ganzen Nervensystems mit Unfähigkeit zur Reaktion auf gegebene Arzneimittel. (Jahr)
- Alle Beschwerden sind durch Sopor charakterisiert.
- Sie sind schmerzlos und werden von einem tiefen, betäubten Schlaf und stertoröser Atmung begleitet. (Jahr)
- Gleichgültigkeit gegen alles. (Bomhardt)
- Rückzug, Abneigung gegen Menschen und Gesellschaft, Gefühl von Mauer zwischen sich und anderen. (Bomhardt)
- Unempfindlich gegen Schmerzen, Schlimmes nicht als schlimm wahrnehmen, Abneigung gegen tiefe Gefühle, Konzentrationsschwäche, verwirrt, Gedächtnisschwäche, Betäubung, Benommenheit, Dämmerzustand, Müdigkeit, Erschöpfung. (Bomhardt)

Die meisten Symptome, die sich in den verschiedenen Arzneimittellehren bei **Opium** finden, haben also mit **Vermeidung** zu tun: Der traumatisierte Mensch vermeidet Gefühle und Erinnerungen. Es ist eine Apathie oder Gefühlsstumpfheit zu beobachten. Er empfindet keine psychischen Schmerzen mehr, ist wie betäubt. In der Sprache der alten Arzneimittellehre wird das als Torpor oder Sopor bezeichnet.

Er vermeidet auch, in Gesellschaft zu sein, um nicht mit Erinnerungen konfrontiert zu werden. Diese überfallen ihn aber in seinen Albträumen, und das ist ein Symptom des Wiedererlebens. Gereiztheit und Launenhaftigkeit sind ebenso wie die Schreckhaftigkeit Symptome des Hyperarousal und finden sich auch in dem Arzneimittelbild, sind aber im typischen Opium-Zustand nicht so ausgeprägt.

Dissoziation ist auch eine Art Vermeidung: Wenn traumatische Erinnerungen kommen, werden sie abgespalten, sodass sie dem Bewusstsein nicht mehr zugänglich sind. Der traumatisierte Mensch vermeidet so, von den Erinnerungen überwältigt zu werden. Die Wahrnehmung spaltet sich auf: Der innere Film hat mit dem Außen nichts zu tun. In diesen Momenten sind die Menschen in einer Art Trance – ein typischer Opium-Zustand, der in den Arzneimittellehren als Umnebelung und Betäubung des Verstandes beschrieben wird.

Dissoziation und Flashbacks sind schwierig in die Repertoriumssprache zu übersetzen. Hier werden dafür die Rubriken: „Bewusstlosigkeit unvollständig“ und „Gedanken hartnäckig“ genommen (► **Tab. 7.3**, ► **Tab. 7.4**).

**Herr Achmed**

Herr Achmed litt immer wieder unter Dissoziationen. Ausgelöst durch irgendeinen äußeren Trigger lief sein innerer Kriegsfilm ab und er war nicht mehr ganz in der Realität. Er hatte seit 20 Jahren Albträume und Flashbacks, außerdem vermied er gesellschaftliche Zusammenkünfte (Kap. 2.1).

### Fazit

**Opium** folgt gut auf **Aconitum**. Es ist das passende Traumamittel für die Phase einer Traumaverarbeitung, wenn **Betäubung** und **Dissoziation** vorherrschen.

## 7.2 Symptomorientierte Arzneimittel bei Traumafolgestörungen

### 7.2.1 Belladonna

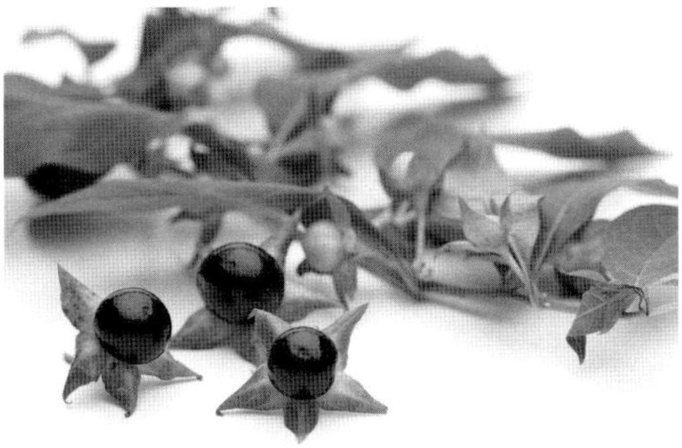

► **Abb. 7.3** Belladonna.

Belladonna ist kein typisches Arzneimittel für psychische Traumatisierung, es ist eher bei einem körperlichen Trauma indiziert. Belladonna ist ja auch ein körperliches Arzneimittel, eine Hauptindikation besteht bei akuten Infektionen, wenn der ganze Körper in Aufruhr ist. Die psychischen Leitsymptome sind in den Wahn-Rubriken zu finden, und wahnhafte Zustände ähneln einer Vergiftung mit der Tollkirsche (► **Abb. 7.3**), aus deren Tinktur die Arznei hergestellt wird. Sie zählt zu der Familie der Solanaceae.

Allerdings kann es auch bei einem Psychotrauma indiziert sein, wenn die Symptome der traumatischen Körpererinnerungen dafür sprechen. Das wird in dem Fallbeispiel in Kap. 6.6 bereits beschrieben, als Herr Achmed ein Body Flashback entwickelte und der rechte Arm schmerzhafte Lähmungserscheinungen zeigte.

Hier waren hauptsächlich die Körpersymptome (► **Tab. 7.7**, ► **Tab. 7.8**) ausschlaggebend für die Verordnung von **Belladonna.**

In den einzelnen **Arzneimittellehren** wird Belladonna folgendermaßen beschrieben:

**Boericke schreibt:**

*Belladonna wirkt auf jeden Teil des Nervensystems und ruft aktive Kongestion, wilde Erregung, Täuschungen bestimmter Sinne, Zuckungen, Konvulsionen und Schmerz hervor.*
*Es hat eine ausgeprägte Wirkung auf das Gefässsystem, die Haut und Drüsen.*
*Belladonna ist immer verbunden mit heisser, roter Haut, gerötetem Gesicht, glänzenden Augen, pochenden Halsschlagadern, erregtem Geisteszustand, Überempfindlichkeit aller Sinne, Delirium, ruhelosem Schlaf, konvulsiven Bewegungen, Trockenheit des Mundes und des Rachens mit Abneigung gegen Wasser, neuralgischen Schmerzen, die plötzlich kommen und gehen.*

► **Tab. 7.5** Repertorisation der Traumaätiologie von Belladonna.

| Rubriken | Gewichtung | Symptome | Anzahl der Arzneien |
|---|---|---|---|
| 1 | 1 | Gemüt – Beschwerden durch – Schreck | 80 |
| 2 | 1 | Gemüt – Furcht – Schreck – vorangegangenen Schrecks; wegen eines | 6 |
| 3 | 1 | Gemüt – Beschwerden durch – Kummer | 89 |

► **Tab. 7.6**

| | Op. | Nat-m. | Acon. | Bell. | Verat. | Ign. | Ph-ac. | Phos. | Aur. | Caust. |
|---|---|---|---|---|---|---|---|---|---|---|
| | **3/8** | **3/7** | **3/6** | **3/5** | **3/4** | **2/6** | **2/6** | **2/6** | **2/5** | **2/5** |
| 1 | 3 | 2 | 3 | 2 | 1 | 2 | 3 | 3 | 2 | 2 |
| 2 | 3 | 1 | 2 | 1 | 2 | – | – | – | – | – |
| 3 | 2 | 4 | 1 | 2 | 1 | 4 | 3 | 3 | 3 | 3 |

► **Tab. 7.7** Repertorisation Belladonna bei Body Flashback.

| Rubriken | Gewichtung | Symptome | Anzahl der Arzneien |
|---|---|---|---|
| 1 | 1 | Gemüt – Beschwerden durch – Schreck | 80 |
| 2 | 1 | Kopf – Schmerz – Hinterkopf – Schlag; wie von einem | 15 |
| 3 | 1 | Extremitäten – Schmerz - brennend | 51 |
| 4 | 1 | Extremitäten – Schmerz – Arme – rechts | 41 |
| 5 | 1 | Extremitäten – Gefühllosigkeit, Taubheit – Arme – rechts | 36 |

► **Tab. 7.8**

| | Bell. | Phos. | Lyc. | Sil. | Kali-c. | Ars. | Graph. | Lach. | Lyss. | Plat. |
|---|---|---|---|---|---|---|---|---|---|---|
| | **5/7** | **4/6** | **3/7** | **3/6** | **3/5** | **3/4** | **3/4** | **3/4** | **3/4** | **3/4** |
| 1 | 2 | 3 | 3 | 3 | 1 | 1 | 2 | 2 | 1 | 2 |
| 2 | 1 | – | – | – | – | – | – | 1 | 2 | 1 |
| 3 | 2 | 1 | – | – | 1 | 2 | – | – | – | 1 |
| 4 | 1 | 1 | 2 | 1 | – | – | 1 | – | – | – |
| 5 | 1 | 1 | 2 | 2 | 3 | 1 | 1 | 1 | 1 | – |

**Und Vithoulkas beobachtet:**

*Belladonna zeichnet sich durch hochgradige Intensität und Lebhaftigkeit aus. Wie der Patient selbst, so beeindrucken auch die Krankheitsverläufe bei diesem Mittel durch die enorme Energie, die sich in ihnen ausdrückt. Belladonna kann Pathologien produzieren, die zu den aussergewöhnlichsten und exzessivsten unserer gesamten Materia Medica zählen; große Heftigkeit und Gewaltsamkeit kennzeichnen, wie es scheint, den Verlauf der pathologischen Prozesse. Und entsprechend strahlen konstitutionelle Belladonna-Menschen im allgemeinen Vitalität, Kraft und Intensität aus. Sie scheinen über ein hohes Mass an gut ausbalancierter Lebensenergie zu verfügen. Bei erschöpften und apathischen Menschen wird das Mittel kaum einmal von Nutzen sein; vielmehr sehen Belladonna-Patienten zumeist ganz gesund und robust aus. Es scheint sich in der Regel um Menschen zu handeln, bei denen keine tiefgreifende miasmatische Krankheit vorliegt und bei denen sich nicht eine Vielzahl von Krankheitsschichten herausgebildet hat. Und so entwickeln sie in den ersten Stadien der Pathologie auch häufig nur wenige geistige und emotionale Symptome.*

Die **Essenz** von **Belladonna** hat also wenig Bezug zum psychischen Trauma. Es hat weder eine ausgeprägte traumatische Kausalität noch typische psychische Traumafolgestörungen in seinem Bild, dazu ist es zu vital. Vielleicht kann ein Belladonna-Typ ein traumatisches Ereignis gerade durch die dramatische Körpersymptomatik ausagieren, und das ist eine eigentlich gesunde Reaktion. Der einzige Bezug von Belladonna zu einem Trauma ist seine Heftigkeit und Plötzlichkeit. In dieser Dynamik kann es bei Traumafolgestörungen dann verordnet werden, wenn akute Körpersymptome eine Traumaerinnerung ausdrücken. Allerdings wirkt es in diesen Fällen rein symptomatisch und erfasst nicht die tieferen Schichten des psychischen Traumas. Aber auch die Besserung der Körpersymptome ist für einen traumatisierten Patienten sehr entlastend, wie das Beispiel von Herrn Achmed zeigt!

### Fazit

**Belladonna** ist kein typisches Arzneimittel bei einem Psychotrauma. Es kann Body Flashbacks reduzieren, die auf einer Traumaerinnerung beruhen. Dann wird es symptomatisch verordnet.

### 7.2.2 Mercurius solubilis

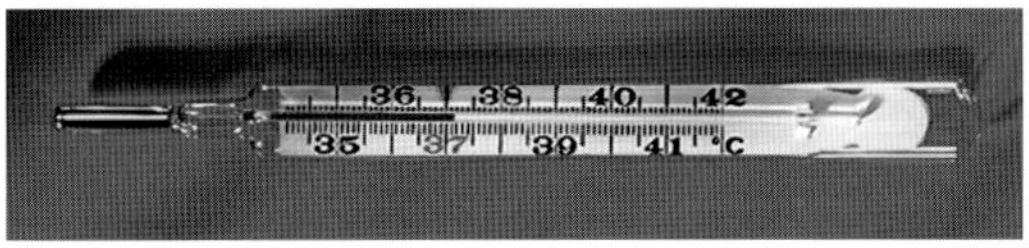


► **Abb. 7.4** Mercurius solubilis: Quecksilber im Fieberthermometer.

Mercurius solubilis (► **Abb. 7.4**) ist ein Arzneimittel, dessen Bezug zum Trauma in seiner Destruktivität gesehen werden kann. „Quecksilber greift mehr oder weniger jedes Organ oder Gewebe im Körper an“, so schreibt Phatak [70], und in dieser Eigenschaft ähnelt es der zerstörerischen Dynamik eines Traumas: Auch ein Trauma verursacht ganz unterschiedliche, aber äußerst destruktive psychische und physische Krankheiten.

Die aggressive Wirkung von Mercurius solubilis findet dann auch seine Entsprechung in den heftigen Symptomen einer chronischen PTBS (► **Tab. 7.9**, ► **Tab. 7.10**), wie in dem Fall von Herrn Achmed deutlich wird (Kap. 2.1).

**Herr Achmed**

Er schwitzte nachts so sehr, dass er sich mehrmals umziehen musste und seinen Schlafanzug regelrecht auswringen konnte. Er träumte von Leichenbergen. Auch bekam er brennende Ohrenschmerzen links und Bluten im Mund. Er erinnerte sich, dass er diese Schmerzen und das Blut im Mund im Krieg nach einer Granatenexplosion gehabt hatte. Plötzlich spürte er Schuldgefühle, weil er als Einziger seiner Kompanie den Krieg überlebt hatte.

► **Tab. 7.9** Repertorisation von Mercurius solubilis bei Body Flashback – Mundbluten.

| Rubriken | Gewichtung | Symptome | Anzahl der Arzneien |
|---|---|---|---|
| 1 | 1 | Gemüt – Beschwerden durch – Schreck | 80 |
| 2 | 1 | Gemüt – Beschwerden durch – Schock; seelischen | 42 |
| 3 | 1 | Gemüt – Tadelt sich selbst, macht sich Vorwürfe | 58 |
| 4 | 1 | Schlaf – Gestört – Albtraum; durch einen | 24 |
| 5 | 1 | Träume – Leichen | 62 |
| 6 | 1 | Schweiß – Reichlich – nachts | 95 |
| 7 | 1 | Mund – Bluten | 69 |
| 8 | 1 | Ohr – Schmerz – brennend | 114 |
| 9 | 1 | Ohr – Schmerz – links | 58 |

► **Tab. 7.10**

| | Merc. | Nat-m. | Sulf. | Acon. | Sil. | Lyc. | Nit-ac. | Op. | Ph-ac. | Vanil. |
|---|---|---|---|---|---|---|---|---|---|---|
| | **9/14** | **8/14** | **8/10** | **7/11** | **6/11** | **6/10** | **6/10** | **6/10** | **6/9** | **6/9** |
| 1 | 1 | 2 | 1 | 3 | 3 | 3 | 1 | 3 | 3 | 2 |
| 2 | 1 | 1 | 1 | 1 | 1 | – | 1 | 2 | 1 | 3 |
| 3 | 1 | 2 | 1 | 2 | 1 | 1 | – | 2 | 1 | – |
| 4 | 1 | 2 | 1 | 1 | 2 | 2 | 2 | 1 | – | – |
| 5 | 1 | – | 1 | – | 1 | – | 1 | – | 1 | 1 |
| 6 | 3 | 2 | 3 | – | 3 | 2 | 3 | 1 | 2 | 1 |
| 7 | 2 | 1 | 1 | 2 | – | 1 | 2 | – | – | 1 |
| 8 | 3 | 3 | 1 | 1 | – | 1 | – | 1 | 1 | – |
| 9 | 1 | 1 | – | 1 | – | – | – | – | – | 1 |

Wenn während der Behandlung eines komplex traumatisierten Patienten mit chronischer PTBS aggressive Verhaltensweisen auftauchen, kann **Mercurius solubilis** das passende Arzneimittel sein, wie das Beispiel von Herrn Achmed zeigt.

**Herr Achmed**

Es kamen mehr und mehr Aggressionen hoch und er stellte sich seiner Schuld als Täter: Im Krieg war er auch zum Mörder geworden, denn „nur wenn Du gekämpft hast, konntest du überleben“, wie er mir mit funkelnden Augen sagte. Er entwickelte brennende Rückenschmerzen wie damals, als er wochenlang in der Wüste in Löchern eingegraben war und die toten Körper seiner Kameraden als Mauer vor den feindlichen Angriffen benutzte. In seinen Albträumen befand er sich immer noch inmitten von Leichen (► Tab. 7.11, ► Tab. 7.12).

In einer anderen Situation während der Behandlung wurde Herr Achmed so aggressiv, dass er gefährlich für seine Mitmenschen wurde.

**Herr Achmed**

„Ich fuhr gestern mit dem Auto“, so erzählte er, „und plötzlich scherte ein Mann aus dem Parkplatz aus. Ich musste bremsen, aber anstatt sich zu entschuldigen, beschimpfte der andere Fahrer mich. Da überkam mich eine maßlose Wut, ich stieg aus und ging auf ihn zu. Ich wollte ihn töten und seinen Kopf unter das Auto rammen, denn in diesem Moment war ich wieder im Krieg und wusste, ich muss ihn töten, wenn ich nicht selbst getötet werden will. Es wäre mir egal gewesen, ob ich ins Gefängnis muss. Er sah wohl meinen Gesichtsausdruck und fuhr schnell weiter.“ (Kap. 2.1)

► **Tab. 7.11** Repertorisation von Mercurius solubilis bei Body Flashback – Rückenschmerzen.

| Rubriken | Gewichtung | Symptome | Anzahl der Arzneien |
|---|---|---|---|
| 1 | 3 | Gemüt – Beschwerden durch – Schreck | 80 |
| 2 | 3 | Gemüt – Beschwerden durch – Schock; seelischen | 42 |
| 3 | 1 | Gemüt – Kämpfen, möchte | 21 |
| 4 | 3 | Rücken – Schmerz – brennend | 91 |
| 5 | 3 | Rücken – Schmerz – Bewegung – agg. | 91 |
| 6 | 1 | Rücken – Schmerz – kalt – Luft; kalte – agg. | 14 |
| 7 | 1 | Träume – Leichen | 62 |

► **Tab. 7.12**

| | Merc. | Dulc. | Nux-v. | Sulf. | Nit-ac. | Sil. | Vanil. | Acon. | Arn. | Bry. |
|---|---|---|---|---|---|---|---|---|---|---|
| | **15/21** | **15/18** | **14/28** | **14/26** | **14/14** | **13/22** | **13/22** | **13/19** | **13/19** | **11/18** |
| 1 | 1 | 1 | 2 | 1 | 1 | 3 | 2 | 3 | 1 | 1 |
| 2 | 1 | 1 | 1 | 1 | 1 | 1 | 3 | 1 | 2 | – |
| 3 | 1 | 3 | 2 | – | – | – | – | – | – | – |
| 4 | 2 | 1 | 2 | 3 | 1 | 2 | 1 | 1 | 1 | 1 |
| 5 | 2 | 1 | 3 | 3 | 1 | 1 | 1 | 1 | 2 | 3 |
| 6 | 1 | 2 | 2 | 1 | 1 | – | – | 1 | – | 2 |
| 7 | 1 | 1 | – | 1 | 1 | 1 | 1 | – | 1 | 1 |

▶ **Tab. 7.13** Repertorisation von Mercurius solubilis bei psychischem Flashback.

| Rubriken | Gewichtung | Symptome | Anzahl der Arzneien |
|---|---|---|---|
| 1 | 1 | Gemüt – Beschwerden durch – Schreck | 80 |
| 2 | 1 | Gemüt – Beschwerden durch – Schock; seelischen | 42 |
| 3 | 1 | Gemüt – Wahnideen – Feind – umgeben von Feinden | 7 |
| 4 | 1 | Gemüt – Argwöhnisch, misstrauisch – Feind; hält jeden für seinen | 2 |
| 5 | 1 | Gemüt – Kämpfen, möchte | 21 |
| 6 | 1 | Gemüt – Heftig, vehement | 106 |
| 7 | 1 | Gemüt – Destruktivität, Zerstörungswut | 51 |
| 8 | 1 | Gemüt – Delirium – wild | 35 |

▶ **Tab. 7.14**

| | Merc. | Verat. | Bell. | Hyos. | Nux-v. | Anac. | Dulc. | Lach. | Sec. | Stram. |
|---|---|---|---|---|---|---|---|---|---|---|
| | **8/10** | **6/9** | **5/11** | **5/10** | **5/10** | **5/7** | **5/7** | **5/7** | **5/5** | **4/12** |
| 1 | 1 | 1 | 2 | 2 | 2 | 1 | 1 | 2 | 1 | 2 |
| 2 | 1 | 1 | – | – | 1 | – | 1 | – | 1 | – |
| 3 | 2 | 1 | – | – | – | 2 | – | – | – | – |
| 4 | 2 | – | – | – | – | – | – | – | – | – |
| 5 | 1 | – | 1 | 1 | 2 | 1 | 3 | 1 | 1 | – |
| 6 | 1 | 2 | 3 | 3 | 3 | 2 | 1 | 2 | – | 3 |
| 7 | 1 | 2 | 2 | 2 | 2 | – | 1 | 1 | 1 | 4 |
| 8 | 1 | 2 | 3 | 2 | – | 1 | – | 1 | 1 | 3 |

Auch hier half ihm **Mercurius solubilis** (▶ **Tab. 7.13**, ▶ **Tab. 7.14**), sich wieder zu beruhigen.

**Fazit**

**Mercurius solubilis** ist als Arzneimittel bei Traumafolgestörungen dann angezeigt, wenn die psychische Symptomatik von **Aggression** und **Destruktivität** gekennzeichnet ist. Dies ist oft bei komplex traumatisierten Patienten mit chronischer PTBS der Fall, wenn sie durch einen aktuellen Auslöser in ihren Trauma-State fallen und sich dann innerlich wieder in der früheren traumatisierenden Situation befinden.

### 7.2.3 Aurum metallicum

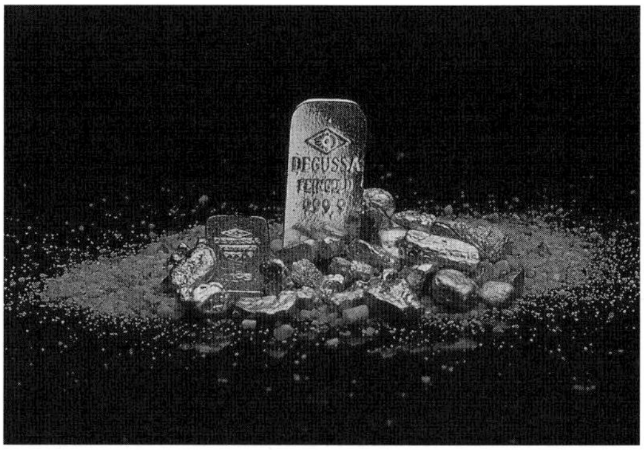


▶ **Abb. 7.5** Aurum metallicum.

Das homöopathische Arzneimittel Aurum metallicum (▶ **Abb. 7.5**) wird aus Goldstaub hergestellt.

In den Arzneimittellehren wird Aurum metallicum mit Mercurius solubilis verglichen. Beides sind syphilitische Arzneimittel und wurden wirklich

► **Tab. 7.15** Repertorisation Aurum metallicum bei Suizidalität.

| Rubriken | Gewichtung | Symptome | Anzahl der Arzneien |
|---|---|---|---|
| 1 | 1 | Gemüt – Beschwerden durch – Kummer | 89 |
| 2 | 1 | Gemüt – Lebensüberdruss | 86 |
| 3 | 1 | Gemüt – Suizidneigung; Neigung zum Selbstmord | 114 |
| 4 | 1 | Gemüt – Abscheu – Leben; gegen das | 84 |

► **Tab. 7.16**

| | Aur. | Nat-m. | Phos. | Ars. | Nux-v. | Chin. | Lach. | Nat-s. | Puls. | Ambr. |
|---|---|---|---|---|---|---|---|---|---|---|
| | **4/13** | **4/11** | **4/10** | **4/9** | **4/9** | **4/8** | **4/8** | **4/8** | **4/8** | **4/7** |
| 1 | 3 | 4 | 3 | 1 | 2 | 1 | 3 | 1 | 2 | 3 |
| 2 | 3 | 2 | 3 | 3 | 2 | 2 | 1 | 2 | 2 | 1 |
| 3 | 4 | 2 | 1 | 2 | 2 | 2 | 2 | 3 | 2 | 1 |
| 4 | 3 | 3 | 3 | 3 | 3 | 3 | 2 | 2 | 2 | 2 |

zur Behandlung der Syphilis eingesetzt. Beide haben auch äußerst aggressive Züge. Während sich die Aggression von Mercurius aber nach außen richtet, bis hin zu Mordimpulsen (Kap. 7.2.2), geht sie bei Aurum metallicum eher nach innen: Es ist das Arzneimittel mit dem größten Bezug zur **Selbstmord-Thematik**.

*„Akute Depression, Hoffnungslosigkeit und Verlust der Liebe zum Leben. Geht ernsthaft mit der Selbsttötung um. Möchte zum Fenster hinausspringen."* (Phatak [70])

**Mercurius** passt deshalb besser zu Typ-1-Traumata, **Aurum** zu Typ-2-Traumata, denn es geht bei Aurum um Beziehung und die große Verletzung durch Enttäuschung: *„Üble Folgen von Kummer, Schreck, Zorn, enttäuschte Liebe ..."* (Phatak). In dieser Dynamik ist es **Ignatia** ähnlich, aber Ignatia bleibt in der tiefen Depression stecken, ist zu kraftlos und passiv, um sich umzubringen. Aurum jedoch hat die Vehemenz, auch den letzten Schritt der Selbstzerstörung zu tun.

Welche Verbindung gibt es nach dem **Ähnlichkeitsgesetz** zwischen dem glänzenden Gold, das ein Symbol für Schönheit und Reichtum ist, und der Siuzidneigung?

Vielleicht könnte man assoziieren, dass Aurum glänzen und sich in seinem Glanz widergespiegelt sehen möchte. Das Motiv des Glanzes findet sich auch in der frühkindlichen Entwicklung: Ein Kind möchte „den Glanz in den Augen der Mutter" sehen [99]. Wenn es diesen Glanz nicht findet, hat es auch keine Lebensberechtigung, denn es findet keine Beziehung zu dem wichtigsten Menschen in seinem Leben. Das kann als frühe Beziehungstraumatisierung gesehen werden, wie der Fall von Frau Schneider zeigt.

**Frau Schneider**

Im Laufe der Therapie erkannte Frau Schneider, dass ihre frühe Kindheit äußerst karg war an Liebe und Fürsorge: „Meine Eltern haben mich so sehr vernachlässigt: Für Essen und Kleidung wurde gesorgt, aber sonst habe ich nichts bekommen. Mein Vater misshandelte mich und wollte nichts mit mir zu tun haben, und meine Mutter gab mir Brei, anstatt mich in den Arm zu nehmen. Dabei wollte ich doch ihre Liebe! Ich hatte das Gefühl, sie sieht durch mich hindurch. Jetzt wird mir klar, dass ich von ihr gesehen werden wollte, ich wollte, dass sie sich freut, dass ich auf der Welt bin. Das habe ich nie erlebt ..."

Der Schmerz und die Hoffnungslosigkeit breiteten sich nach dieser Stunde so sehr in Frau Schneider aus, dass sie nicht mehr leben wollte. „Wenn ein Zug kommen würde, der in den Tod fährt, ich würde in ihn einsteigen ...", sagte sie.

Die Repertorisation dieser Symptomatik zeigt **Aurum metallicum** (► **Tab. 7.15**, ► **Tab. 7.16**) an erster Stelle.

Und tatsächlich half der Patientin Frau Schneider **Aurum metallicum** C 1000, diese suizidale Krise zu überwinden, wie in Kap. 6.6.3 beschrieben. Sie hatte also in ihrer frühen Lebenszeit wenig Bindung zu der eigenen Mutter entwickeln können und damit war auch ihre Bindung ans Leben brüchig. So wie die Mutter dem Kind durch Liebe und Fürsorge das Vertrauen in das Leben vermittelt, so kann der Erwachsene später das Leben selbst spüren und eine Verbindung zu ihm haben. Wenn die – symbolisch gesprochen – dicke Nabelschnur zur Mutter nicht da ist, besteht auch keine dicke Nabelschnur zum Leben. Wie soll überhaupt ein kleines Kind Freude am Leben bekommen, wenn es immer in dem Gefühl aufwächst, der Mutter eine Last zu sein!

Dieser **existenzielle Kummer** findet sich bei Aurum, und tatsächlich ist es ein wichtiges Kummermittel (▸ **Tab. 7.17**, ▸ **Tab. 7.18**).

Zusammen mit **Ignatia** und **Natrium muriaticum** ist **Aurum** das wichtigste Mittel bei „Kummer durch enttäuschte Liebe“. Nun könnte man diesen Ausdruck aus der Repertoriumssprache auch übersetzen mit einer Beziehungstraumatisierung, denn eine Liebesenttäuschung kann auch traumatisierend wirken. Wenn ein Kind die elterliche Beziehung missbrauchend erlebt oder wenn es vernachlässigt wird, wird seine Liebessehnsucht enttäuscht und es kann am Leben verzweifeln. Dann tritt der Aurum-Zustand ein, wie oben beschrieben.

Der traumatische Aspekt von Aurum wird in der Rubrik „Beschwerden durch Schreck“ deutlich, während die Aggression in den Rubriken „Beschwerden durch Zorn“ ausgedrückt wird. Wenn der Zorn gegen sich selbst gerichtet wird, ist der Mensch ernsthaft suizidgefährdet.

▸ **Tab. 7.17** Repertorisation Aurum metallicum bei chronischer Beziehungstraumatisierung.

| Rubriken | Gewichtung | Symptome | Anzahl der Arzneien |
|---|---|---|---|
| 1 | 1 | Gemüt – Beschwerden durch – Kummer | 89 |
| 2 | 1 | Gemüt – Beschwerden durch – Liebe; enttäuschte | 41 |
| 3 | 1 | Gemüt – Beschwerden durch – Ablehnung, Zurückweisung | 13 |
| 4 | 1 | Gemüt – Beschwerden durch – Schreck | 80 |
| 5 | 1 | Gemüt – Beschwerden durch – Zorn – Schreck; mit | 22 |
| 6 | 1 | Gemüt – Beschwerden durch – Zorn – stillem Kummer; mit | 27 |
| 7 | 1 | Gemüt – Beschwerden durch – Zorn – unterdrückten Zorn; durch | 23 |
| 8 | 1 | Gemüt – Kummer, Trauer | 113 |

▸ **Tab. 7.18**

| | Aur. | Ign. | Nat-m. | Acon. | Sep. | Lyc. | Bell. | Phos. | Plat. | Nux-v. |
|---|---|---|---|---|---|---|---|---|---|---|
| | **8/17** | **7/22** | **7/20** | **7/12** | **7/10** | **6/15** | **6/11** | **6/11** | **6/11** | **6/10** |
| 1 | 3 | 4 | 4 | 1 | 2 | 1 | 2 | 3 | 2 | 2 |
| 2 | 3 | 4 | 4 | 1 | 1 | – | 2 | 1 | 3 | 1 |
| 3 | 2 | – | 2 | – | 1 | 3 | – | – | – | – |
| 4 | 2 | 2 | 2 | 3 | 2 | 3 | 2 | 3 | 2 | 2 |
| 5 | 2 | 3 | – | 3 | 1 | – | 2 | 2 | 2 | 2 |
| 6 | 1 | 3 | 3 | 2 | – | 3 | 1 | 1 | 1 | 1 |
| 7 | 1 | 2 | 2 | 1 | 1 | 3 | – | – | – | – |
| 8 | 3 | 4 | 3 | 1 | 2 | 2 | 2 | 1 | 1 | 2 |

**Allen:**

*Des Lebens müde.*
*Der Patient denkt dauernd an Selbstmord (Naja – hat aber Angst vor dem Sterben: Nux-v.).*
*Tiefe Schwermut: fühlt sich haßerfüllt und streitsüchtig; Verlangen, Selbstmord zu begehen; das Leben ist eine dauernde Last.*
*Beschwerden durch Schreck, Ärger, Widerspruch, Kränkung, Verärgerung, Entsetzen oder unterdrücktes Mißfallen (Staph.).*

**Boericke:**

*Wie bei dem Opfer der Syphilis, ruft es einen geistigen Zustand von großer Depression hervor.*
*Ist hoffnungslos, niedergeschlagen und hat ein großes Verlangen, Selbstmord zu begehen. Jede Möglichkeit zur Selbstzerstörung wird gesucht.*
*Gefühl der Selbstverurteilung und äußersten Wertlosigkeit.*
*Tiefe Mutlosigkeit, bei erhöhtem Blutdruck, mit tiefer Abscheu vor dem Leben und Selbstmordgedanken.*
*Spricht davon, Selbstmord zu begehen.*
*Große Furcht vor dem Tod.*
*Gereizt und heftig beim geringsten Widerspruch.*
*Menschenscheu.*
*Geistesstörung.*
*Ständiges schnelles Fragen, ohne auf die Antworten zu warten.*
*Kann Dinge nicht schnell genug tun.*
*Überempfindlichkeit; [Staph.] für Geräusche, Aufregung, Verwirrung.*

**Clarke:**

*Kein Mittel verursacht stärkere geistige Niedergeschlagenheit, und immer wenn tiefgehende Melancholie vorliegt, muß man Aur. sorgfältig in Betracht ziehen. Ein Zustand von Melancholie, Hoffnungslosigkeit, tiefer Niedergeschlagenheit, Suizidneigung und Sehnsucht nach dem Tod.*
*Anthropophobie. agg. durch Gemütsbewegungen.*
*Beschwerden nach Kummer, Schreck, Wut, enttäuschter Liebe, Widerspruch, unterdrücktem Verdruß. Hysterie, abwechselnd bald Lachen, bald Weinen.*

**Hahnemann:**

*Von Melancholieen, welche der von Gold erregten sich näherten, habe ich seitdem mehre Personen, die mit Selbsttödtung sehr ernstlich umgingen, bald und dauerhaft befreit, durch kleine Gaben, welche für eine ganze Kur zusammen 3/100 bis 2/100 eines Grans Gold enthielten, und so habe ich noch mehre andre, schwierige Übel damit geheilt, die sich in den Symptomen des Goldes in Ähnlichkeit zeigen, zweifle auch gar nicht, daß noch viel weitere Verdünnungen des Pulverpräparats, als noch weit kleinere Gaben des Goldes zu gleicher Absicht, völlig genugthuend seyn werden.*

**Hering:**

*Gedächtnisschwäche.*
*Religiöser Wahnsinn; betet fortwährend.*
*Unbehagliches, hastiges Verlangen nach geistiger oder körperlicher Thätigkeit; kann die Dinge nicht schnell genug thun.*
*Selbstmörderische Stimmung.*
*Hallucinationen; sieht Hunde, eine Hand an der Wand etc., Wahnsinn.*
*Ängstlichkeit, er ist von Furcht erfüllt, ein blosses Geräusch an der Thür ängstigt ihn.*
*Melancholie, Neigung zum Weinen; er bildet sich ein, nicht für diese Welt zu passen, sodass er nie Erfolg haben kann.*
*Große Angst, welche aus der Präcordial-Gegend kommt und ihn von Ort zu Ort treibt; Herzklopfen.*
*Lebensmüde; besonders Abends mit Sehnsucht nach dem Tode.*
*Hat kein Selbstvertrauen, denkt, dass andere keins haben; das macht sie unglücklich.*
*Abwechselnd mürrisch und heiter.*
*Widerspruch reizt zur Wuth.*
*Geistige Arbeit ermüdet.*
*Nachtheile von Kummer, von unglücklicher Liebe.*

**Vithoulkas:**

*Gold prägt dem menschlichen Organismus die Idee von Selbstzerstörung, Vernichtung, Tod auf.*
*Aurum metallicum – Wenn es in den lebendigen Organismus eindringt, beraubt es den Menschen tendenziell seines Lebenswillens.*
*Aurum metallicum – Aurum metallicum ist das erste und wichtigste Mittel, das Abscheu vor dem Leben, Verlangen zu sterben und Suizidneigung erzeugt.*

**Fazit**

**Aurum metallicum** und **Mercurius solubilis** sind syphilitische, also äußerst destruktive Arzneimittel. Während die zerstörerische Aggression von **Mercurius** aber nach **außen** gerichtet ist, wendet sie sich bei **Aurum** nach **innen**. Gold will glänzen, aber ein Mensch im Aurum-Zustand findet keinen Glanz mehr, denn: Ein beziehungstraumatisierter Mensch erlebte zu wenig positive Spiegelung, sodass sein Selbstwert gering ist. Im Endzustand richtet sich dann die Destruktivität von Aurum gegen sich selbst: Der Mensch wird suizidal.

### 7.2.4 Lycopodium clavatum

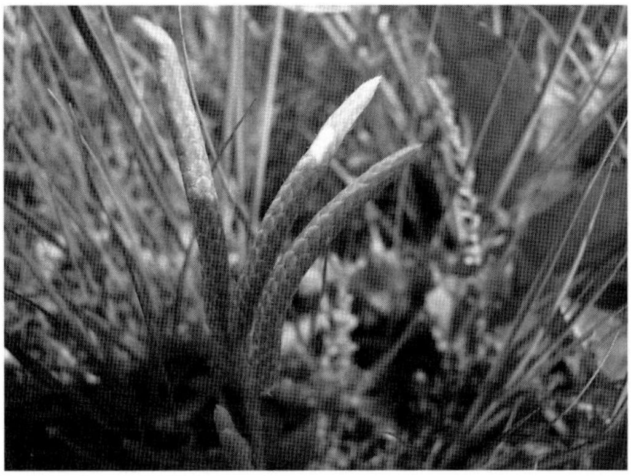

► **Abb. 7.6** Lycopodium clavatum.

Lycopodium clavatum gehört zu den Bärlappgewächsen (► **Abb. 7.6**). Es ist eine Art Moos, und seine Sporen sehen wie Wolfspfoten aus, was der griechische Name ausdrückt: „lyco" ist der Wolf und „pos" der Fuß.

Das Arzneimittelbild hat Bezüge zur **Abwehrdynamik** einer Traumafolgestörung, wie bereits in Kap. 4.2.2 beschrieben.

**Frau Schneider**

Frau Schneider konnte verschiedene Traumata nicht verarbeiten und war depressiv geworden. Die Depression ist als nach innen gerichtete Aggression zu verstehen: Anstatt sich offensiv wehren zu können, musste sie die psychischen Verletzungen ertragen und konnte keine gesunde Aggression entwickeln. Diese Aggressionshemmung wurde durch einen Partnerschaftskonflikt aktualisiert, und sie entwickelte eine Lähmung des rechten Armes.

Der Patientin half **Lycopodium clavatum** (► **Tab. 7.19**, ► **Tab. 7.20**).

Die Armlähmung von Frau Schneider ist als Konversionssymptom zu verstehen: Anstatt um sich zu schlagen wird der Arm taub und gefühllos. Die Wut auf den Partner darf nicht sein, denn wenn sie mit ihm streiten würde, könnte sie verlassen werden – und das ist das Schlimmste, was passieren kann. Also schrumpft die Wut zusammen und sucht sich ein Symptom, das als Metapher für die-

► **Tab. 7.19** Repertorisation von Lycopodium clavatum bei posttraumatischem Konversionssymptom.

| Rubriken | Gewichtung | Symptome | Anzahl der Arzneien |
|---|---|---|---|
| 1 | 1 | Gemüt – Beschwerden durch – Schreck | 80 |
| 2 | 1 | Gemüt – Beschwerden durch – Kummer | 89 |
| 3 | 1 | Gemüt – Beschwerden durch – Kränkung, Demütigung | 60 |
| 4 | 1 | Extremitäten – Gefühllosigkeit, Taubheit – Arme – rechts | 36 |
| 5 | 1 | Extremitäten – Lähmung – Arme – rechts | 23 |

► **Tab. 7.20**

| | Lyc. | Bell. | Nit-ac. | Caust. | Lach. | Phos. | Nux-v. | Sil. | Sulf. | Vanil. |
|---|---|---|---|---|---|---|---|---|---|---|
| | 5/12 | 5/7 | 5/5 | 4/8 | 4/8 | 4/8 | 4/7 | 4/7 | 4/7 | 4/7 |
| 1 | 3 | 2 | 1 | 2 | 2 | 3 | 2 | 3 | 1 | 2 |
| 2 | 1 | 2 | 1 | 3 | 3 | 3 | 2 | – | 1 | 3 |
| 3 | 3 | 1 | 1 | 1 | 2 | 1 | 2 | 1 | 2 | 1 |
| 4 | 2 | 1 | 1 | – | 1 | 1 | – | 2 | – | 1 |
| 5 | 3 | 1 | 1 | 2 | – | – | 1 | 1 | 3 | – |

se autoaggressive Dynamik gesehen werden kann: die Lähmung des rechten, tatkräftigen Armes, denn sie ist Rechtshänderin.

Die Assoziation zur Signatur der Arznei führt uns zu dem Paradox, dass auch die Pflanze einen aggressiven Aspekt hat, der aber zu gering ist, um gefährlich zu werden: Die Sporen sehen zwar aus wie Wolfspfoten, sind aber klein und unscheinbar. Das Raubtier Wolf ist quasi zusammengeschrumpft auf ein Miniaturmaß, so wie die Aggression in dem Fallbeispiel auch. Übrigens enthalten die Blätter der Pflanze Curare-ähnliche Alkaloide, die allerdings in ihrer Konzentration je nach Standort der Pflanze stark schwanken und eventuell kleineren Tieren wie Mäusen und Fröschen schaden können – also auch eine eher bescheidene Giftigkeit.

Man könnte also in der Signatur der Pflanze eine Analogie zur Psychodynamik nach Traumatisierung sehen. Auch hier wird die Wut unterdrückt und niemandem anderen gefährlich. Durch eine traumatische Beziehungserfahrung wird nämlich das Selbstwertgefühl stark beschädigt, denn was kann man schon wert sein, wenn Menschen so etwas mit einem machen? Das geringe Selbstwertgefühl macht es auch unmöglich, seine Wut zu zeigen: Wenn man nichts wert ist, darf man sich auch nicht wehren. Und nun scheint die **Essenz** von Lycopodium auf: *„Der Hauptwesenszug von Lycopodium hat etwas mit Feigheit zu tun“*, wie Vithoulkas schreibt. In dem traumabedingten Kontext gewinnt diese Feigheit aber die oben beschriebene Bedeutung der Aggressionshemmung.

Die in den **Arzneimittellehren** als so typisch beschriebene Feigheit von Lycopodium ist also nicht unbedingt ein Mangel an Mut, sondern ein Mangel an Aggression.

**Allen:**

*Besonders für die Extreme des Lebens.*
*Befällt die rechte Seite.*
*Tief verwurzelte, progressive, chronische Krankheiten.*
*Beschwerden durch Schreck, Zorn, Kränkung oder Verärgerung mit zurückgehaltenem Unmut.*

**Clarke:**

*Lyc. wirkt tiefgreifend auf den ganzen Organismus, auf die festen und flüssigen Anteile. Es verursacht Lähmung und lähmungsartige Schwäche der Glieder, des Gehirns … „Schwere des Armes“ ist ein besonderes Merkmal der allgemeinen lähmenden Wirkungen von Lyc. Skinner heilte mit Lyc. CM folgenden Fall: Eine Dame hatte Brennen im rechten Arm, mit Lähmung, was es ihr unmöglich machte, irgendetwas mit der rechten Hand zu ergreifen. Hatte viel Kummer gehabt.*

**Phatak:**

*Üble Folgen von Furcht, Schreck, Verdruss, Zorn.*

**8 Fazit**

**Lycopodium clavatum** hat einen Bezug zur Aggressionshemmung nach Traumatisierung. Nach einem Trauma entwickeln sich ja gerade dann Symptome, wenn man sich nicht wehren kann. Die affektive Lähmung findet im Lycopodium-Zustand ihre Entsprechung in Lähmungen der Extremitäten.

### 7.2.5 Phosphorus

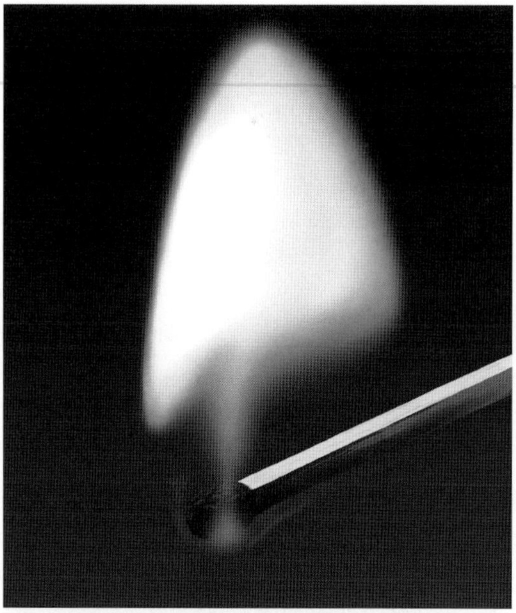

► **Abb. 7.7** Phosphorus findet bei der Streichholzherstellung Verwendung.

Phosphorus als homöopathisches Arzneimittel wird aus der organischen Substanz hergestellt.

*„Phosphor wurde 1669 von Hennig Brand, einem deutschen Apotheker und Alchemisten, entdeckt, als dieser – auf der Suche nach dem ‚Stein der Weisen‘–*

*Urin bis zur Trocknung eindampfte. Als er den Rückstand unter Luftabschluss kühlte, entstand durch Reduktion mit organischer Materie weißer Phosphor, der im Dunkeln aufgrund der Chemolumineszenz leuchtete.*

*Weißer Phosphor wurde anfangs aufgrund seiner faszinierenden Eigenschaft – der Chemolumineszenz – als Heilmittel verwendet. Später erhielt er eine wichtige Bedeutung bei der Streichholzherstellung (*► **Abb. 7.7***).*

*Phosphor hat auch in der organischen Welt eine wichtige Bedeutung und kommt in verschiedensten Bereichen der Fauna und Flora vor: etwa als Hydroxylapatit $Ca_5(PO_4)_3OH$, der einer der Hauptbestandteile der Gerüstsubstanz ist, die in Knochen und Zähnen vorkommt. Weiterhin spielen Phosphorverbindungen als Bestandteile der Nukleinsäuren und als Bestandteil des Energieträgers ATP eine wichtige Rolle in lebenden Organismen.*

*In der Natur kommt Phosphor ausschließlich in gebundener Form, das heißt nicht gediegen, meist in Form der Phosphate in der Erdkruste vor.*

*Von den weltweit jährlich geförderten etwa 180 Millionen Tonnen (Stand 2010) an Rohphosphaten werden etwa 90 % zur Herstellung von Düngemitteln verwendet. Phosphor kann in Düngemitteln durch keinen anderen Stoff ersetzt werden.“* (Wikipedia)

Phosphorus ist ein wichtiges Arzneimittel bei Traumafolgestörungen, wenn die Gesamtheit der Symptome dafür spricht. Die chronische posttraumatische Angst kann sich dann in Körperbeschwerden zeigen, wie das Fallbeispiel von Herrn Achmed zeigt.

### Herr Achmed

Herr Achmed tauchte im Laufe der Therapie immer mehr in seine Kriegserinnerungen ein und seine Angst, die er jahrelang abgespalten und nicht gespürt hatte, drängte ins Bewusstsein. Nach einer Phase der Dissoziation, in der er seine Angst noch vehement durch Spaltung abwehren musste, bekam er brennende Magenschmerzen, die besser wurden, wenn er Eiscreme aß.
Dies ist ein Keynote für **Phosphorus**: Phosphorus C 30 nahm ihm seine Magenschmerzen, und er konnte in die nächste Phase seiner Traumaaufarbeitung eintreten, der Trauerarbeit: Er begann um seine toten Kameraden zu trauern.

**Phosphorus** ist im Repertorium in der Rubrik „Beschwerden durch Kummer und Schreck“ zu finden und hat deshalb einen Bezug zum Trauma (► **Tab. 7.21**, ► **Tab. 7.22**). In der Phänomenologie sind allerdings Analogien zwischen dem Arzneimittel und dem Traumathema nicht sehr offen-

► **Tab. 7.21** Repertorisation Phosphorus bei Body Flashback.

| Rubriken | Gewichtung | Symptome | Anzahl der Arzneien |
|---|---|---|---|
| 1 | 1 | Gemüt – Beschwerden durch – Kummer | 89 |
| 2 | 1 | Gemüt – Beschwerden durch – Schreck | 80 |
| 3 | 1 | Gemüt – Beschwerden durch – Furcht | 29 |
| 4 | 1 | Magen – Schmerz – brennend | 245 |
| 5 | 3 | Magen – Schmerz – Eiscreme – amel. | 1 |

► **Tab. 7.22**

| | Phos. | Ign. | Gels. | Nat-m. | Acon. | Bell. | Caust. | Ph-ac. | Graph. | Lyc. |
|---|---|---|---|---|---|---|---|---|---|---|
| | 7/16 | 4/10 | 4/9 | 4/9 | 4/8 | 4/8 | 4/8 | 4/8 | 4/7 | 4/7 |
| 1 | 3 | 4 | 2 | 4 | 1 | 2 | 3 | 3 | 2 | 1 |
| 2 | 3 | 2 | 3 | 2 | 3 | 2 | 2 | 3 | 2 | 3 |
| 3 | 1 | 2 | 3 | 1 | 3 | 2 | 2 | 1 | 1 | 1 |
| 4 | 3 | 2 | 1 | 2 | 1 | 2 | 1 | 1 | 2 | 2 |
| 5 | 2 | – | – | – | – | – | – | – | – | – |

sichtlich. Die Giftigkeit der Substanz könnte assoziativ mit dem Trauma verbunden werden: Phosphor ist hochgiftig und kann schlimme Verbrennungen verursachen. Diese zerstörerische Kraft von Phosphor wurde im Ersten Weltkrieg in den Brandbomben genutzt, in denen es als Füllmaterial verwendet wurde. Phosphor ist giftig und verätzend, und in dieser Destruktivität ähnelt die Substanz den Folgen eines Traumas. In diesem Zusammenhang ist auch die Modalität des „Brennens" zu verstehen: Phosphor verbrennt als Substanz und verursacht brennende Schmerzen. Das „Brennen" der Magenschmerzen von Herrn Achmed war also eine typische Phosphor-Modalität.

Ein zentrales Thema von **Phosphorus** verweist jedoch auf das Trauma: die Kommunikation. Nach Jan Scholten [82] besteht die Essenz des Arzneimittels gerade darin, mit der Umwelt zu kommunizieren.

> *Der Begriff Kommunikation ist auf Phosphor und die Phosphorgruppe sehr zutreffend. Die Kommunikation ist bei Phosphor so ausgeprägt und offen, daß er nicht mehr weiß, welches seine eigenen Gedanken und Gefühle sind und welche die des anderen. Es geht um Austausch der Gedanken und Gefühle.*

Um das zentrale Thema der Phosphorgruppe verstehen zu können, betrachten wir am besten Phosphor selbst. Vithoulkas (1991 c, Seite 155) charakterisiert die Essenz von Phosphor als Diffusion:

> *Die Grenzen von Phosphor sind derart verschwommen, daß alles ohne nennenswerte Behinderung hereinkommt und hinausgeht. Daher rührt der offene Charakter von Phosphor, die mitfühlende Art.*
> *Es besteht ein starkes Gesellschaftsbedürfnis. Sie wollen reden und Gedanken austauschen. Sie reden meistens viel und sehr offen, es kommt eine freie Kommunikation über das, was in ihnen vorgeht, zustande.*

Das Thema **Kommunikation** ist auch bei Traumafolgestörungen wichtig. Durch ein traumatisches Erlebnis wird die Kommunikation gestört: Innerpsychisch wird das Trauma abgespalten und ist dem Bewusstsein nicht mehr zugänglich (Kap. 4.2.1). Es kann nicht bewusst kommuniziert und damit psychisch verarbeitet werden; in den Beziehungen nach außen ist ein traumatisierter Mensch ebenfalls gestört, oft bricht er die Kommunikation mit seinen Mitmenschen ab und isoliert sich.

Die fehlende Kommunikation kann also in einen Phosphor-Zustand führen. Ein Mensch mit Phosphor-Konstitution versinkt durch die gestörte Kommunikation nach einem Trauma in tiefe Traurigkeit, denn gerade für ihn ist die Kommunikation lebenswichtig. Das kann in schweren Depressionen münden, wie folgendes Beispiel zeigt.

### Fallbeispiel 29

Eine 32-jährige Frau war in ihrer frühen Kindheit immer wieder traumatischen Beziehungsabbrüchen ausgesetzt: Ihre Eltern trennten sich, als sie ein Jahr alt war, und sie wurde zwischen Vater und Mutter hin- und hergeschoben. Sie entwickelte sich zwar scheinbar zu einem fröhlichen und offenen Menschen und hatte viele Freunde, aber untergründig zehrte eine tiefe Traurigkeit an ihr. Als ihr langjähriger Partner sich von ihr trennte, versank sie in eine schwere Depression. **Phosphorus** C 1000 konnte ihre depressive Symptomatik deutlich bessern.

An diesem Fallbeispiel wird eine weitere Analogie zwischen **Phosphorus** und dem Trauma deutlich. Die Offenheit der Phosphor-Konstitution könnte auch als Abwehr einer Beziehungstraumatisierung interpretiert werden in dem Sinne: „Ich muss mit allen kommunizieren, um nur ja die Beziehungen zu halten, sonst werde ich wieder verlassen und verletzt." In dieser Anstrengung verglühen die Phosphoriker, so wie ein Streichholz verbrennt, um anderen das Licht zu geben.

### Fazit

Der Traumabezug von **Phosphorus** liegt in der Kommunikation: Wenn ein traumatisches Erlebnis nicht kommuniziert werden kann und abgespalten wird, versinkt ein Phosphorus-Patient in tiefe Depression, denn gerade für ihn ist die Kommunikation lebenswichtig.

7.3
# Konstitutionelle Traumaarzneien

## 7.3.1 Natrium muriaticum

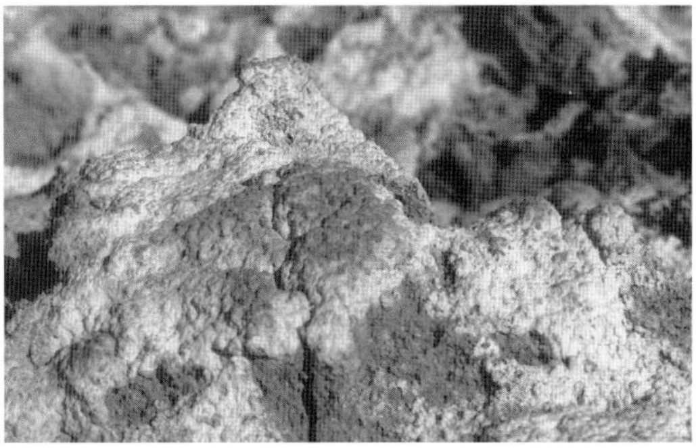

▸ **Abb. 7.8** Natrium muriaticum.

*„Natrium chloratum, auch unter dem veralteten Begriff Natrium muriaticum bekannt, ist das Salz der Salzsäure, welches als Kochsalz verwendet wird. Es kommt in der Natur als Halit, Steinsalz oder im Meerwasser vor und wird in Bergwerken oder küstennahen Salzgärten gewonnen.“* (www.apotheke-homoeopathie.de)

In der Homöopathie wird das gewöhnliche Kochsalz als Ausgangssubstanz für das Arzneimittel verwendet.

Natrium muriaticum (▸ **Abb. 7.8**) ist eines der wichtigsten Arzneien für Beziehungstraumata vom Typ 2. Darunter versteht man meist gewaltsame Übergriffe und Vernachlässigung. Aber auch Trennungen in früher Kindheit können so traumatisch wirken, dass sich psychische und psychosomatische Krankheiten als Traumafolgestörung entwickeln. Natrium muriaticum scheint einen Bezug zur menschlichen Bindung zu haben und ist deshalb auch das passende Arzneimittel für **Bindungstraumata**, die in der frühen Beziehung von Mutter und Kind stattfinden.

Das beobachtete schon Hahnemann, der in seinen Chronischen Krankheiten (CK, Natrium muriaticum, Symptom Nr. 97) schreibt: *„Gedächtniss-Mangel, dass er glaubte, seine (stündlich anwesende) Mutter sey gestorben, weil er sich nicht erinnern konnte, sie gesehen zu haben.“*

Natrium muriaticum hat mit dem Gefühl zu tun, nicht genügend mütterliche Zuwendung und Geborgenheit erfahren zu haben. Das ist der Grund des Kummers: ein Defizit an sicherer Bindung in der Kindheit.

Alle weiteren Symptome sind die Folge diese **Bindungsstörung**: die Angst vor Trennung, Alleinsein und Verlassenwerden (▸ **Tab. 7.23**, ▸ **Tab. 7.24**). Kommt eine Gewalterfahrung durch Misshandlung und Missbrauch dazu, kann das Natrium-Bild bis zur destruktiven Krebserkrankung einer Leukämie gehen. Auch schwere neurologische Erkrankungen wie Multiple Sklerose können sich nach einer traumatischen Trennungserfahrung entwickeln und bessern sich oft durch die Verordnung von Natrium muriaticum.

Das Thema von **Natrium muriaticum** ist also die menschliche Bindung. Warum? Was hat die Substanz des Kochsalzes für einen Bezug zu dem Bindungsthema?

Natriumchlorid ist für Menschen und Tiere der wichtigste **Mineralstoff**. Es ist lebensnotwendig, denn es hält den osmotischen Druck der Gewebeflüssigkeit aufrecht und aktiviert Enzyme.

Ebenso lebenswichtig ist für Menschen **Bindung**. Ohne Bindung zur Mutter kann ein Neugeborenes nicht überleben und ohne soziale Bindung ist auch kein psychisches Leben möglich, wie die Geschichte von Kaspar Hauser zeigt.

Kurz gesagt: Ohne Salz und ohne Bindung kann ein Mensch nicht leben. Die Struktur des physischen und psychischen Lebens wird also maßgeblich durch dieses Mineral und die zwischenmenschlichen Beziehungen beeinflusst. Im Sinne von Scholten [82] dienen Salze dem Aufbau und der Gestalt des Individuums und geben Halt und Form. Genauso prägend sind frühkindliche Beziehungserfahrungen für unsere Charakterstruktur: So, wie wir Bindungen erleben, formt sich unsere Persönlichkeit (Kap. 4.2.2). Wenn ein Kind überwiegend liebevoll und fürsorglich von den Eltern erzogen wird, entwickelt sich ein offener und bindungsfähiger Mensch. Ein vernachlässigtes oder misshandeltes Kind wird als Erwachsener misstrauisch und zurückgezogen sein – typische Eigenschaften von Natrium muriaticum:

*„Kummer und depressiver Pessimismus, Verschlossenheit und Einsamkeit, Eindruck als ob einem das Glück nicht zusteht – Beschränkung, Verneinung, Verbot, Sensibilität und Verletzlichkeit, Rückzug.“* [82]

► **Tab. 7.23** Repertorisation Natrium muriaticum zur Ätiologie des Bindungstraumas.

| Rubriken | Gewichtung | Symptome | Anzahl der Arzneien |
|---|---|---|---|
| 1 | 1 | Gemüt – Beschwerden durch – Kummer | 89 |
| 2 | 1 | Gemüt – Beschwerden durch – Kummer – stiller Kummer | 3 |
| 3 | 1 | Gemüt – Beschwerden durch – Missbrauch, Misshandlung; nach | 17 |
| 4 | 1 | Gemüt – Beschwerden durch – Vernachlässigung; durch – Mutter; durch die | 14 |
| 5 | 1 | Gemüt – Beschwerden durch – Vernachlässigung; durch – Vater; durch den | 11 |
| 6 | 1 | Gemüt – Beschwerden durch – Tod von geliebten Personen | 25 |
| 7 | 1 | Gemüt – Beschwerden durch – Tod von geliebten Personen – Eltern oder Freunde, der | 16 |
| 8 | 1 | Gemüt – Verlassen zu sein; Gefühl | 98 |

► **Tab. 7.24**

| | Nat-m. | Ign. | Plat. | Lyc. | Vanil. | Lach. | Staph. | Caust. | Ambr. | Ars. |
|---|---|---|---|---|---|---|---|---|---|---|
| | **8/17** | **5/14** | **5/7** | **5/5** | **4/10** | **4/9** | **4/9** | **4/8** | **4/7** | **4/7** |
| 1 | 4 | 4 | 2 | 1 | 3 | 3 | 3 | 3 | 3 | 1 |
| 2 | 3 | – | – | – | – | – | – | – | – | – |
| 3 | 3 | – | – | 1 | – | – | 2 | 1 | 1 | – |
| 4 | 2 | 1 | 1 | – | – | – | – | – | – | – |
| 5 | 1 | – | – | 1 | – | 1 | 1 | – | – | – |
| 6 | 1 | 3 | 1 | 1 | 3 | 3 | 3 | 1 | 2 | 3 |
| 7 | 1 | 4 | 1 | 1 | 3 | – | – | 3 | 1 | 1 |
| 8 | 2 | 2 | 2 | – | 1 | 2 | – | – | – | 2 |

### Fallbeispiel 30

Die 70-jährige Frau hatte ihren Vater nie kennengelernt, weil er im Krieg gefallen war. Im Alter von drei Jahren verlor sie auf der Flucht ihre Mutter. Sie kam in ein Waisenhaus. Nach einem Jahr fanden Mutter und Tochter zwar wieder zusammen, es blieb aber eine fragile Beziehung. Die Frau zeigte lebenslang eine Neigung zu Depressionen. Außerdem entwickelte sie eine asthmatische Symptomatik: Immer abends bekam sie Luftnot und Hustenanfälle.

Die Patientin hatte in früher Kindheit ein schweres Bindungstrauma erlebt: den Tod des Vaters und die Trennung von der Mutter. Sie konnte das ein Leben lang nicht wirklich überwinden. Das Trauma zeigte sich in der psychischen und psychosomatischen Symptomatik einer Depression und eines Asthmas (► **Tab. 7.25**, ► **Tab. 7.26**).

Für Jan Scholten ist **Natrium muriaticum** das Arzneimittel bei Störungen der Mutterbindung, der ersten und wichtigsten Bindung im Leben eines Menschen: *„Sie aber leben in dem Bewusstsein, dass sie alleingelassen sind. Daher ist Natrium muriaticum das große Mittel nach dem Verlust eines geliebten Menschen. Noch eine andere Situation, in der eine Natrium-muriaticum-Situation häufig entsteht, ist der Brutkasten. Das Baby wird vollständig seinem ‚emotionalen' Schicksal überlassen.*

*Bei vielen der Muriaticum-Gruppe sind Probleme mit der Mutter zu finden. So trifft man bei Natrium muriaticum oft ein kühle, strenge Mutter an und sicher nicht eine sehr warmherzige. Sie ist oft überhaupt nicht anwesend ... Die Mutter steht auch als Symbol für das Versorgende. Das finden wir in dem Ausdruck ‚Mutter Erde' wieder. Dort, wo die Probleme mit der Mutter verbunden sind, ist es notwendig, an die Muriaticum-Gruppe zu denken."*

► **Tab. 7.25** Repertorisation von Natrium muriaticum bei Bindungstrauma und Asthma.

| Rubriken | Gewichtung | Symptome | Anzahl der Arzneien |
|---|---|---|---|
| 1 | 1 | Gemüt – Beschwerden durch – Kummer | 89 |
| 2 | 1 | Gemüt – Beschwerden durch – Kummer – stiller Kummer | 3 |
| 3 | 1 | Gemüt – Verlassen zu sein; Gefühl | 98 |
| 4 | 1 | Gemüt – Traurigkeit – allein – wenn | 29 |
| 5 | 1 | Husten – Kummer, Verdruss | 6 |
| 6 | 1 | Atmung – Asthma, asthmatische Atmung – abends | 13 |

► **Tab. 7.26**

| | Nat-m. | Phos. | Puls. | Ars. | Aur. | Cham. | Dros. | Stram. | Zinc. | Calc. |
|---|---|---|---|---|---|---|---|---|---|---|
| | **6/13** | **5/9** | **3/8** | **3/7** | **3/7** | **3/5** | **3/5** | **3/5** | **3/5** | **3/4** |
| 1 | 4 | 3 | 2 | 1 | 3 | 1 | 2 | 1 | 2 | 1 |
| 2 | 3 | – | – | – | – | – | – | – | – | – |
| 3 | 2 | 2 | 3 | 2 | 3 | 2 | 1 | 2 | – | 1 |
| 4 | 2 | 1 | – | 4 | 1 | – | 2 | 2 | 1 | 2 |
| 5 | 1 | 1 | – | – | – | 2 | – | – | – | – |
| 6 | 1 | 2 | 3 | – | – | – | – | – | 2 | – |

Die Folgen eines Bindungstraumas sind auf der Gemütsebene in den verschiedenen **Arzneimittellehren** zu finden.

### Clarke:

*Traurig und niedergeschlagen.*
*Gebeugtes Gemüt.*
*Melancholische Gemütsstimmung.*
*Melancholische Niedergeschlagenheit und traurig bängliche Zaghaftigkeit den ganzen Tag, ohne bewusste Ursache, mit ununterbrochenem Herzklopfen.*
*Schnelle, doch kurze Anfälle von Melancholie.*
*Zieht es vor, allein zu sein.*
*Wehmütig und kummervoll.*
*Kummervoll quält er sich selbst, indem er lauter unangenehme Ideen aufsucht, Anthropophobie.*
*Sie muss unwillkürlich weinen.*
*Ängstlicher Drang zum Weinen.*
*Sehr zum Weinen geneigt und aufgeregt.*
*Sehr zum Weinen gestimmt, mit Arbeitsunlust.*
*Es griff ihn nur noch mehr an, wenn man ihn tröstete.*
*Anfälle gänzlicher Hoffnungslosigkeit und innerer Verzweiflung, die ihr alle Kräfte rauben.*
*Ängstlich um die Zukunft besorgt.*
*Freudlos.*
*Teilnahmslos und traurig; teilnahmslos und ängstlich.*
*Zu nichts aufgelegt; er möchte nur die Hände in den Schoß legen oder schlafen, Arbeitsscheu; mitten in der Arbeit vergeht ihm plötzlich alle Lust dazu.*
*Er tändelt nur und ist zu keiner ernsten Beschäftigung zu bringen.*

### Boericke:

*Psychische Ursachen von Erkrankungen; üble Folgen von Kummer, Schreck, Ärger etc.*
*Niedergeschlagen, besonders bei chronischen Krankheiten.*
*Trost agg.*
*Reizbar; gerät in Zorn über Kleinigkeiten.*
*Ungeschickt, hastig.*
*Möchte alleine sein, um zu weinen.*
*Tränen beim Lachen.*

Das sind alles typisch depressive Symptome: Arbeits-, Antriebs- und Affektstörungen, sozialer Rückzug und Stimmungsschwankungen. Depressionen können als Folgeerkrankung einer frühen Beziehungstraumatisierung gesehen werden (Kap.

► **Tab. 7.27** Repertorisation von Natrium muriaticum bei kumulativem Trauma.

| Rubriken | Gewichtung | Symptome | Anzahl der Arzneien |
|---|---|---|---|
| 1 | 1 | Gemüt – Beschwerden durch – Kummer | 89 |
| 2 | 1 | Gemüt – Beschwerden durch – Kummer – stiller Kummer | 3 |
| 3 | 1 | Gemüt – Beschwerden durch – Schreck | 80 |
| 4 | 1 | Gemüt – Beschwerden durch – Schock; seelischen | 42 |
| 5 | 1 | Atmung – Asthma, asthmatische Atmung – abends | 13 |
| 6 | 1 | Brust – Herzklopfen – unregelmäßig | 50 |
| 7 | 1 | Allgemeines – Puls – unregelmäßig | 257 |

► **Tab. 7.28**

| | Nat-m. | Nux-v. | Sulf. | Phos. | Ign. | Puls. | Vanil. | Zinc. | Nit-ac. | Ph-ac. |
|---|---|---|---|---|---|---|---|---|---|---|
| | **7/17** | **6/8** | **6/8** | **5/11** | **5/10** | **5/10** | **5/10** | **5/8** | **5/5** | **4/10** |
| 1 | 4 | 2 | 1 | 3 | 4 | 2 | 3 | 2 | 1 | 3 |
| 2 | 3 | – | – | – | – | – | – | – | – | – |
| 3 | 2 | 2 | 1 | 3 | 2 | 3 | 2 | 1 | 1 | 3 |
| 4 | 1 | 1 | 1 | – | 2 | 1 | 3 | – | 1 | 1 |
| 5 | 1 | 1 | 2 | 2 | – | 3 | – | 2 | – | – |
| 6 | 3 | 1 | 1 | 1 | 1 | – | 1 | 2 | 1 | – |
| 7 | 3 | 1 | 2 | 2 | 1 | 1 | 1 | 1 | 1 | 3 |

4.2.2, Typ-2-Trauma). Wenn sich aufgrund des Trennungstraumas psychosomatische Krankheiten entwickeln, sind diese oft auf der kardiopulmonalen Ebene zu finden, wie obiges Fallbeispiel zeigt.

Ein weiterer Aspekt des Traumabezugs von **Natrium muriaticum** wird in folgendem Beispiel deutlich (Kap. 6.4).

### Fallbeispiel 18 – Fortsetzung

Frau Müller scheint durch einen Autounfall akut traumatisiert. Hinter der Akutsymptomatik verbirgt sich jedoch eine latente Depression durch jahrelange traumatisierende Arbeitsbedingungen.

**Natrium muriaticum** ist hier das einzige Arzneimittel, das sowohl in allen Kummer- wie Schreck-Rubriken erscheint (► **Tab. 7.27**, ► **Tab. 7.28**). Wenn sich aus dem Schreckerlebnis eines akuten Traumas ein chronischer stiller Kummer entwickelt, entspricht das der Dynamik eines kumulativen Traumas, wie es in Kap. 6.5.2 beschrieben wird. Insofern könnte man Natrium muriaticum auch als das chronische Aconitum bezeichnen, wenn immer wieder Schockerlebnisse stattfinden, die nicht verarbeitet werden können und sich anhäufen. Den Kummer zu ertragen, ohne aufzubegehren, ist eine typische Eigenschaft der Natrium-muriaticum-Persönlichkeit. Auch Frau Müller hatte jahrzehntelang die traumatischen Erlebnisse auf der Intensivstation erlitten, ohne sich zu wehren. An ihrem Fallbeispiel wird dieses Thema des Arzneimittelbildes deutlich.

**Vithoulkas** schreibt:
*Das Hauptcharakteristikum von Natrium muriaticum ist Introvertiertheit, die einer großen Verletzlichkeit auf der emotionalen Ebene entspringt. Natrium-muriaticum-Patienten sind sehr sensibel. Sie fühlen den Schmerz der anderen ... Um nicht verletzt zu werden bilden sie eine Schutzmauer um sich und ziehen es vor, ihre Angelegenheiten selbst zu regeln.*

**Fallbeispiel 18 – Fortsetzung**

Frau Müller ist sehr mitfühlend: Die Schicksale der frühgeborenen Kinder und deren Eltern gehen ihr ans Herz. Gerade wegen ihrer Empathiefähigkeit ist sie auch bei allen so beliebt. 30 Jahre lang arbeitete sie unter emotional stark belastenden Umständen, ohne sich zu beklagen. Sie meinte, sie müsste mit allem alleine fertig werden.

Weiter schreibt **Vithoulkas**:

> *Die Natrium-muriaticum-Patienten sind vom Gefühl her sehr empfindlich und verletzlich, aber sehr klar und stark auf der körperlichen Ebene. Sie entwickeln ... einen hohen Grad an Objektivität und Bewusstsein wie auch einen starken Sinn für Verantwortung. Aus diesem Grund fällt ihnen oft die Rolle desjenigen zu, der sein Ohr mitfühlend den anderen leiht: Sie gelangen oft in die Rolle des Ratgebers oder Seelsorgers.*

**Fallbeispiel 18 – Fortsetzung**

Auch Frau Müller ist sehr klar, tüchtig und kompetent in ihrer Arbeit. Sie ist intelligent, fasst schnell auf und kann auch in stressigen Situationen auf einer Intensivstation einen kühlen Kopf bewahren.

Das hohe Verantwortungsbewusstsein ihren kleinen Patienten gegenüber veranlasste sie immer wieder, Überstunden zu machen oder sogar außerdienstlich auf eigene Kosten geeignete Kleidung oder Windeln zu besorgen, weil der Klinikkonzern an der Ausstattung der Station sparte. Die oft verzweifelten Eltern wiederum wendeten sich bevorzugt an sie, weil sie sich immer Zeit für sie nahm und sehr empathisch war.

**Vithoulkas:**

> *Natrium-muriaticum-Menschen entwickeln zwar intensive emotionale Zuneigung zu anderen, sie zeigen ihre Gefühle jedoch nicht ..., Kein Weinen und Klagen ist von ihnen zu hören, bis sie zusammenbrechen. Dann kommt es zu unkontrolliertem Schluchzen und es schüttelt den ganzen Körper. Dieser Ausbruch dauert nur kurz, und sie gewinnen schnell Kontrolle und Fassung zurück.*

**Fallbeispiel 18 – Fortsetzung**

Frau Müller ist seit 30 Jahren verheiratet und hängt sehr an ihrer Familie. Als die Tochter chronisch erkrankt, kümmert sie sich aufopfernd um sie. Genauso geht es ihr mit Patienten, zu denen sie eine oft lebenslange Beziehung pflegt: Einige „Frühchen" und ihre Eltern besuchen die Krankenschwester noch nach Jahren! Wie sehr sie sich jedoch um die Tochter oder die kleinen Patienten sorgte, teilte sie nie jemandem mit, bis sie in der Erstanamnese zusammenbrach und herzzerreißend schluchzte. Erstaunlich schnell fand sie jedoch ihre Fassung wieder.

Körperlich leiden Natrium-muriaticum-Patienten oft an Herz-Kreislauf-Erkrankungen wie Arrythmie, paroxysmaler Tachykardie oder Hypertonie. Es finden sich auch asthmatische Anfälle oder Allergien in dem Krankheitsbild. Neurologisch erkranken die Patienten mit einer Natrium-muriaticum-Konstitution an linksseitigen Neuralgien der Interkostalnerven oder des Auges, aber auch an Multipler Sklerose oder Migräneattacken, die oft zwischen 10.00 und 15.00 Uhr auftreten.

**Fallbeispiel 18 – Fortsetzung**

Frau Müller leidet seit Jahren unter Bluthochdruck und Tachyarrythmien, weswegen sie auch in kardiologischer Behandlung ist. Ihr Asthma verstärkt sich bei emotionaler Belastung, und ihre Migräneattacken werden durch zu viel Sonnenlicht ausgelöst.

Frau Müller verbringt seit Jahren ihren Urlaub immer an der Nordsee. Sie salzt ihre Speisen nach und mag kein fettes Fleisch.

Damit werden schon einige Modalitäten deutlich: Unverträglichkeit von Hitze, Empfindlichkeit gegen Licht und Verschlimmerung durch die Sonne. Alles wird besser durch Aufenthalt am Meer. Starkes Verlangen nach Salz, Abneigung gegen schleimige Speisen und Fett.

Die Konstitution dieser Patientin entspricht also dem Arzneimittel **Natrium muriaticum**, und wenn man ihre Biografie betrachtet, erkennt man eine frühe Bindungsstörung und damit das Thema von Natrium muriaticum: Ihr Vater war als kriegstraumatisierter Mann beziehungsunfähig und ihre Mutter hatte große Not, die drei Kinder zu versorgen. Für die jüngste Tochter blieb nicht mehr viel mütterliche Fürsorge übrig und die Mutterbindung entwickelte sich defizitär – eine lebenslange

Schwachstelle in der sonst so stabilen Persönlichkeit der Patientin, die dann durch die kumulative Traumatisierung offensichtlich wurde.

**Fazit**

**Natrium muriaticum** ist ein wichtiges Arzneimittel bei Beziehungstraumatisierung. Frühe Bindungstraumata, die sich im späteren Leben als Depressionen oder Psychosomatosen zeigen, können oft durch Natrium muriaticum erfasst werden. Es kann als **chronisches Aconitum** bezeichnet werden, wenn sich akute Beziehungstraumata anhäufen und im Sinne eines kumulativen Traumas wirken.

### 7.3.2 Ignatia amara

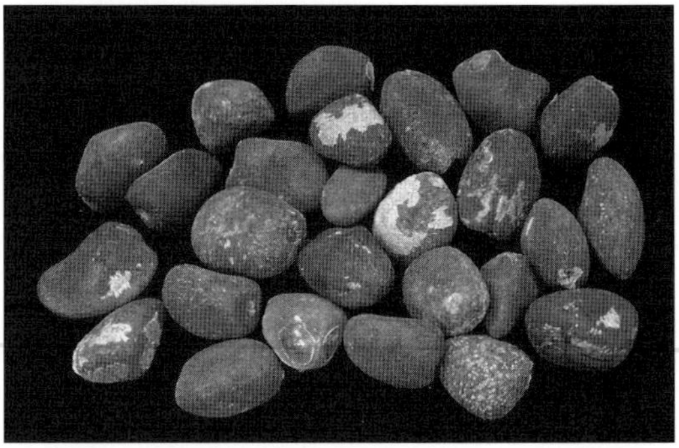

▸ **Abb. 7.9** Ignatia amara.

Das homöopathische Arzneimittel Ignatia amara wird aus einer Pflanze gewonnen, die **Farrington** [24] so beschreibt:

> *Ignatia amara oder, genauer gesagt, Strychnos Ignatii ist ein großer Kletterstrauch, der auf den Philippinen und in Cochinchina wächst. Die Frucht ist kugelig oder oval, ungefähr vier Zoll im Durchmesser. Ihre Schale ist glatt und brüchig und enthält einige zwanzig oder dreißig Samen. Ihr Name stammt von den Jesuiten, welche sie St. Ignatiusbohne nannten wegen ihrer Eigenschaften.*

Ignatia (▸ **Abb. 7.9**) ist ein weiteres wichtiges Arzneimittel für das Typ-2-Trauma. Auch hier geht es um Beziehung, wie bei Natrium muriaticum. Allerdings scheint die Traumatisierung von Ignatia nicht so frühe Wurzeln zu haben wie bei Natrium muriaticum. Bei den Patienten, die nach einem Trauma Ignatia brauchen, hat schon eine gewisse Bindungsentwicklung stattgefunden. Vielleicht war die Mutter eines Ignatia-Kindes warmherziger und nicht so kalt oder gar abwesend wie die Mutter einer Natrium-muriaticum-Konstitution. Das Trauma ist weniger ein Bindungs- als ein Beziehungstrauma: Eine frühkindliche Bindung war zwar teilweise möglich, aber die späteren Beziehungen werden als verletzend erlebt. Diese Verletzungen werden unbewusst abgewehrt durch dramatisches Agieren oder psychosomatische Symptombildung. Dann entwickelt sich das typische Ignatia-Bild, das in den **Arzneimittellehren** als „hysterisch" beschrieben wird:

*„Schneller Stimmungswechsel, unkontrolliertes Lachen wechselt mit Tränenausbrüchen, exaltiert, empfindlich, feinfühlig, Globus hystericus, Hyperventilation, Seufzen, Schluchzen, hysterische Aphonie, Überempfindlichkeit gegen alles."* [1] [7] [13] [24]

**Guernsey** [37] skizziert den Gemütszustand von Ignatia folgendermaßen:

> *Jeder, der an unterdrücktem oder tiefem Kummer leidet, mit langgezogenen Seufzern, vielem Schluchzen etc.; sehr unglücklich, kann nicht schlafen, geht völlig im Kummer auf; aus Kummer, nachdem er vor kurzem einen Freund verloren hat; Beschwerden des Verstandes im allgemeinen, besonders wenn durch Kummer ausgelöst; Traurigkeit; Hoffnungslosigkeit; hysterische Unbeständigkeit; phantastische Wahnvorstellungen. Dieser Liste kann man noch fixe Ideen und das Verlangen, allein zu sein, hinzufügen. Ign. deckt viele Folgen von Kummer ab, besonders wenn er kurz zurückliegt.*

Ein Ignatia-Zustand entwickelt sich also, wenn eine Beziehung traumatisch erlebt wird. Das Trauma kann eine Trennung von oder der Tod einer geliebten Person sein oder aber eine Gewalterfahrung durch einen anderen Menschen. Ignatia ist das erste Mittel bei Liebeskummer, bei enttäuschter Liebe also, und im weitesten Sinne hat auch ein sexueller Missbrauch oder eine kindliche Gewalterfahrung mit enttäuschter Liebe zu tun: Wird ein Kind im familiären Umfeld misshandelt oder missbraucht, erlebt es die Ur-Enttäuschung seiner Liebe zu den wichtigsten Personen seines Lebens. Auch in späterem Lebensalter bedeutet eine zwi-

► **Tab. 7.29** Repertorisation von Ignatia amara bei Beziehungstraumatisierung.

| Rubriken | Gewichtung | Symptome | Anzahl der Arzneien |
|---|---|---|---|
| 1 | 1 | Gemüt – Beschwerden durch – Kummer | 89 |
| 2 | 1 | Gemüt – Kummer, Trauer | 113 |
| 3 | 1 | Gemüt – Beschwerden durch – Tod von geliebten Personen | 25 |
| 4 | 1 | Gemüt – Beschwerden durch – Tod von geliebten Personen – Eltern oder Freunde, der | 16 |
| 5 | 1 | Gemüt – Reizbarkeit, Gereiztheit | 462 |
| 6 | 1 | Gemüt – Empfindlich | 223 |
| 7 | 1 | Ohr – Geräusche im Ohr, Ohrgeräusche | 326 |
| 8 | 1 | Schwindel – Schwindel im Allgemeinen | 541 |
| 9 | 1 | Schlaf – Schlaflosigkeit – Kummer, durch | 7 |

► **Tab. 7.30**

| | Ign. | Nat-m. | Kali-br. | Caust. | Sulf. | Lach. | Lyc. | Ars. | Ambr. | Calc. |
|---|---|---|---|---|---|---|---|---|---|---|
| | **9/24** | **9/23** | **9/14** | **8/21** | **8/18** | **8/17** | **8/17** | **8/16** | **8/15** | **8/15** |
| 1 | 4 | 4 | 2 | 3 | 1 | 3 | 1 | 1 | 3 | 1 |
| 2 | 4 | 3 | 1 | 3 | 2 | 2 | 2 | 2 | 2 | 1 |
| 3 | 3 | 1 | 2 | 1 | 1 | 3 | 1 | 3 | 2 | 1 |
| 4 | 4 | 1 | 1 | 3 | – | – | 1 | 1 | 1 | 1 |
| 5 | 1 | 3 | 2 | 3 | 3 | 2 | 3 | 3 | 1 | 3 |
| 6 | 3 | 3 | 1 | 3 | 3 | 2 | 3 | 2 | 2 | 2 |
| 7 | 2 | 2 | 1 | 3 | 3 | 2 | 3 | 2 | 2 | 3 |
| 8 | 1 | 3 | 2 | 2 | 3 | 2 | 3 | 2 | 2 | 3 |
| 9 | 2 | 3 | 2 | – | 2 | 1 | – | – | – | – |

schenmenschliche Gewalterfahrung, wie sie beispielsweise bei einer Vergewaltigung stattfindet, den Verlust des Urvertrauens in menschliche Beziehungen.

Traumatisch erlebte Trennungen und sexuelle Traumatisierung sind also zwei wichtige Indikationen für die Verordnung von Ignatia (► **Tab. 7.29**, ► **Tab. 7.30**), wie das folgende Fallbeispiel zeigt.

### Fallbeispiel 21 – Fortsetzung

Seit dem Tod der geliebten Cousine kam Frau Faber nicht mehr auf die Beine: Sie war erschöpft, deprimiert und hoffnungslos. Ständig war ihr schwindlig und sie litt unter Tinnitus. Sie konnte nicht mehr schlafen und nur noch mit äußerster Anstrengung arbeiten, denn sie hatte Mühe, sich zu konzentrieren. Ihre Cousine war an einem Tumor gestorben, wie ihr Vater auch schon, und ihre Mutter hatte ebenfalls Krebs! „Der Krieg hat uns alle zerstört“, so interpretiert die Patientin diese Tragödie, „denn viele meiner Verwandten und Freunde sind als Bosnier im Jugoslawien-Krieg verfolgt und ermordet worden.“ (Kap. 6.5.3)

Ein aktuell erlebter Todesfall kann also frühere traumatische Trennungserlebnisse antriggern. In diesen Fällen ist **Ignatia** das Mittel der Wahl, denn die akute Trauer verbindet sich mit der früheren unverarbeiteten Trauer über die Verluste von Vater, Freunden und Verwandten. Ignatia erfasst sowohl das alte wie das aktuell erlebte Trauma, und in Verbindung mit einer Psychotherapie ist dann eine Trauerarbeit möglich, um die traumatischen Verluste zu verarbeiten.

Aber auch frühe Gewalterfahrungen mit geliebten Personen können durch spätere traumatische

► **Tab. 7.31** Repertorisation von Ignatia amara bei Beziehungstraumatisierung.

| Rubriken | Gewichtung | Symptome | Anzahl der Arzneien |
|---|---|---|---|
| 1 | 1 | Gemüt – Beschwerden durch – Schreck | 80 |
| 2 | 1 | Gemüt – Beschwerden durch – Schock; seelischen | 42 |
| 3 | 1 | Gemüt – Beschwerden durch – Kummer | 89 |
| 4 | 1 | Gemüt – Weinen – allein, wenn | 8 |
| 5 | 1 | Gemüt – Weinen – amel. | 24 |
| 6 | 1 | Nase – Geruch, Geruchssinn – überempfindlicher Geruchssinn – Tabak | 10 |

► **Tab. 7.32**

| | Ign. | Puls. | Vanil. | Nat-m. | Phos. | Gels. | Lyc. | Nux-v. | Plat. | Nit-ac. |
|---|---|---|---|---|---|---|---|---|---|---|
| | **6/12** | **5/10** | **5/10** | **4/9** | **4/8** | **4/7** | **4/7** | **4/7** | **4/7** | **4/4** |
| 1 | 2 | 3 | 2 | 2 | 3 | 3 | 3 | 2 | 2 | 1 |
| 2 | 2 | 1 | 3 | 1 | – | 1 | – | 1 | 1 | 1 |
| 3 | 4 | 2 | 3 | 4 | 3 | 2 | 1 | 2 | 2 | 1 |
| 4 | 1 | – | 1 | 2 | – | – | 1 | – | – | – |
| 5 | 1 | 2 | 1 | – | 1 | 1 | 2 | – | 2 | 1 |
| 6 | 2 | 2 | – | – | 1 | – | – | 2 | – | – |

Erfahrungen angetriggert werden. Häufig finden sich in der Biografie von sexuell traumatisierten Frauen solche Beziehungstraumata. Wenn auch die restliche Symptomatik für Ignatia spricht, ist dies dann das passende Traumamittel, wie folgende Fallvignette aus der Behandlung von Frau Schneider zeigt.

### Frau Schneider

Während der psychotherapeutischen Arbeit tauchten Erinnerungen an die Vergewaltigung auf und der Zustand der Patientin verschlechterte sich. Schlaflosigkeit, sozialer Rückzug und Hoffnungslosigkeit kamen wieder, sie weinte viel, wenn sie abends alleine war und das erleichterte sie. Es tauchte ein neues Symptom auf: Sie war sehr geruchsempfindlich. Sie konnte keinen Tabakrauch riechen, alles roch zu stark. Sie hatte auch Flashbacks. Dann hörte sie unvermittelt in Alltagssituationen das Holzbein ihres Vaters und spürte die Schläge mit dem Kochlöffel.

**Ignatia** war in dieser Behandlungsphase das richtige Arzneimittel (► **Tab. 7.31**, ► **Tab. 7.32**).

Übrigens scheint die Geruchsempfindlichkeit gegen Tabak ein Schlüsselsymptom von Ignatia zu sein. In einem anderen Fall roch eine traumatisierte Frau, die im 5. Stock des Krankenhauses lag, den Zigarettenrauch eines Mitpatienten, der im Hof rauchte, und ihre Kopfschmerzen verschlechterten sich schlagartig! Auch ihr half Ignatia.

In den **Arzneimittellehren** findet sich die Symptomatik von Ignatia folgendermaßen:

**Allen:**

*Menschen, die geistig und körperlich erschöpft sind durch lang angesammelten Kummer.*
*Unwillkürliches Seufzen (Lach.).*
*Schlechte Auswirkungen von Zorn, Kummer, oder enttäuschter Liebe (Calc-p., Hyos.); die Patientin brütet einsam über eingebildete Probleme.*
*Verlangen, allein zu sein.*
*Krankheit als Folge von schlechten Nachrichten; durch Verärgerung mit zurückgehaltenem Unmut; durch unterdrücktes seelisches Leiden; von Scham und Kränkung (Staph.).*
*Der Patient kann keinen Tabak vertragen; Rauchen oder Aufenthalt in Tabakrauch erzeugt oder verschlimmert das Kopfweh.*

**Boericke:**

*Im Gemütsbereich steht das emotionale Element ganz klar im Vordergrund und die Koordination der Funktionen ist gestört. Es ist daher eines der Hauptmittel bei Hysterie.*
*Veränderliche Stimmung; introspektiv; stilles Grübeln.*
*Melancholisch, traurig, tränenreich.*
*Ist nicht mitteilsam.*
*Seufzen und Schluchzen.*
*Nach Schock, Kummer, Enttäuschung.*

**Clarke:**

*Große Abneigung gegen Tabak:*
*agg. durch Gemütsbewegungen; durch Süßigkeiten; Kaffee; starke Gerüche; durch Askariden; beim Stillen, ernsthafte Melancholie; zu keiner Unterredung oder Aufheiterung zu bewegen, mit fadem wäßrigem Geschmack aller Genüsse und geringem Appetit.*
*Schweigsam, mit ständigen traurigen Gedanken; stille, ernsthafte Melancholie, mit Stöhnen.*
*Traurigkeit und stiller Gram, mit Seufzen.*
*Gleichgültigkeit gegen Alles.*
*Große Gleichgültigkeit und Apathie gegen alles, auch mit weinerlicher Laune und Unlust zur Arbeit.*
*Sucht die Einsamkeit.*
*Verlust der gewöhnlichen Heiterkeit; Verlust der gewöhnlichen Munterkeit, nachmittags.*
*Vernunftwidriges Klagen über allzu starkes Geräusch.*
*Geräusch ist ihm unerträglich, wobei sich die Pupillen leichter erweitern.*
*Zorn, gefolgt von stillem Kummer und Gram.*

**Fazit**

**Ignatia** ist ein weiteres wichtiges Arzneimittel für Typ-2-Traumata. Es findet seine Anwendung vor allen Dingen bei traumatischen Beziehungserfahrungen. Im Gegensatz zu Natrium muriaticum hat bei der Ignatia-Konstitution ein gewisses Maß an Bindungsentwicklung stattgefunden, aber nahe Beziehungen werden durch abrupte Trennungen, Tod oder Gewalt als traumatisierend erlebt. Die Gewalterfahrung kann auch ein sexuelles Trauma sein.

### 7.3.3 Sepia

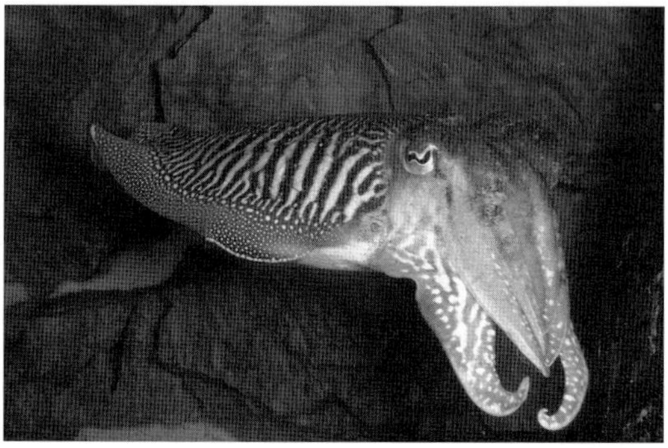

► **Abb. 7.10** Sepia.

Sepia ist ein großes Konstitutionsmittel. Die zentralen Themen des Arzneimittels kreisen um Sexualität, weibliche Geschlechtsorgane, Depression, Scham und Dissoziation. In einem traumatischen Kontext erfasst Sepia viele Symptome nach sexueller Traumatisierung.

Die Themen von Sepia zeigen sich schon in der Signatur, denn die Sexualität und das Abwehrverhalten des Tintenfisches, aus dessen Tinte das Arzneimittel gewonnen wird, sind sehr besonders: Sepia officinalis oder der Gemeine Tintenfisch kommt im Mittelmeer und Atlantik vor. Es ist ein sogenannter Kopffüßler (Cephalopode), weil die Fangarme direkt am Kopf sitzen, und zählt zu den Weichtieren (► **Abb. 7.10**). Allerdings hat es einen harten Kern, den „Schulp", der dem Körper eine gewisse Struktur verleiht. Das Tier produziert Tinte, die es ausstößt, wenn Gefahr droht. Dadurch versteckt es sich vor seinen Feinden. Allerdings kann Sepia auch schnell fliehen, weil es ein Rückstoßprinzip entwickelt hat: Ein Fuß ist zu einem Trichter umgebildet, aus dem es rasch Wasser ausstoßen und dadurch sehr schnell rückwärts schwimmen kann.

Die Fortpflanzung ist merkwürdig: Das männliche Tier trennt einen Arm ab, der die Geschlechtsdrüsen trägt. Dieser wandert zum weiblichen Tier und führt dort die Befruchtung durch, indem er vom Weibchen inkorporiert wird. Der männliche Arm wird nach der Begattung verdaut [35].

Die Sexualität von Sepia ist also gekennzeichnet durch Distanz. Es gibt keine innige Vereinigung von männlichem und weiblichem Tier, sondern

► **Tab. 7.33** Repertorisation Sepia bei posttraumatischer Asexualität.

| Rubriken | Gewichtung | Symptome | Anzahl der Arzneien |
|---|---|---|---|
| 1 | 1 | Weibliche Genitalien – Sexuelles Verlangen – fehlend | 84 |
| 2 | 1 | Weibliche Genitalien – Koitus – Abneigung gegen | 74 |
| 3 | 1 | Gemüt – Berührtwerden – Abneigung berührt zu werden – sexuell berührt zu werden | 1 |

► **Tab. 7.34**

| | Sep. | Caust. | Nat-m. | Lyc. | Graph. | Ign. | Lach. | Med. | Phos. | Psor. |
|---|---|---|---|---|---|---|---|---|---|---|
| | **3/5** | **2/5** | **2/5** | **2/4** | **2/3** | **2/3** | **2/3** | **2/3** | **2/3** | **2/3** |
| 1 | 1 | 3 | 2 | 2 | 1 | 2 | 1 | 1 | 1 | 1 |
| 2 | 3 | 2 | 3 | 2 | 2 | 1 | 2 | 2 | 2 | 2 |
| 3 | 1 | – | – | – | – | – | – | – | – | – |

► **Tab. 7.35** Repertorisation Sepia bei genitalen Schmerzen.

| Rubriken | Gewichtung | Symptome | Anzahl der Arzneien |
|---|---|---|---|
| 1 | 3 | Weibliche Genitalien – Koitus – Genuss – fehlend | 34 |
| 2 | 1 | Weibliche Genitalien – Koitus – schmerzhaft | 32 |
| 3 | 1 | Weibliche Genitalien – Vaginismus | 35 |
| 4 | 1 | Weibliche Genitalien – Vaginismus – Koitus – schmerzhaft | 30 |
| 5 | 1 | Weibliche Genitalien – Schmerz – Vagina – Koitus – beim | 31 |

► **Tab. 7.36**

| | Sep. | Nat-m. | Berb. | Ferr. | Lyc. | Lyss. | Plat. | Ferr-m. | Sulf. | Calc. |
|---|---|---|---|---|---|---|---|---|---|---|
| | **7/20** | **7/18** | **7/14** | **7/13** | **7/13** | **7/13** | **7/11** | **6/12** | **6/12** | **6/6** |
| 1 | 3 | 2 | 2 | 2 | 2 | 1 | 1 | 2 | 2 | 1 |
| 2 | 3 | 3 | 2 | 2 | 2 | 3 | 3 | 2 | 2 | 1 |
| 3 | 1 | 2 | 2 | 1 | 2 | 1 | 1 | – | – | – |
| 4 | 3 | 3 | 2 | 2 | 2 | 3 | 2 | 2 | 2 | 1 |
| 5 | 4 | 4 | 2 | 2 | 1 | 3 | 2 | 2 | 2 | 1 |

Fragmentierung und Inkorporation. Lediglich ein kleiner, abgetrennter Teil des Männchens transportiert den Samen und wird vom Weibchen verschluckt. Es gibt keinen intimen Kontakt, der sexuelle Akt ist ein distanzierter und mechanischer Vorgang. Und in diesem Charakteristikum erfasst das Arzneimittel die Symptomatologie, die sich nach einer sexuellen Traumatisierung entwickelt: Eine Frau, die Missbrauch oder Vergewaltigung erleiden musste, kann Sexualität nicht mehr genießen. Sie wehrt sie ab und erlebt sie nur noch distanziert, abgespalten, ohne Gefühle und mechanisch. Sie hat eine regelrechte Abneigung gegen Sexualität und will auch nicht gestreichelt werden, denn jegliche Annäherung eines Mannes aktualisiert das traumatische Erlebnis. Im Repertorium findet sich dementsprechend auch Sepia als einziges Arzneimittel in der Rubrik „will nicht sexuell berührt werden" (► **Tab. 7.33**, ► **Tab. 7.34**).

Aus der Abneigung gegen Sexualität kann eine äußerst schmerzhafte vaginale Symptomatik entstehen, wenn die sexuell traumatisierte Frau zur Sexualität gezwungen wird oder sich selbst aus Liebe zu ihrem Partner dazu überwinden will (► **Tab. 7.35**, ► **Tab. 7.36**).

Das sexuelle Trauma muss abgewehrt werden, und dazu spaltet die Frau ihre Gefühle ab: sie dissoziiert. Sie entwickelt eine Gleichgültigkeit, die ebenfalls typisch für Sepia ist. Sie zeigt keine Empathie mehr, weder für andere noch für sich selbst.

Erinnern wir uns an das Fallbeispiel von Frau Schneider: Die äußerst engagierte und bei ihren Patienten wegen ihres Mitgefühls so beliebte Krankenschwester entwickelte im Laufe ihrer Depression eine Empathielosigkeit, die sie selbst am meisten erschreckte und ihre Arbeitsfähigkeit erheblich einschränkte.

Diese Gefühllosigkeit kann soweit gehen, dass sie sich selbst nicht mehr spürt. Alle abgespaltenen Gefühle werden dann als somatoforme Dissoziation (Kap. 4.2.2) in körperlichen Symptomen ausgedrückt. Es entwickeln sich verschiedene psychosomatische Krankheiten, die sich oft im Genitalbereich zeigen.

**Frau Schneider**

Frau Schneider hatte Endometriose, die phasenweise auftrat. In letzter Zeit hatte sie immer wieder einen ziehenden Schmerz, als ob ihr Uterus sich nach unten senken würde. Dieses Gefühl kam immer dann, wenn ihre Endometriose akut und sehr schmerzhaft war.

In diesem Fallbeispiel könnte sowohl die Endometriose als auch das Senkungsgefühl interpretiert werden als psychosomatische Abwehr ihres sexuellen Traumas. Die psychische Entwicklung ihrer weiblichen Identität wurde durch den sexuellen Missbrauch unterbrochen und die endometritischen Schleimhautinseln in der Bauchhöhle sind das somatische Äquivalent dieser Störung in der Entwicklung der Geschlechtsorgane. Die Empfindung, dass sich der Uterus nach unten senkt, könnte man als Metapher dafür sehen, das geschundene Organ unbewusst loswerden, quasi ausstoßen zu wollen (► **Tab. 7.37**, ► **Tab. 7.38**).

Ein sexuelles Trauma verursacht zwar schwere Folgestörungen, wird aber oft verschwiegen, denn die Betroffenen schämen sich. „Was kann ich denn schon wert sein, wenn man so mit mir umgeht?“, so schilderte eine Patientin dieses Gefühl, und deshalb verstecken sich die so gedemütigten Mädchen und Frauen hinter einer gut funktionierenden Fassade. Das erinnert wieder an Sepia: Auch der Tintenfisch verbirgt sich hinter seiner Tinte. Die Scham wird abgewehrt und das mangelnde Selbstwertgefühl durch äußerste Tüchtigkeit kompensiert. Man muss der Welt beweisen, dass man doch etwas wert ist! Diese Anstrengung zehrt jedoch an den psychischen Kräften, und wenn äußere Belastungsfaktoren das fragile emotionale Gleichgewicht stören, kann sich eine schwere Depression entwickeln, wie bei Frau Schneider. Dann findet ein Rückzug von der Außenwelt statt und die psychisch verletzte Frau verschwindet wie die Sepia hinter ihrer Tinte.

**Frau Schneider**

Schuld und Scham sind ein wichtiger Aspekt des Arzneimittels Sepia. Der Tintenfisch, aus dessen Tinte die Arznei hergestellt wird, stößt die Tinte aus und verbirgt sich dahinter – so wie ein Mensch sich aus Scham versteckt. Auch Frau Schneider verbarg sich hinter ihrer Tüchtigkeit, sie funktionierte hervorragend in ihrem Beruf, ließ aber niemanden ihre wahren Gefühle sehen. Wenn sie vom Krankenhaus nach Hause kam, versteckte sie sich einsam in ihrer Wohnung und kompensierte ihre Verzweiflung mit übermäßigem Essen. Ihr Lebensgefühl war geprägt von Schuld und Scham: Sie hatte sich von der Familie und dem archaisch strafenden Gott ihrer Glaubensgemeinschaft abgewendet und musste nun die Schuld, die sie damit auf sich geladen hatte, durch ihr Leiden abtragen. Denn was verdiente ein Kind anderes, als zu leiden und sich zu verstecken, mit dem die Erwachsenen so umgegangen waren? – Die Schuld an ihrem Schicksal gab sie sich selbst, um ihre Eltern zu schonen und sie sich als Bezugspersonen erhalten zu können. Und sie schämte sich grenzenlos, ein so wertloses Geschöpf zu sein.

Das Thema von Sepia, sich aus Scham hinter der selbst ausgestoßenen Tinte zu verstecken, findet sich also in der Psychodynamik der Krankheitsentwicklung von Frau Schneider wieder.

Wie heilsam in dieser Situation eine Gabe des Arzneimittels sein kann, wird durch folgenden Satz deutlich: „Seitdem ich das Mittel genommen habe, geht es mir besser. Es ist, als ob **Sepia** aufräumen würde und mir einen Schleier wegziehen würde. Ich beginne, aus meiner Tinte aufzutauchen, die ich aus Schutz um mich verbreitet habe!“

► **Tab. 7.37** Repertorisation Sepia bei sexuellem Missbrauch.

| Rubriken | Gewichtung | Symptome | Anzahl der Arzneien |
|---|---|---|---|
| 1 | 3 | Gemüt – Beschwerden durch – Missbrauch, Misshandlung; nach – sexuellem Missbrauch; nach | 48 |
| 2 | 3 | Gemüt – Beschwerden durch – Missbrauch, Misshandlung; nach – sexuellem Missbrauch; nach – Kindern; bei | 16 |
| 3 | 3 | Weibliche Genitalien – Endometriose | 11 |
| 4 | 1 | Weibliche Genitalien – Schweregefühl – Uterus | 34 |
| 5 | 1 | Weibliche Genitalien – Schmerz – Uterus und Uterusregion – abwärtsdrängend, zerrend | 103 |
| 6 | 1 | Weibliche Genitalien – Schmerz – Uterus und Uterusregion – abwärtsdrängend, zerrend – herauskommen; als würde alles | 43 |

► **Tab. 7.38**

| | Sep. | Nux-v. | Thuj. | Med. | Lac-c. | Nat-m. | Plat. | Kreos. | Lyc. | Ign. |
|---|---|---|---|---|---|---|---|---|---|---|
| | **12/24** | **12/14** | **10/10** | **9/15** | **9/11** | **8/17** | **8/17** | **8/11** | **8/8** | **7/13** |
| 1 | 3 | 1 | 1 | 2 | 1 | 3 | 2 | 1 | 1 | 3 |
| 2 | 1 | 1 | 1 | 2 | 1 | 1 | 2 | 1 | 1 | 1 |
| 3 | 1 | 1 | 1 | 1 | – | – | – | – | – | – |
| 4 | 3 | 2 | – | – | 1 | – | – | – | – | – |
| 5 | 3 | 2 | 1 | – | 2 | 3 | 3 | 2 | 1 | 1 |
| 6 | 3 | 1 | – | – | 2 | 2 | 2 | 3 | 1 | – |

In den **Arzneimittellehren** finden sich die Signatur und deren genitalen Symptome von Sepia folgendermaßen:

### Hahnemann:

*Dieser braunschwarze Saft (vor mir bloss zum Zeichnen gebräuchlich) ist im Unterleibe des grossen Meer-Insekts, Dintenfisch (sepia octopoda) genannt, in einer Blase enthalten, und wird von ihm zuweilen ausgespritzt, das Wasser um sich her zu verdunkeln, vermuthlich um sich dadurch seiner Beute zu versichern, oder auch, um sich vor seinen Feinden zu verbergen. …*
*Von diesem, am häufigsten im mittelländischen Meere anzutreffenden Thiere trocknet man diese Saft-Blase, welche dann in Rom für Zeichner feil und von daher zu beziehen ist.*
*Diese Sepie wird wie andre trockne, rohe Arznei-Substanzen zu homöopathischem Gebrauche zubereitet.*

### Boericke:

*Die Beckenorgane sind erschlafft.*
*Pressen in der Gebärmutter, als sollte alles herausfallen; sie muss, um das Vortreten der Scheide zu hindern, die Schenkel über einander legen [doch trat nichts hervor, sondern es ging nur gallertartiger Weißfluss ab]; oder sie muss gegen die Vulva drücken.*
*Gelbe, grünliche Leukorrhoe; mit starkem Jucken.*
*Die Menses sind zu spät und zu spärlich, unregelmäßig; früh und reichlich; heftige, greifende Schmerzen.*
*In der Vagina heftiges Nach-oben-Stechen, vom Uterus zum Nabel.*

### Clarke:

*Gonorrhoe, nachdem sich das akute Stadium gelegt hat. Es wurden chronischer Harnröhrenausfluss und gonorrhoische Warzen damit geheilt.*

**Hering:**
*„Kondylome, die die Eichel völlig umringen".*

**Fazit**

**Sepia** hat in seinem Arzneimittelbild viele Bezüge zu weiblichen Geschlechtsorganen und damit auch zur sexuellen Traumatisierung. Die durch das Trauma ausgelösten Gefühle von Schuld und Scham finden sich in der Signatur des Tintenfisches: Er verbirgt sich hinter seiner Ausscheidung wie eine traumatisierte Frau, die ihre Scham über das erlittene Trauma hinter äußerster Tüchtigkeit versteckt.

### 7.3.4 Lachesis muta

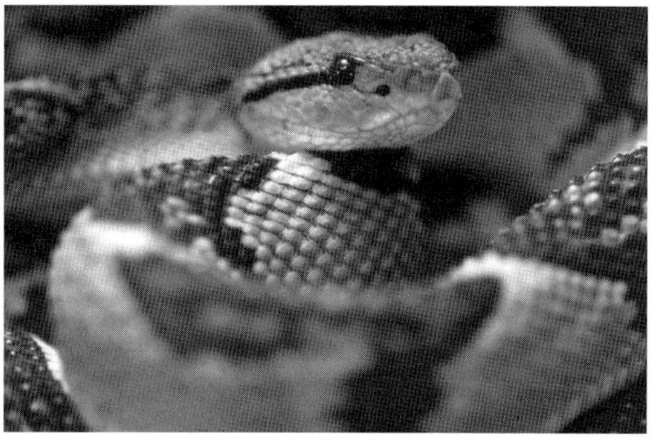

► **Abb. 7.11** Lachesis muta.

Das homöopathische Arzneimittel wird hergestellt aus dem Gift der brasilianischen Buschmeisterschlange oder „Surukuku", einer sehr giftigen und angriffslustigen Schlange (► **Abb. 7.11**). Schon der Name ist bezeichnend: „Buschmeister" könnte auch heißen „Herrscher des Urwalds". Sie besitzt zweieinhalb Zentimeter lange Giftzähne und kann, wenn sie gereizt wird, einen Menschen verfolgen und angreifen – was nur wenige Schlangen tun [14]. Der amerikanische homöopathische Arzt Constantin Hering entdeckte 1828 das Heilmittel und prüfte es so intensiv an sich selbst, dass eine Lähmung seines linken Armes davon zurückblieb.

Lachesis ist ein vielschichtiges Arzneimittel, das viel Bezug zur traumatischen Ätiologie hat, wie die Repertorisation zeigt (► **Tab. 7.39**, ► **Tab. 7.40**).

Das Gift der Buschmeisterschlange zersetzt wie andere Schlangengifte das Blut und greift das Herz und den Kreislauf an. Im Zusammenhang mit dem Traumathema ist aber eine weitere typische Wirkung hervorstechend: die extreme Empfindlichkeit der Körperoberfläche und die Unverträglichkeit von Berührungen und Einschnürungen. Das ganze Nervensystem ist in Aufruhr, der Lachesis-Patient ist gereizt und unruhig. Viele Symptome erscheinen auf der linken Körperseite und gehen dann nach rechts (► **Tab. 7.41**, ► **Tab. 7.42**).

Erinnern wir uns an die Symptomatik der Patientin im Fallbeispiel 19 (Kap. 6.5.2):

► **Tab. 7.39** Repertorisation der beziehungstraumatischen Ätiologie von Lachesis muta.

| Rubriken | Gewichtung | Symptome | Anzahl der Arzneien |
|---|---|---|---|
| 1 | 1 | Gemüt – Beschwerden durch – Kummer | 89 |
| 2 | 1 | Gemüt – Beschwerden durch – Schreck | 80 |
| 3 | 1 | Gemüt – Beschwerden durch – Schicksalsschläge, durch | 8 |
| 4 | 1 | Gemüt – Manie – Schicksalsschläge, durch | 7 |
| 5 | 1 | Gemüt – Beschwerden durch – Liebe; enttäuschte | 41 |
| 6 | 1 | Gemüt – Beschwerden durch – Kränkung, Demütigung | 60 |
| 7 | 1 | Gemüt – Beschwerden durch – Missbrauch, Misshandlung; nach – Ehe; in der | 15 |
| 8 | 1 | Gemüt – Beschwerden durch – Tod von geliebten Personen | 25 |
| 9 | 1 | Gemüt – Beschwerden durch – Vernachlässigung; durch – Vater; durch den | 11 |
| 10 | 1 | Gemüt – Beschwerden durch – Zorn | 109 |

► **Tab. 7.40**

| | Lach. | Bell. | Nat-m. | Nux-v. | Acon. | Ars. | Lyc. | Sulf. | Verat. | Aur. |
|---|---|---|---|---|---|---|---|---|---|---|
| | **27/48** | **19/41** | **18/42** | **18/41** | **18/36** | **18/32** | **18/32** | **18/27** | **18/22** | **17/33** |
| 1 | 3 | 2 | 4 | 2 | 1 | 1 | 1 | 1 | 1 | 3 |
| 2 | 2 | 2 | 2 | 2 | 3 | 1 | 3 | 1 | 1 | 2 |
| 3 | 1 | – | – | – | – | – | – | – | – | – |
| 4 | 2 | 2 | – | – | – | – | – | – | 2 | – |
| 5 | 2 | 2 | 4 | 1 | 1 | – | – | 1 | 1 | 3 |
| 6 | 2 | 1 | 3 | 2 | 2 | 1 | 3 | 2 | 1 | 2 |
| 7 | 2 | – | 2 | – | – | – | 1 | – | – | 1 |
| 8 | 3 | – | 1 | 1 | 3 | 3 | 1 | 1 | 1 | – |
| 9 | 1 | – | 1 | 2 | – | – | 1 | 1 | 1 | 1 |
| 10 | 2 | 2 | 2 | 4 | 3 | 2 | 2 | 1 | 1 | 3 |

► **Tab. 7.41** Repertorisation Lachesis muta bei PTBS.

| Rubriken | Gewichtung | Symptome | Anzahl der Arzneien |
|---|---|---|---|
| 1 | 1 | Gemüt – Beschwerden durch – Schreck | 80 |
| 2 | 1 | Gemüt – Beschwerden durch – Kummer | 89 |
| 3 | 1 | Gemüt – Angst – Atmung; mit behinderter | 35 |
| 4 | 1 | Gemüt – Furcht – engen Räumen; in | 45 |
| 5 | 1 | Gemüt – Empfindlich – äußerliche Eindrücke; gegen alle | 36 |
| 6 | 1 | Gemüt – Empfindlich – Berührung, gegen | 30 |
| 7 | 1 | Gemüt – Berührtwerden – Abneigung berührt zu werden | 58 |
| 8 | 1 | Gemüt – Reizbarkeit, Gereiztheit | 462 |
| 9 | 1 | Extremitäten – Schmerz – links – dann rechts | 10 |
| 10 | 1 | Allgemeines – Schlaf – langer Schlaf agg. | 40 |
| 11 | 1 | Allgemeines – Schlaf – nach dem Schlaf – morgens – Erwachen; beim | 38 |

► **Tab. 7.42**

| | Lach. | Ars. | Nux-v. | Arn. | Kali-c. | Phos. | Ign. | Lyc. | Cocc. | Acon. |
|---|---|---|---|---|---|---|---|---|---|---|
| | **11/23** | **10/14** | **9/18** | **9/14** | **9/14** | **8/18** | **8/14** | **8/14** | **8/12** | **7/15** |
| 1 | 2 | 1 | 2 | 1 | 1 | 3 | 2 | 3 | 1 | 3 |
| 2 | 3 | 1 | 2 | 2 | 1 | 3 | 4 | 1 | 2 | 1 |
| 3 | 1 | 1 | 2 | 1 | – | 1 | 1 | 1 | – | 1 |
| 4 | 1 | 1 | 1 | – | 1 | – | 2 | 2 | 1 | 3 |
| 5 | 1 | 1 | 2 | 1 | – | 3 | – | – | 2 | – |
| 6 | 2 | 1 | – | 1 | 1 | 1 | – | – | – | 2 |
| 7 | 2 | 1 | 1 | 3 | 3 | – | 1 | 1 | 1 | 2 |
| 8 | 2 | 3 | 3 | 2 | 3 | 3 | 1 | 3 | 2 | 3 |
| 9 | 3 | – | – | – | 1 | – | – | – | – | – |
| 10 | 3 | 1 | 2 | 1 | 1 | 1 | 1 | 1 | 1 | – |
| 11 | 3 | 3 | 3 | 2 | 2 | 3 | 2 | 2 | 2 | – |

### Fallbeispiel 19 – Fortsetzung

Nach einem schweren Autounfall leidet Frau Sandor an Panikattacken: Sie bekommt Luftnot, Herzrasen und große Angst, vor allen Dingen in engen Räumen und beim Alleinsein. Zusätzlich dazu treten linksseitige Schmerzen an Beinen und Armen auf, die nach rechts wandern. Dann ist sie so empfindlich, dass sie nicht angefasst werden möchte; alles tut ihr weh und sie verbringt Tage verzweifelt im Bett. Sie ist gereizt und alles regt sie auf, sie faucht ihren Mann unbegründet an, gleichzeitig ist sie zutiefst deprimiert. Morgens beim Erwachen ist es immer am schlimmsten, sowohl die Schmerzen als auch die Angst, aber auch wenn sie lange schläft wird alles schlimmer.

In diesem Fallbeispiel wird ein traumabezogener Aspekt von **Lachesis** deutlich: die Hyperarousal-Symptomatik (Kap. 5.1.1).

Auch Frau Sandor litt an Unruhe, Gereiztheit, Schreckhaftigkeit, Angst, Panik und Schlafstörungen (► **Tab. 7.43**, ► **Tab. 7.44**) und tatsächlich verschwanden diese Beschwerden nach der Gabe von Lachesis.

**Lachesis** hat also in seinem Arzneimittelbild die Symptomatik der traumabedingten psychovegetativen Alarmreaktion.

Die Alarmreaktion kann chronisch werden und sich zur Manie steigern. In dieser Dynamik dient die manische Symptomatik dann einer Abwehr des Traumas, wie bereits in Kap. 4.2.2 beschrieben. Das zeigt auch folgendes Fallbeispiel.

### Fallbeispiel 25 – Fortsetzung

Erinnern wir uns an die bindungstraumatisierte Patientin, die im Kap. 6.6.4 bereits beschrieben wurde: Frau Becker hatte in ihrer Kindheit traumatische Trennungen erlebt. Nach der Scheidung ihrer Eltern kam sie als kleines Mädchen ins Kinderheim, wo sie vernachlässigt und misshandelt wurde. Die seltenen Besuche bei ihrer geliebten Mutter beschränkten sich auf die Ferien, und jedes Mal stürzte sie der Abschied in tiefste Verzweiflung, die aber niemand sah: Im Kinderheim galt sie als freches und aufsässiges Mädchen, das man streng erziehen musste. Die Verzweiflung überspielte das hübsche und begabte Kind mit Über-

► **Tab. 7.43** Repertorisation der Hyperarousal-Symptomatik von Lachesis muta.

| Rubriken | Gewichtung | Symptome | Anzahl der Arzneien |
|---|---|---|---|
| 1 | 1 | Gemüt – Auffahren, Zusammenfahren | 151 |
| 2 | 1 | Gemüt – Auffahren, Zusammenfahren – abends – Einschlafen; beim | 20 |
| 3 | 1 | Gemüt – Auffahren, Zusammenfahren – Erwachen; beim | 12 |
| 4 | 1 | Gemüt – Auffahren, Zusammenfahren – Erwachen; beim – ersticken; als würde er | 4 |
| 5 | 1 | Gemüt – Auffahren, Zusammenfahren – Geräusche; durch | 67 |
| 6 | 1 | Gemüt – Auffahren, Zusammenfahren – leicht, bei geringem Anlass | 101 |
| 7 | 1 | Gemüt – Erschreckt leicht | 138 |
| 8 | 1 | Gemüt – Empfindlich – Geräusche, gegen | 182 |
| 9 | 1 | Gemüt – Berührtwerden – Abneigung berührt zu werden | 58 |
| 10 | 1 | Gemüt – Empfindlich – Berührung, gegen | 30 |
| 11 | 1 | Gemüt – Sinne – scharf | 50 |
| 12 | 1 | Gemüt – Zorn – Berührung, bei | 6 |
| 13 | 1 | Gemüt – Zorn – heftig | 87 |
| 14 | | Gemüt – Raserei, Tobsucht, Wut | 120 |
| 15 | 1 | Gemüt – Kummer, Trauer | 113 |
| 16 | | Träume – Albdrücken | 157 |
| 17 | 1 | Schlaf – Schlaflosigkeit – chronisch | 14 |

aktivität, was dann zu einem lebenslangen Muster wurde. Als erwachsene Frau litt sie immer wieder unter Stimmungsschwankungen mit depressiven und hypomanischen Phasen, aber erst nach dem Tod ihrer Mutter versank sie in einer schweren Depression. Nachdem sie aus dieser depressiven Symptomatik herausgefunden hatte, drohte sie in eine Manie abzudriften. Sie konnte nicht mehr schlafen, redete unaufhörlich, fuhr bei Rot über die Ampel und kaufte teure Schuhe, obwohl sie kein Geld hatte. Außerdem legte sie sich mit jedem an und war plötzlich zornig und streitsüchtig (► **Tab. 7.45**, ► **Tab. 7.46**).

► **Tab. 7.44**

| | Lach. | Bell. | Nat-m. | Nux-v. | Acon. | Ars. | Lyc. | Sulf. | Verat. | Aur. |
|---|---|---|---|---|---|---|---|---|---|---|
| | 17/29 | 13/31 | 10/23 | 11/25 | 11/20 | 13/26 | 11/21 | 12/22 | 10/13 | 10/16 |
| 1 | 1 | 3 | 3 | 2 | 2 | 3 | 2 | 2 | 1 | – |
| 2 | 1 | 2 | – | – | – | 3 | – | 2 | – | – |
| 3 | 2 | 2 | – | – | – | – | 1 | – | – | – |
| 4 | 2 | – | – | – | – | – | – | – | – | – |
| 5 | 2 | – | 3 | 3 | 1 | 1 | 2 | 1 | – | 1 |
| 6 | 1 | 2 | 3 | 3 | 2 | 1 | 1 | 2 | 1 | 2 |
| 7 | 2 | 3 | 2 | 3 | 2 | 3 | 3 | 2 | 1 | 1 |
| 8 | 2 | 3 | 2 | 3 | 3 | 2 | 2 | 1 | 1 | 2 |
| 9 | 2 | 2 | 2 | 1 | 2 | 1 | 1 | – | 1 | – |
| 10 | 2 | 2 | – | – | 2 | 1 | – | – | – | – |
| 11 | 1 | 3 | – | 3 | 1 | 3 | – | 1 | 1 | 2 |
| 12 | 1 | – | – | – | – | – | – | – | – | – |
| 13 | 1 | 2 | 2 | 4 | 3 | 1 | 2 | 1 | 1 | 4 |
| 14 | 2 | 3 | 2 | 1 | 2 | 2 | 3 | 2 | 3 | 1 |
| 15 | 2 | 2 | 3 | 2 | 1 | 2 | 2 | 2 | 1 | 3 |
| 16 | 1 | 1 | 1 | 2 | 2 | 1 | 1 | 3 | – | 1 |
| 17 | 3 | – | – | – | – | – | – | – | 2 | 1 |

► **Tab. 7.45** Repertorisation Lachesis bei Manie.

| Rubriken | Gewichtung | Symptome | Anzahl der Arzneien |
|---|---|---|---|
| 1 | 1 | Gemüt – Manie | 157 |
| 2 | 1 | Gemüt – Manie – Schicksalsschläge, durch | 7 |
| 3 | 1 | Gemüt – Manie – Schlaflosigkeit, mit | 3 |
| 4 | 1 | Gemüt – Manie – abwechselnd mit – Niedergeschlagenheit | 23 |
| 5 | 1 | Gemüt – Redseligkeit; Geschwätzigkeit | 175 |
| 6 | 1 | Gemüt – Mitteilsam, gesprächig | 14 |
| 7 | 1 | Gemüt – Destruktivität, Zerstörungswut | 51 |
| 8 | 1 | Gemüt – Zorn | 263 |
| 9 | 1 | Gemüt – Heftig, vehement | 106 |
| 10 | 1 | Gemüt – Streitsüchtig | 157 |

► **Tab. 7.46**

| | Lach. | Phos. | Hyos. | Stram. | Verat. | Bell. | Sulf. | Anac. | Con. | Staph. |
|---|---|---|---|---|---|---|---|---|---|---|
| | 10/21 | 9/17 | 8/20 | 8/19 | 8/15 | 7/16 | 7/14 | 7/13 | 7/12 | 7/11 |
| 1 | 2 | 2 | 3 | 3 | 3 | 3 | 2 | 2 | 2 | 1 |
| 2 | 2 | 2 | 2 | 2 | 2 | 2 | – | 2 | – | – |
| 3 | 1 | – | – | – | – | – | – | – | – | – |
| 4 | 3 | 1 | 1 | 1 | 1 | – | – | 1 | 2 | 2 |
| 5 | 4 | 2 | 3 | 3 | 2 | 2 | 1 | 1 | 1 | 1 |
| 6 | 2 | 3 | – | – | – | – | 2 | – | – | 1 |
| 7 | 1 | 1 | 2 | 4 | 2 | 2 | 1 | – | 2 | 1 |
| 8 | 2 | 2 | 2 | 1 | 1 | 2 | 3 | 3 | 2 | 3 |
| 9 | 2 | 2 | 3 | 3 | 2 | 3 | 2 | 2 | 1 | – |
| 10 | 2 | 2 | 4 | 2 | 2 | 2 | 3 | 2 | 2 | 2 |

**Lachesis** half der Patientin, aus der manischen Krankheitsphase wieder herauszufinden.

Interessant ist hier die Rubrik „Manie durch Schicksalsschläge“: Hier wird die traumatische Ätiologie von Lachesis deutlich. Auch die Rubrik „Manie mit Schlaflosigkeit“ zeigt ein typisches Symptom einer manischen Phase, und Lachesis ist eines der wenigen Arzneimittel darin.

Die Buschmeisterschlange wird aggressiv, wenn man sie stört, und sie verfolgt sogar ihre Feinde, was untypisch für Schlangen ist. Diese Vehemenz findet ihre Analogie in der manischem Symptomatik: Auch hier kommt es zu heftigen Ausbrüchen, die manischen Patienten können aggressiv und gereizt reagieren.

Ein anderer Aspekt des Arzneimittels wird in der in Kap. 6.5.2 beschriebenen Fallgeschichte deutlich: das große Bedürfnis nach Autonomie.

### Fallbeispiel 19 – Fortsetzung

Frau Sandor entwickelte nach einem schweren Verkehrsunfall zwar eine posttraumatische Angststörung, deren tiefere Ursache aber in einem Autonomie-Abhängigkeitskonflikt liegt. Dieser Konflikt entspricht der Signatur des Arzneimittelbildes, denn: Die Buschmeisterschlange ist ein unabhängiges Tier, wie alle Schlangen. Wenn man sie einsperrt, verweigert sie die Nahrung und stirbt.

Deshalb leidet eine Lachesis-Patientin auch sehr an der Beschränkung ihrer Freiheit, worin der in dem Fallbeispiel beschriebene Autonomie-Abhängigkeitskonflikt seine homöopathische Entsprechung findet. Die Patientin wollte unabhängig sein, fühlte sich aber von ihrer Mutter gezwungen, jedes freie Wochenende zu ihr zu fahren, aus Angst, dass diese sich sonst das Leben nehmen könnte. Die natürliche Trennungsaggression durfte nicht sein, und damit musste die Patientin ein für sie sehr typisches Wutgefühl unterdrücken. Die posttraumatische Angst überdeckte ihre Aggression gegenüber der Mutter: Statt sich mit ihrer Mutter auseinanderzusetzen entwickelte sie eine Angst- und Schmerzstörung. Symbolisch gesehen richtete sie das Schlangengift nicht nach außen, sondern gegen sich selbst: Die zur Verteidigung ihrer Autonomie notwendige Aggression wurde zur Autoaggression.

Die Wechselhaftigkeit und Überreiztheit von Lachesis wird in den **Arzneimittellehren** folgendermaßen beschrieben:

**Allen:**

*Menschen mit gering melancholischem Temperament, dunklen Augen, und einer Neigung zu Niedergeschlagenheit und Trägheit.*
*Beschwerden durch lang anhaltenden Kummer; Sorge, Schreck, Verärgerung, Eifersucht oder Liebeskummer (Aur., Ign., Ph-ac.).*
*Die linke Seite ist vor allem befallen; Erkrankungen beginnen links und verlagern sich auf die rechte Seite – linkes Ovar, Hoden, Thorax.*
*[al1.de – Lachesis mutus] – Erhebliche Berührungsempfindlichkeit; Hals, Magen, Bauch; die Patientin verträgt die Berührung der Bettwäsche oder des Schlafanzuges am Hals oder am Bauch nicht, nicht wegen Wundheit oder Zartheit, wie bei Apis oder Bell., sondern die Kleider erzeugen ein Unwohlsein.*
*Alle Symptome, besonders die Gemütssymptome, sind schlimmer nach Schlaf, oder die Verschlimmerung weckt den Patienten aus dem Schlaf; er schläft in die Verschlimmerung hinein; er ist unglücklich, bekümmert, ängstlich, traurig, agg. morgens beim Aufwachen.*
*Emotionale Erregbarkeit; Ekstase mit fast prophetischen Wahrnehmungen; mit lebhafter Einbildungskraft; große Geschwätzigkeit (Agar., Stram.); der Patient will die ganze Zeit erzählen; er springt von einem Gedanken zum anderen; ein einziges Wort führt oft zu einer anderen Geschichte.*

**Boericke:**

*Große Geschwätzigkeit.*
*Amourös.*
*Traurig am Morgen; wünscht nicht mit der Welt in Berührung zu kommen.*
*Ruhelos und unbehaglich; möchte nicht den Geschäften nachkommen; möchte die ganze Zeit irgendwo hingehen.*
*Eifersüchtig [Hyos.].*
*Geistige Arbeit wird am besten nachts geleistet.*
*Mißtrauisch; nächtliche Wahnideen von Feuer.*
*Religiöser Wahn [Verat., Stram.].*
*Das Zeitgefühl ist durcheinander.*

**Clarke:**

*Die vier großen Charakteristika von Lach. sind: 1) agg. durch Schlaf. 2) Übermäßige Empfindlichkeit der Oberfläche mit Unverträglichkeit von Berührung oder Zusammenschnürung. 3) Linksseitigkeit und die Richtung von links nach rechts; die Symptome beginnen auf der linken Seite und bleiben entweder dort oder schreiten zur rechten fort. 4) amel. durch den Beginn einer Absonderung.*
*Der Verstand ist tiefgreifend gestört. Schnell abwechselnde Zustände: Gesteigerte Geisteskraft, schneller Gedankengang, dann wieder schwaches Gedächtnis; häufige Fehler beim Schreiben; Verwirrung. „Ungestüme Geschwätzigkeit, springt von einem Gegenstand zum nächsten“, ist ein starkes Charakteristikum; „redet, singt oder pfeift ständig; macht merkwürdige Gesten mit den Armen“; „krankhafte Eifersucht“; „intensive Traurigkeit und Angst“; „reizbar, jähzornig, mürrisch, bösartig“. Ein merkwürdiges mentales Symptom ist eine Störung des Zeitsinns. Es tritt auch bei Merc. auf (für das Lach. Antidot ist); aber bei Lach. zeigt es sich stärker. Wenn ein Patient sich ständig in der Tageszeit irrt und die Morgen- und Abendstunden durcheinanderbringt, so wird Lach. dies normalerweise wieder ins Lot bringen, wenn es nicht sogar noch mehr bewirkt.*
*Intensive nervöse Reizbarkeit, Ruhelosigkeit, Umherwerfen, Bewegungen; nervöse Übererregung, Hysterie. Zittern im ganzen Körper, glaubt, sie werde aus Schwäche ohnmächtig oder niedersinken. Konvulsionen, Spasmen. Lach. heilte Fälle von Hydrophobie, wobei der Durst, die Spasmen, die Empfindlichkeit und die nervöse Erschöpfung mit den Symptomen von Rabies übereinstimmen. Ohnmacht, die andere Beschwerden begleitet, stellt eine Anzeige für Lach. dar: bei Schmerzen am Herzen; bei Übelkeit; bei Schwindel und blassem Gesicht. Katalepsie. Unbeholfener Gang; die linke Seite ist schwach. Gressus gallinaceus [Hahnengang].*

**Hering:**

*Geist und Gemüth*
*Glaubt unter übermenschlichem Einfluss zu stehen. – Vollständige Gefühllosigkeit.*
*Gedächtnisschwäche; macht orthographische Fehler.*
*Schnelle Auffassungsgabe, geistige Erregbarkeit mit fast prophetischen Wahrnehmungen; ekstatischer Zustand.*
*Delirium; fürchtet verdammt zu werden.*
*Nächtliches Delirium, Murmeln, Schläfrigkeit, Gesichtsröthe; oder langsame, schwere Sprache mit herabhängendem Unterkiefer.*
*Mania mit grosser Geschwätzigkeit, wobei sie häufig von einem Gegenstand zum andern überspringt.*
*Mania in folge von Überstudiren.*
*Delirium tremens, nach dem Schlafen schlimmer; kann den Druck der Halsbinde nicht vertragen; redselig.*
*Delirien von zu vielem Wachen, Übermüdung, Säfteverlust; übermässigem Studium.*
*Redseligkeit mit spottender Eifersucht; furchtbare Bilder.*
*Schwatzt, trinkt, pfeift, macht sonderbare Bewegungen.*
*Stolz; eifersüchtig, misstrauisch.*
*Verdriesslich, Neigung zu mürrischem Wesen mit Zank.*
*Selbstmörderische Stimmung, Lebensüberdruss.*
*Grosse Traurigkeit und Angst, Morgens beim Erwachen schlimmer.*
*Todesfurcht; fürchtet sich, zu Bett zu gehen; fürchtet, vergiftet zu werden.*

**Fazit**

Vor allen Dingen Beziehungstraumatisierungen können zu einem **Lachesis-Zustand** führen oder, wenn sie in früher Kindheit stattfinden, eine Lachesis-Konstitution prägen. Die traumatisch bedingte psychische Spannung zeigt sich oft in Hyperarousal-Symptomen bis hin zur Manie. Aber auch Depressionen und Angststörungen können als Folgeerkrankung der frühen Traumatisierung gesehen werden und in einem Lachesis-Zustand münden.

### 7.3.5 Calcium carbonicum

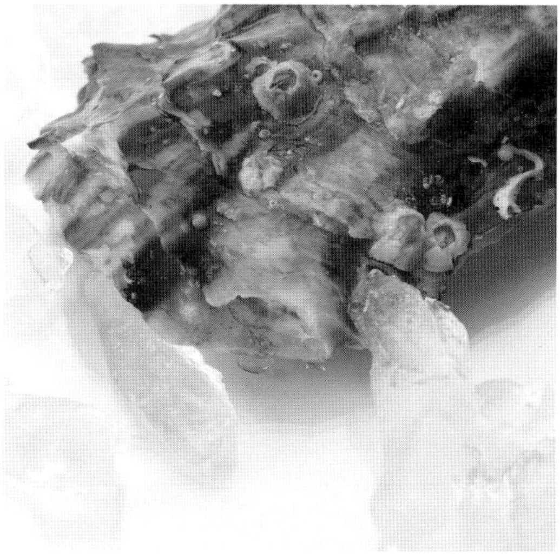

► **Abb. 7.12** Calcium carbonicum.

**Hahnemann** selbst hat dieses Arzneimittel entdeckt und hergestellt:

*Man zerbricht eine reine, etwas dicke Austerschale, nimmt von der, zwischen der äußern und innern, harten Schale derselben befindlichen, mürbern, schneeweißen Kalk-Substanz einen Gran, den man auf die Art, wie zu Ende des ersten Theils von der Bereitung trockner Arzneistoffe zu homöopathischem Gebrauche gelehrt worden, in allen Potenz-Graden bis zu 1/X verfertigt, und vor Sonnenlicht und großer Wärme verwahret, zum Gebrauche aufhebt, je nach den verschiednen Zwecken.*

Die traumabedingte Symptomatik von Calcium carbonicum (► **Abb. 7.12**, ► **Tab. 7.47**, ► **Tab. 7.48**) zeigt sich oft in einem depressiven Krankheitsbild, wie das Fallbeispiel in Kap. 6.6.2 zeigt.

Die typische Traumafolgestörung einer Calcium-carbonicum-Konstitution ist eine Depression mit sehr ausgeprägter Antriebsstörung. Die Patienten sind ungeheuer erschöpft und ziehen sich von allem zurück, sie verschanzen sich in ihrer Wohnung und schließen sich ab gegen die Welt. Diese Symptomatik lässt an die Auster denken, aus deren Schale das homöopathische Arzneimittel gewonnen wird: Sie klappt ihre harte Schale zu und schützt ihr weiches Fleisch vor den Feinden.

► **Tab. 7.47** Repertorisation Calcium carbonicum bei posttraumatischer Depression.

| Rubriken | Gewichtung | Symptome | Anzahl der Arzneien |
|---|---|---|---|
| 1 | 1 | Gemüt – Beschwerden durch – Kummer | 89 |
| 2 | 1 | Gemüt – Traurigkeit | 543 |
| 3 | 1 | Allgemeines – Ruhelosigkeit | 156 |
| 4 | 1 | Gemüt – Reizbarkeit, Gereiztheit | 462 |
| 5 | 1 | Gemüt – Launenhaftigkeit, launisch | 136 |
| 6 | 1 | Allgemeines – Speisen und Getränke – Brot – Verlangen | 55 |
| 7 | 1 | Allgemeines – Speisen und Getränke – Milch – Verlangen | 68 |
| 8 | 1 | Gemüt – Erschöpfung; geistige | 283 |
| 9 | 1 | Allgemeines – Schwäche – Anstrengung, bei – agg. – geringe Anstrengung | 81 |
| 10 | 1 | Allgemeines – Speisen und Getränke – Süßigkeiten – Verlangen | 128 |
| 11 | 1 | Allgemeines – Speisen und Getränke – Süßigkeiten – Verlangen – agg.; aber dadurch | 8 |
| 12 | | Allgemeines – Speisen und Getränke – Eier – Verlangen | 26 |
| 13 | 1 | Gemüt – Fehler; macht – Schreiben, beim – falsch – Worte | 20 |

► **Tab. 7.48**

| | Calc. | Sep. | Sulf. | Lyc. | Nat-c. | Ruta | Spong. | Staph. | Phos. | Ars. |
|---|---|---|---|---|---|---|---|---|---|---|
| | **13/26** | **11/24** | **11/24** | **11/22** | **11/22** | **11/14** | **11/14** | **10/23** | **10/22** | **10/21** |
| 1 | 1 | 2 | 1 | 1 | 1 | – | – | 3 | 3 | 1 |
| 2 | 3 | 3 | 3 | 3 | 3 | 2 | 2 | 2 | 2 | 3 |
| 3 | 2 | 3 | 2 | 2 | 1 | 1 | 1 | 3 | 1 | 3 |
| 4 | 3 | 3 | 3 | 3 | 3 | 2 | 1 | 3 | 3 | 3 |
| 5 | 1 | 3 | 2 | 1 | 1 | 1 | 1 | 3 | 2 | 2 |
| 6 | 1 | 1 | – | 1 | 2 | 1 | 1 | 1 | – | 2 |
| 7 | 2 | 1 | 1 | – | 1 | 1 | 1 | 2 | 2 | 2 |
| 8 | 2 | 3 | 3 | 3 | 3 | 1 | 1 | 2 | 3 | 1 |
| 9 | 3 | 2 | 2 | 2 | 3 | 1 | 3 | 2 | 3 | 3 |
| 10 | 2 | 2 | 3 | 3 | 2 | 1 | 1 | 2 | 2 | 1 |
| 11 | 2 | – | 3 | 1 | 2 | – | 1 | – | – | – |
| 12 | 2 | – | 1 | – | – | 1 | 1 | – | 1 | – |
| 13 | 2 | 1 | – | 2 | – | 2 | – | – | – | – |

**Hahnemann** beschreibt das Arzneimittel so, dass es sich wie eine Auflistung depressiver Symptome liest:

*Niedergeschlagenheit; Weinerlichkeit; Unheiterkeit mit Schwere der Beine; Ängstlichkeit, beim Schwitzen; Rastlose Ängstlichkeit; Ängstlichkeit, Schauder und Grausen, wenn der Abend naht; Angst, durch Gedanken erregbar; Angst nach Anhörung von Grausamkeiten; Nervöse Angegriffenheit; Schreckhaftigkeit; Anfälle von Verzweiflung über zerrüttete Gesundheit; Empfindliche Ärgerlichkeit; Eigensinn; Gleichgültigkeit; Schweres Denken; Langwierige Kopfbefangenheit, wie ein Bret vor dem Kopfe.*

Traumatisierte Calcium-carbonicum-Patienten können also eine schwere depressive Symptomatik entwickeln. Sie klappen quasi ihre Austernschalen zu und versuchen so, ihr überaus verletzliches weiches Wesen – das weiche Fleisch der Muschel – zu schützen. Sie versuchen nicht, der Gefahr zu entfliehen, sondern bleiben statisch, wie die Auster, die an ihrem Felsen klebt. Wenn sie die posttraumatische Angst oder ein Flashback überfällt, erstarren sie, wie das Fallbeispiel 23 in Kap. 6.6.2 zeigt.

### Fallbeispiel 23 - Fortsetzung

Die Patientin wurde nach dem Besuch bei den Eltern zurückkatapultiert in ihre frühkindliche Angst. Und wie damals als Kind erstarrte sie und lag nächtelang voller Angst im Bett, unfähig, sich zu bewegen. Sie war traumatisiert durch gewaltsame frühe Beziehungserfahrungen. Als Folge davon entwickelte sie eine schwere depressive Störung, die sie phasenweise nahezu lebensunfähig macht. Dann kann sie nicht mehr arbeiten oder aus dem Haus gehen. Die kleinste Tätigkeit erschöpft sie, sie kann nicht schlafen und ist innerlich unruhig und gereizt. Sie ernährt sich von Milch, Eiern und Brot. Sie isst viele Süßigkeiten, wonach sie sich wieder schlecht fühlt.

Die traumatische Ätiologie, die Suizidalität, Angst- und Erschöpfungssymptome werden in folgender Repertorisation deutlich (► **Tab. 7.49**, ► **Tab. 7.50**).

Die traumabedingte depressive Symptomatik findet sich in den **Arzneimittellehren** wie folgt:

► **Tab. 7.49** Repertorisation Calcium carbonicum: traumatische Ätiologie, Suizidalität, Depression, Angst.

| Rubriken | Gewichtung | Symptome | Anzahl der Arzneien |
|---|---|---|---|
| 1 | 1 | Gemüt – Beschwerden durch – Kummer | 89 |
| 2 | 1 | Gemüt – Beschwerden durch – Schreck | 80 |
| 3 | 1 | Gemüt – Abscheu – Leben; gegen das | 84 |
| 4 | 1 | Gemüt – Lebensüberdruss | 86 |
| 5 | 1 | Gemüt – Suizidneigung; Neigung zum Selbstmord | 114 |
| 6 | 3 | Gemüt – Angst | 417 |
| 7 | 1 | Gemüt – Angst – anfallsweise | 27 |
| 8 | 1 | Gemüt – Beschwerden durch – Bevormundung – lange Zeit, für | 10 |
| 9 | 1 | Gemüt – Beschwerden durch – Zorn – Angst, mit | 30 |
| 10 | 1 | Gemüt – Beschwerden durch – Zorn – Schreck; mit | 22 |
| 11 | 3 | Gemüt – Traurigkeit | 543 |
| 12 | 3 | Gemüt – Verzweiflung | 170 |
| 13 | 3 | Gemüt – Verzweiflung – Genesung, in Bezug auf die | 65 |
| 14 | 1 | Gemüt – Erschöpfung; geistige | 283 |
| 15 | 1 | Gemüt – Gleichgültigkeit, Apathie | 280 |
| 16 | 1 | Gemüt – Stumpfheit | 382 |
| 17 | 1 | Gemüt – Betäubung | 272 |
| 18 | 1 | Gemüt – Stupor | 148 |

► Tab. 7.50

| | Calc. | Phos. | Sulf. | Sep. | Ars. | Ign. | Lyc. | Puls. | Nux-v. | Nat-c. |
|---|---|---|---|---|---|---|---|---|---|---|
| | **26/61** | **25/53** | **25/52** | **25/50** | **24/60** | **24/55** | **24/54** | **24/54** | **24/49** | **24/45** |
| 1 | 1 | 3 | 1 | 2 | 1 | 4 | 1 | 2 | 2 | 1 |
| 2 | 1 | 3 | 1 | 2 | 1 | 2 | 3 | 3 | 2 | 1 |
| 3 | 2 | 3 | 2 | 2 | 3 | – | 2 | 2 | 3 | 1 |
| 4 | 1 | 3 | 1 | 1 | 3 | – | 1 | 2 | 2 | 1 |
| 5 | 2 | 1 | 1 | 2 | 2 | 2 | 1 | 2 | 2 | 1 |
| 6 | 3 | 3 | 3 | 2 | 4 | 2 | 3 | 3 | 2 | 3 |
| 7 | 1 | 1 | 2 | 1 | 1 | 1 | – | – | – | 1 |
| 8 | 1 | – | – | 1 | – | 2 | 1 | – | – | – |
| 9 | 1 | 1 | 1 | 1 | 3 | 3 | 1 | 2 | 3 | 1 |
| 10 | 1 | 2 | 1 | 1 | – | 3 | – | 2 | 2 | 1 |
| 11 | 3 | 2 | 3 | 3 | 3 | 3 | 3 | 3 | 2 | 3 |
| 12 | 3 | 1 | 3 | 2 | 3 | 3 | 3 | 2 | 1 | 2 |
| 13 | 4 | 1 | 1 | 2 | 3 | 2 | 2 | 1 | 2 | 1 |
| 14 | 2 | 3 | 3 | 3 | 1 | 2 | 3 | 2 | 3 | 3 |
| 15 | 2 | 3 | 2 | 3 | 2 | 2 | 2 | 3 | 1 | 3 |
| 16 | 3 | 3 | 3 | 3 | 1 | 1 | 3 | 3 | 2 | 3 |
| 17 | 2 | 3 | 2 | 1 | 2 | 1 | 2 | 2 | 3 | 1 |
| 18 | 2 | 3 | 2 | – | 1 | 2 | 1 | 2 | 3 | – |

**Boericke:**

*Dieses große Antipsorikum Hahnemanns ist ein Konstitutionsmittel par excellence.*
*Ein Erschöpfungszustand, geistiger oder körperlicher Art.*
*Ängstlich; agg. gegen Abend; Furcht, den Verstand zu verlieren, vor Unglück und ansteckenden Krankheiten.*
*Vergeßlich, verwirrt, niedergeschlagen.*
*Angst mit Herzklopfen.*
*Eigensinnig; leichte geistige Anstrengung ruft einen heißen Kopf hervor.*
*Abneigung gegen Arbeit oder Anstrengung.*

**Guernsey:**

*Geist/Gemüt*
*Verdrießlichkeit; Verwirrung des Geistes; Gefühl, als würde sie verrückt; Melancholie; möchte weinen.*
*Bange Befürchtungen – von Tod, von bevorstehenden traurigen Ereignissen, Unglück etc.*

### Fazit

Wenn ein Betroffener nach einer Traumaerfahrung eine Depression mit ausgeprägter Antriebsstörung, Verzweiflung, Hoffnungslosigkeit und Suizidalität entwickelt und weitere typische Modalitäten dafür sprechen, ist **Calcium carbonicum** ein sehr wichtiges Arzneimittel, um diese Traumafolgestörung zu behandeln.

# 8 Traumatherapeutische Methoden

**Das Interesse für das psychische Trauma bringt auch eine Fülle von Behandlungsmethoden mit sich. Die Methodenvielfalt ist mittlerweile schwer zu überschauen, denn es erscheinen fast monatlich neue Behandlungstechniken im Internet [79]. Deshalb soll in diesem Kapitel ein Überblick über die am häufigsten eingesetzten Therapiemethoden gegeben werden.**

Der Begriff „Traumatherapie" ist allerdings irreführend: Traumatherapeutische Techniken können in jede psychotherapeutische Behandlung eingeflochten werden, wenn es um die fokussierte Bearbeitung eines traumatischen Erlebnisses geht. Insofern kann eine tiefenpsychologische, psychoanalytische oder verhaltenstherapeutische Psychotherapie auch eine Traumatherapie sein. Andererseits gibt es spezifische Traumafolgestörungen wie die PTBS, die nur durch eine Psychotherapie behandelt werden können, welche sich hauptsächlich auf die Traumabearbeitung konzentriert. Genau genommen spricht man erst dann von einer spezifischen Traumatherapie.

Eine Traumatherapie kann aber erst stattfinden, wenn ein Trauma Symptome erzeugt. Dann jedoch kann damit der Entwicklung von chronischen Traumafolgestörungen vorgebeugt werden: Je früher nach einem traumatisierenden Ereignis Soforthilfe geleistet wird, desto weniger Folgeschäden treten auf. Dafür haben Flatten et al. [27] eine Leitlinie erarbeitet. Er schlägt vor, akut Traumatisierte folgendermaßen zu versorgen:

- sie emotional und sozial zu unterstützen
- ihre basalen Bedürfnisse zu befriedigen
- non-direktiv mit ihnen Kontakt aufzunehmen
- ihnen dosiert Informationen zu vermitteln
- ihnen innere und äußere Sicherheit zu geben

Dabei geht es in erster Linie darum, den Betroffenen handlungs- und entscheidungsfähig zu machen und so dem Erleben der Hilflosigkeit entgegenzuwirken. Das Bewusstsein akut traumatisierter Menschen ist nämlich eingeschränkt, sie sind vom Schock wie gelähmt. Deshalb geht es um praktischen Fragen wie: Möchten Sie eine Decke? Soll ich jemanden für Sie anrufen? Haben Sie Durst? Haben Sie Geld dabei, um nach Hause zu kommen? Wer kann Ihnen in den nächsten Stunden beistehen? [85]

Kann ein Betroffener eine Traumaerfahrung nicht verarbeiten und entwickelt Symptome einer Traumafolgestörung, wird eine Traumatherapie notwendig. In der Umgangssprache werden die Begriffe „Behandlungsmethode" und „Behandlungstechnik" oft synonym gebraucht, dabei unterscheiden sie sich: Methoden haben ein in sich schlüssiges theoretisches und praktisches Konzept, Techniken bezeichnen eine bestimmte Vorgehensweise, die in den einzelnen Therapiemethoden phasenweise eingesetzt werden kann.

In den folgenden Kapiteln werden die wichtigsten traumatherapeutischen Behandlungsmethoden dargestellt und die darin verwendeten unterschiedlichen Techniken beschrieben.

**Traumatherapeutische Behandlungsmethoden können unterschieden werden in:**
- konfrontativ
- psychodynamisch
- narrativ
- hypnotherapeutisch
- körperorientiert

**Behandlungstechniken sind:**
- Imagination
- Exposition
- Achtsamkeitsübungen
- Ego-State-Arbeit
- Prozessieren
- Stabilisierung
- Screening

## 8.1 Konfrontative traumatherapeutische Methoden

Die vorrangig konfrontativen Methoden eignen sich vor allem zur Behandlung der PTBS [28]. Dazu zählen:

- CBT (Cognitiv-Behaviorale Traumatherapie)
- EMDR (Eye Movement Desensitization and Reprocessing)

In der **CBT** geht es um **Exposition, Angstbewältigung** und **kognitive Umstrukturierung**.

Die **Exposition** findet imaginativ statt. Die Patienten werden in der Therapie durch **Imagination** an ihre traumatischen Erinnerungen herangeführt. Sie erleben in ihrer Vorstellung das Trauma wieder mit allen zugehörigen Gedanken und Gefühlen. Ziel ist es, sie solange in ihrer Erregung zu halten, bis die Angst von selbst abnimmt, im Sinne einer Gewöhnung. Zur Vertiefung der Konfrontation werden Aufzeichnungen der Traumaschilderung mitgegeben, die zwischen den Sitzungen angehört werden sollen. Diese „Exposition in Sensu" wird ergänzt durch die „Exposition in Vivo": Es werden Orte der Traumatisierung besucht, Treffen mit Leidensgenossen organisiert oder Bilder der traumatisierenden Situation angeschaut. Das alles aber im Beisein des Therapeuten, der dem Patienten Halt und Sicherheit vermittelt. Durch diese Interventionen verlieren die Intrusionen an Macht und die posttraumatische Angst nimmt ab. Das traumatische Geschehen wird in das biografische Gedächtnis eingeordnet, sodass eine kognitive Umstrukturierung stattfindet. War die vorherrschende Kognition vor der Therapie: „Ich bin dem Trauma hilflos ausgeliefert", sollte der Betroffene nach der Therapie eine positive Selbsteinschätzung haben in dem Sinne: „Ich bin stärker als das Trauma, es beherrscht mich nicht!"

Die **EMDR-Methode** verläuft nach einem strukturierten Protokoll. Zunächst wird der Patient gefragt, welches Traumaereignis er bearbeiten möchte. Dann wird er aufgefordert, sich in diese Situation hineinzuversetzen und auch seine Körperempfindungen zu verbalisieren. Der Grad der durch die Traumaerinnerung hervorgerufenen Erregung wird mithilfe einer Skala gemessen. Danach fordert ihn der Therapeut auf, mit den Augen seinem Finger zu folgen, den er horizontal hin und her bewegt, und dabei nicht zu sprechen. Nach dieser Phase der Augenbewegungen, des sogenannten **Prozessierens**, die etwa zwei Minuten dauert, soll der Patient erzählen, was in ihm währenddessen vorging. Dieser Vorgang wird so oft wiederholt, bis sich die affektive Belastung soweit vermindert hat, dass der Patient an diese traumatische Situation ohne größere Belastungssymptome denken kann. Die Reduzierung der Belastung wird wieder skaliert. Um ein Trauma ausreichend zu verarbeiten, können mehrere Sitzungen nötig sein.

## 8.2 Psychodynamische Methoden

Psychodynamisch orientierte Traumatherapien verstehen die Traumafolgestörung als Resultat aktueller und früherer Beziehungserfahrungen und nutzen die therapeutische Beziehung zu deren Heilung. Deshalb eignen sie sich vor allem zur Behandlung von posttraumatischen Störungsbildern nach personalen Traumatisierungen [72]. Die psychodynamischen Verfahren basieren auf dem theoretischen Fundament der Psychoanalyse, und hier insbesondere der Objektbeziehungstheorie (Kap. 4.2.2).

Derzeit werden drei psychodynamisch orientierte Behandlungsmethoden angewendet:

- die psychodynamisch-imaginative Traumatherapie „PITT" [73]
- die mehrdimensionale psychodynamische Traumatherapie „MPTT" [26]
- das „Integrative Konzept zur Behandlung traumaassoziierter Persönlichkeitsstörungen" [102]

Obwohl all diese Verfahren einen psychoanalytischen Hintergrund haben, weicht die Behandlungspraxis von der klassischen Psychoanalyse ab. Der Therapeut ist weder abstinent noch neutral, um den Patienten nicht wieder in eine traumatisierende Beziehungserfahrung zu führen (Kap. 6.1). Auch darf die Regression nicht gefördert werden. Psychoanalytische Langzeittherapien finden deshalb modifiziert im Sitzen und nur einmal wöchentlich statt.

Diese Art der Traumatherapie durchläuft mehrere Phasen: **Stabilisierung**, **Traumaexposition**, **Trauerarbeit** und **Reintegration** der Traumaerfahrung. Die einzelnen Verfahren unterscheiden sich in ihrem Vorgehen: bei der PITT werden in der Stabilisierungsphase **Imaginationen** eingeübt, beispielsweise einen sicheren Ort zu finden. Die Konfrontation mit dem Trauma wird mithilfe der **Ego-State-Technik** begleitet: Das innere, verletzte Kind wird von den erwachsenen Persönlichkeitsanteilen versorgt. In dem Konzept von Wöller [102] wird das Trauma durch die Technik des **Prozessierens** konfrontativ bearbeitet, wie es in der EMDR-Methode auch praktiziert wird. Die MPTT wiederum versucht, dem Trauma eine innere Gestalt zu geben, um es konkretisieren, räumlich und zeitlich einordnen und damit integrieren zu können.

## 8.3 Narrative Methoden

Wenn Traumaerfahrungen erzählt werden können, verringert sich die psychische Belastung. Die Versprachlichung kann auch über das Aufschreiben der belastenden Erinnerungen passieren. Dann kann dieses Dokument zur Rekonstruktion der eigenen Geschichte oder aber auch zur Aufarbeitung eines kollektiven Traumas verwendet werden. In Chile wurde nach der Pinochet-Diktatur die „Testimony-Therapie" entwickelt, um Folter und Menschenrechtsverletzungen zu dokumentieren und aufzuarbeiten, denn „Schweigen verhindert eine individuelle und kollektive Heilung" [12].

Die narrativen Methoden haben sich vor allen Dingen zur Behandlung von Traumafolgestörungen bei Opfern von politischer Gewalt und kriegstraumatisierten Zivilisten bewährt. In Einzelgesprächen oder Gruppensitzungen werden die traumatischen Erfahrungen erzählt. Bei der Narrativen Expositionstherapie (NET) wird dann eine Lebenslinie entworfen und mithilfe eines Seils auf dem Boden die wichtigsten positiven und negativen Ereignisse darauf platziert [80]. Das erarbeitete Trauma-Narrativ wird aufgeschrieben und bei der nächsten Sitzung vorgelesen. Es finden mehrere Sitzungen statt, und die Behandlung endet mit einer Fokussierung auf Wünsche und positive Zukunftserwartungen.

Die Imagery Rehearsal Therapy (IRT) konzentriert sich auf die positive Umformulierung von wiederkehrenden Intrusionen und erreicht dadurch eine Reduktion der Häufigkeit und Schwere von Intrusionen auch bei komplexen Traumafolgestörungen [54].

## 8.4 Hypnotherapeutische Methoden

Die Hypnotherapie verfügt über einige Techniken, die mittlerweile Eingang in andere Therapieverfahren gefunden haben. So wird die **Imagination** auch in der PITT verwendet, die **Ego-State-Technik** ist ein fester Bestandteil der „Inneren-Kind-Arbeit" nach Sachsse [41]. In der Hypnotherapie ist das Ziel, traumatisch verursachte emotionale Belastungszustände durch eine gesteuerte Dissoziation zu verändern.

Die **Screening-Technik** ermöglicht dem Betroffenen beispielsweise, die traumatisierende Situation wie in einem Film zu sehen, er kann sie heranzoomen oder von sich weg, er kann den Film stoppen und wieder anlaufen lassen. Dadurch erreicht er auch wieder die Selbstermächtigung, die ihm durch das Trauma verloren ging.

Die Arbeit mit Selbstanteilen oder **Ego-State-Technik** wurde von Milton Erickson [22] begründet, dem Pionier der Hypnotherapie. Der Patient kommuniziert dabei mit den eigenen Ich-Anteilen, die er befragt, tröstet oder versorgt. Das verletzte, misshandelte oder vernachlässigte Kind wird so ausreichend gewürdigt und kann von der nun erwachsenen Person „nach-beeltert" werden. All diese hypnotherapeutischen Interventionen finden im Rahmen einer festen therapeutischen Beziehung und in einem kontinuierlichen Setting statt. Die Hypnotherapie eignet sich zur Behandlung dissoziativer Störungen und PTBS.

## 8.5 Körperpsychotherapeutische Methoden

Der Körper bietet einen Zugang für die Behandlung von Traumafolgestörungen, denn Traumatisierungen gehen mit körperlichen Stressreaktionen einher und hinterlassen Spuren im Körpergedächtnis [79]. Die Körpererinnerungen können eingefroren sein und in Body Flashbacks oder anderen Körpersymptomen wiederholt werden. Ziel einer körpertherapeutischen Traumabehandlung ist es, ein basales körperliches Sicherheitsgefühl wiederherzustellen und als Ressource zu verankern.

Die wichtigsten körpertherapeutischen Methoden sind:

- die „Somatic Experience"
- die Konzentrative Bewegungstherapie (KBT)
- die Pesso-Therapie

Sie sind alle erlebnisorientiert, d. h. es werden die Körperempfindungen nacherlebt, die während der traumatisierenden Situation stattfanden. Die **„Somatic-Experience"** stellt dann neue Bewegungsmuster zur Verfügung, um nun der Gefahr zu entkommen. Als Beispiel dient die Gazelle, die aus der Erstarrung dem Löwen gegenüber aufwacht und ihren Körper nutzt, um erfolgreich zu fliehen. In der **Konzentrativen Bewegungstherapie** werden die körperlichen Reaktionen in der Traumasituation reflektiert und neue Reaktionsmöglichkeiten erarbeitet. Die **Pesso-Therapie** findet in der Gruppe statt. Hier werden Mangelerfahrungen in den frühen Beziehungen szenisch dargestellt und körperlich nachempfunden, um dann heilende Szenen zu konstruieren.

## 8.6 Potenziell problematische Behandlungsmethoden

Methoden, die durch ihr Vorgehen das Trauma unkontrolliert ins Bewusstsein stoßen lassen, sind wenig geeignet zur therapeutischen Behandlung. Dazu gehören energetisch mobilisierende Methoden wie Bioenergetik oder Primärtherapie, erlebnisreaktive Methoden mit intensiver Körperberührung, wie Rolfing, Bonding oder Reiki, und regressionsfördernde Methoden wie aquatische Körperarbeit oder Rebirthing. Auch Systemaufstellungen ohne anschließende sorgfältige Nachbearbeitung können retraumatisierend wirken. Diese Methoden sind hochexpressiv. Obwohl das expressive Wiedererleben eines Traumas kathartisch wirken kann, besteht die Gefahr, dass der so Behandelte in sein Trauma zurückkatapultiert wird und darin verharrt. Zur Verarbeitung eines Traumas gehört nicht nur das Wiedererleben, sondern auch die Kontrolle darüber zu gewinnen, und das ist ein vielschichtiger und oft langwieriger Prozess.

## 8.7 Pharmakotherapie

Für die Frühintervention nach einem traumatischen Erlebnis haben sich Betablocker und Benzodiazepine etabliert. Die Schocksymptomatik wird dadurch zwar deutlich reduziert, aber bei den Patienten, die Benzodiazepine bekommen, treten später häufiger PTBS und Depressionen auf [85].

Medikamente aus der Gruppe der SSRI haben offenbar eine positive Wirkung auf die posttraumatische Symptomatik der Trauma-Trias: Wiedererinnern, Vermeiden, Hyperarousal. Trizyklika scheinen bei der Behandlung der PTBS weniger wirksam zu sein als MAO-Hemmer. Moodstabilizer sollen bei Depressionen, Panikattacken und Aggressivität helfen. Gegen diese Symptomatik werden derzeit auch Antipsychotika erprobt.

Zolpidem, Zopiclon und Zaleplon sollen in der Behandlung von Schlafstörungen einen Vorteil gegenüber Benzodiazepinen haben. Allerdings gibt Günther Seidler zu bedenken: *„Wenn man loslässt und einschläft, bleibt üblicherweise das Wissen um den Fortbestand der Welt. Dieses Wissen ist den Traumatisierten abhanden gekommen. Ob Chemikalien wirklich helfen können, diese Lücke zu schließen, darf fraglich bleiben"* [85].

Insgesamt stehen noch keine allopathischen Medikamente zur Verfügung, die gezielt bei den traumatisch bedingten psychischen Symptomen wirksam sind. Es wird intensiv daran geforscht.

# 9 Möglichkeiten und Grenzen der homöopathischen Behandlung von Traumafolgestörungen

**In diesem letzten Kapitel wird die homöopathische Behandlung von Traumafolgestörungen zusammengefasst, reflektiert und diskutiert, um Möglichkeiten und Grenzen deutlich zu machen.**

## 9.1 Zusammenfassung für die Praxis

Die homöopathische Behandlung von Traumafolgestörungen ist sehr differenziert und individualisiert. Obwohl es definierte Typen von Traumata und traumaspezifische Symptome gibt, reagiert doch jeder Mensch unterschiedlich auf ein belastendes Erlebnis. Die Allopathie berücksichtigt derlei Unterschiede nicht, sondern verordnet eine kleine Anzahl von Medikamenten bei psychischen Traumafolgestörungen: Antidepressiva bei depressiven Symptomen, Neuroleptika bei Psychosen und Tranquilizer oder Betablocker bei Angst. Ein Homöopath versucht hingegen, die individuelle Krankheitsentwicklung des Patienten zu verstehen und die passenden Arzneimittel dafür zu finden.

Deshalb wird er sich folgende Fragen stellen: Welche Ursache hat die aktuelle Symptomatik? Ist es eine Folge von Kummer oder von Schreck? Welche Symptome sind zu beobachten? Sind sie auf der psychischen oder physischen Ebene? Und ganz wichtig: **Wie** verarbeitet der Patient sein Trauma? Welche individuelle Psychodynamik ist zu erkennen? Ein depressiver Verarbeitungsmodus wird beispielsweise auf Calcium carbonicum hinweisen, während die manische Traumaverarbeitung eher an Lachesis denken lässt. Um die passenden Arzneimittel zu finden, ist auf jeden Fall eine ausführliche Anamnese notwendig, die auch den psychodynamischen Aspekt berücksichtigt.

### 9.1.1 Behandlung

Ein homöopathischer Behandler kann in seiner täglichen Praxis von den Erkenntnissen der Traumaforschung profitieren, denn: Trauma ist nicht gleich Trauma. Es gibt verschiedene Arten der Traumatisierung und eine große Anzahl der daraus resultierenden Folgestörungen. Erkennt der Homöopath, welches Trauma bei dem Patienten vorliegt, kann er schon eine Auswahl an Arzneimitteln vornehmen.

Als erstes sollte das traumatische Ereignis **eingeordnet** werden: Handelt es sich um ein Typ-1- oder ein Typ-2-Trauma? Das akute Typ-1-Trauma wird verursacht durch Ereignisse wie Unfälle, Krieg oder Naturkatastrophen, während das Typ-2-Trauma durch traumatische Beziehungserfahrungen entsteht.

Die offensichtlichste Folge eines **Typ-1-Traumas** ist die PTBS. Im akuten Stadium beherrschen psychovegetative Alarmsymptome des Hyperarousal das Beschwerdebild, und dann ist **Aconitum** das passende Arzneimittel. Wenn ein lange zurückliegendes Trauma angetriggert wird und plötzlich die früheren akuten Belastungssymptome wieder auftauchen, kann Aconitum auch bei einem chronischen Krankheitsverlauf angezeigt sein.

Wenn sich die Symptomatik einer PTBS hauptsächlich als Wiedererleben oder Vermeidung zeigt, sollte **Opium** gegeben werden.

Demgegenüber hat sich ein **Typ-2-Trauma**, das bereits in die psychosomatische Krankheitsebene vorgedrungen ist, mit der Konstitution verwoben und kann dann auch nur durch konstitutionelle Arzneimittel beeinflusst werden. In diesem Fall ist die Auswahl an Arzneimitteln sehr viel größer. Je nach **Traumadynamik** können die Arzneimittel dann weiter differenziert werden:

Viele Arzneimittel zeigen in ihrem Bild **Analogien zu der Traumadynamik.** Am deutlichsten ist das bei den zwei „typischen“ Traumaarzneien zu sehen: **Aconitum** und **Opium**.

Ein Typ-1-Trauma erzeugt hauptsächlich vegetative Symptome, die von dem Reflex gesteuert werden zu kämpfen oder zu fliehen. Körper und Psyche befinden sich in einem hoch angespannten Alarmmodus. Diese Spannung findet sich auch in dem Arzneimittelbild von **Aconitum**. Gelingt keine Kampf- oder Fluchtreaktion, spaltet das Bewusstsein die unerträgliche Traumaerfahrung ab, und der Dissoziationsmodus setzt ein: eine Indikation für **Opium**, das die Betäubung und Abspaltung in seinem Arzneimittelbild zeigt.

Viele andere Arzneimittel zeigen ebenfalls in ihrer Essenz Analogien zum Trauma, wenn man sie genauer untersucht.

Deshalb sollte sich eine **homöopathische Behandlung** an der Dynamik orientieren, die ein Trauma auslöst. Bei einer **komplexen chronischen Typ-1-Traumatisierung** richtet sich die homöopathische Behandlung nach den jeweils auftauchenden Symptomen. Das können Ängste oder Depressionen sein, aber sehr oft auch psychosomatische Beschwerden. Die Symptomatik wird durch alltägliche Situationen angetriggert und kann dann völlig unvermittelt aus dem Unbewussten hochschießen. – Ebenso flexibel sollte der homöopathische Behandler dann damit umgehen. In diesen Fällen herrscht das Chaos des Traumas auch in den wechselnden Symptomen. Erst wenn dieses Durcheinander aufgeräumt ist, lässt sich ein konstitutionelles oder miasmatisches Arzneimittel erkennen, wie am Beispiel von Herrn Achmed deutlich wird.

**Herr Achmed**

Herr Achmed brauchte als erstes Arzneimittel **Aconitum**, das seine chronische PTBS und seine Herzsymptomatik sehr gut linderte. Im Laufe der Behandlung mussten aber noch mehrere Arzneimittel symptomatisch eingesetzt werden, die seine jeweilig auftauchenden Body Flashbacks besserten: **Belladonna** für die Armschmerzen, die ihn an seine Foltersituation erinnerten, **Phosphorus** für die Magenschmerzen, die er vor den Angriffen gespürt hatte, **Lycopodium** für die Rücken- und Nierenschmerzen, die er in den Schützengräben erlitt. Das Trauma wurde Schicht um Schicht abgetragen, bis sein miasmatisches Arzneimittel sichtbar wurde: **Mercurius solubilis**. Und tatsächlich: Er erzählte am Ende der Therapie, dass er wirklich einmal an Syphilis erkrankt war!

Die homöopathische Behandlung des **Typ-1-Traumas** und der daraus folgenden akuten und chronischen PTBS wird also eher **symptomatisch** sein. Demgegenüber haben sich traumatische Beziehungserfahrungen eines **Typ-2-Traumas** mit der **Konstitution** verwoben und schlagen sich in chronischen psychischen und psychosomatischen Krankheiten nieder. Deshalb müssen sie auch mit konstitutionellen Arzneimitteln behandelt werden: Frühe Bindungstraumata finden sich im Arzneimittelbild von **Natrium muriaticum**, sexuelle Traumatisierungen bei **Sepia**. Traumatische Trennungen oder Todesfälle deuten auf **Ignatia** hin.

Manische Episoden können mit **Lachesis** gelindert werden, wenn sie als unbewusste Kompensation für frühe Bindungstraumatisierung interpretiert werden können. **Calcium carbonicum** ist eine passende Arznei für eine Depression mit vorwiegender Antriebsstörung, die durch frühe traumatische Beziehungserfahrungen verursacht wird.

### 9.1.2 Repertorisation

Die **Repertorisation** von Traumafolgestörungen richtet sich nach der Causa: Das **Typ-1-Trauma** folgt der Leitrubrik „Beschwerden durch Schreck“, während sich die Repertorisation des **Typ-2-Traumas** auf die Rubrik: „Beschwerden durch Kummer“ aufbaut. Der Unterschied in der Kausalität findet seine Entsprechung in dem neurophysiologischen Prozess. Beim akuten Trauma findet er im limbischen System statt, beim chronischen Trauma wird er durch den Hippocampus und subkortikale Gehirnregionen gesteuert. Die chronische Traumatisierung ist ein sehr viel differenzierterer Vorgang als die akute, hier steht nicht die vegetative Symptomatik im Vordergrund, sondern die psychische und psychosomatische.

Entsprechend differenziert sich dann auch die Repertorisation. Die Art der Traumaverarbeitung und die Traumafolgen hängen von den persönlichen Ressourcen des Betroffenen ab und werden individuell repertorisiert. Je früher und anhaltender eine Traumatisierung stattfindet, desto prägender ist sie für die Persönlichkeitsentwicklung. Von dieser Entwicklung werden sowohl die Ressourcen bestimmt, wie auch überhaupt die Konstitution. Und dementsprechend werden sich bei der Repertorisation der chronischen Traumatisierung konstitutionelle Arzneimittel zeigen. Diese entsprechen dann der individuellen Psychodynamik: Beispielsweise kann **Natrium muriaticum** bei autoaggressiver Traumaverarbeitung das Simile sein, während **Sepia** oft die durch eine sexuelle Traumatisierung verursachte Scham erfasst. Versteht ein Homöopath die Abwehrdynamik, kann er die dazu passenden Arzneimittel erkennen.

### 9.1.3 Anamnese und Verordnung

Auch die Anamnese sollte der Besonderheit eines traumatischen Geschehens angepasst werden. Sie sollte **strukturiert** durchgeführt werden, denn ein unstrukturiertes, assoziatives Vorgehen kann einen Betroffenen retraumatisieren. Die Behandlung von traumatisierten Patienten stellt auch in der **Beziehungsgestaltung** hohe Anforderungen an den Homöopathen, denn es finden Übertragungsprozesse statt, die traumatisierend für den Behandler sein können.

Während einer homöopathischen Behandlung begleitet der Therapeut den Patienten im Idealfall über lange Zeit und reagiert mit der Variation von Potenzen oder Arzneimitteln auf Veränderungen. Der Patient und seine Entwicklung sind immer im Fokus des Behandlers, und die dem **individuellen Prozess entsprechenden Arzneimittel** ermöglichen die nächsten Schritte zur Heilung. Sie dämpfen keine Gefühle, so wie Antidepressiva es tun, sondern ermöglichen, dass die traumaassoziierten Affekte gespürt und Erinnerungen bewusst ausgehalten und durchgearbeitet werden können.

**Frau Schneider**

Frau Schneider litt am Anfang der Therapie sehr unter ihrer Gefühllosigkeit. Nach der Gabe ihres Arzneimittels tauchte sie aus ihrer Dumpfheit auf und konnte wieder Gefühle und Empathie entwickeln. Das leitete den nächsten Schritt in ihrer Therapie ein: Nun konnte sie sich auch ihren schmerzhaften Erinnerungen stellen und die dazugehörigen Affekte wie Wut und Trauer spüren.

## 9.2 Reflexion

### 9.2.1 Welche Symptomatik kann beeinflusst werden und welche nicht?

In allen geschilderten Fallbeispielen besserte sich die Vitalsymptomatik durch die jeweilige homöopathische Medikation. Die Belastungssymptome bei PTBS reduzierten sich sehr deutlich, die Körpersymptome bei Body Flashbacks wurden erheblich gebessert oder verschwanden. Auch Panikattacken und depressive Episoden wurden leichter, teilweise sogar geheilt. Psychosomatische Krankheiten wie z. B. Asthma verschwanden ebenfalls im Laufe der Behandlung. Allerdings muss weiter untersucht werden, welchen Beitrag die Psychotherapie und welchen die Homöopathie zur Heilung von Traumafolgestörungen leistet. Bei vielen Symptomen war der Zusammenhang mit der homöopathischen Medikation allerdings evident, denn sie besserten sich oder verschwanden unmittelbar nach der Gabe des Arzneimittels. Solche Spontanremissionen sind bei einer rein psychotherapeutischen Behandlung nicht zu erwarten.

Insgesamt spricht also ein großer Teil der **posttraumatischen Symptome** sehr gut auf eine homöopathische Behandlung an. **Intrusionen** allerdings sind durch homöopathische Arzneimittel nicht zu beeinflussen: Die Albträume vom Krieg bei Herrn Achmed oder die Träume von den „schlimmen Kindern" bei Frau Müller (Fallbeispiel 18) quälten die Patienten weiterhin, obwohl sich ihr Zustand insgesamt sehr verbessert hatte. Diese Intrusionen können nur durch eine gezielte traumatherapeutische Technik aufgelöst werden, wie das Beispiel von Frau Müller zeigt: Erst nach zwei EMDR-Sitzungen ließen sie die „schlimmen Kinder" in Ruhe und suchten sie nicht mehr in ihren Träumen heim. Herr Achmed entschied sich gegen solch eine Intervention, denn er lebte schon so lange mit seinem Horrorfilm, dass er sich daran gewöhnt hatte, wie er sagte ... Seine Migräne war durch die homöopathische Medikation auch nicht wesentlich zu beeinflussen.

### 9.2.2 Indikationen für und gegen eine homöopathische Behandlung

Es gibt meines Erachtens **keine Kontraindikation** für eine homöopathische Behandlung bei Traumafolgestörungen. Ein Behandlungsversuch ist auf jeden Fall sinnvoll, allerdings sollte ein rein homöopathisch arbeitender Therapeut in jedem Fall eine begleitende psychotherapeutische Behandlung einleiten, wenn sich die Symptomatik nicht grundlegend und anhaltend bessert. Bei psychiatrischen Krankheiten mit einer traumatischen Genese kann zusätzlich eine psychopharmakologische Medikation erforderlich sein. Auch bei schweren Depressionen können homöopathische Arzneien allein manchmal die Symptomatik nicht beheben. In beiden Fällen ist aber eine homöopathische Behandlung parallel zur allopathischen indiziert, weil dann die psychiatrische Medikation weniger hoch und weniger lang gegeben werden muss oder die Nebenwirkungen dadurch aufgefangen werden können.

### 9.2.3 Bei welchen Traumafolgestörungen reicht eine homöopathische Behandlung?

Die Frage lautet weiter: Wann ist zusätzlich eine Psychotherapie notwendig? – Die in diesem Buch beschriebenen Fallberichte lassen die Schlussfolgerung zu, dass nur wenige Traumafolgestörungen durch eine rein homöopathische Behandlung geheilt werden können. Einzig bei einer akuten PTBS, die ein vorher gesunder Mensch nach einem Trauma entwickelt, kann eine rein homöopathische Behandlung genügen. Alle anderen traumabedingten Störungen, die den diagnostischen Kriterien einer psychischen oder psychosomatischen Krankheit entsprechen, benötigen zusätzlich eine Psychotherapie. **Die Homöopathie ersetzt keine Psychotherapie, wenn sie indiziert ist.**

Durch eine homöopathische Behandlung kann kein Trauma verschwinden, wenn es sich einmal im limbischen System eingenistet hat. Das können homöopathische Arzneimittel alleine nicht schaffen, obwohl es sich jeder Homöopath wünschen würde. Allerdings können die jeweils passenden Arzneimittel die traumabedingte psychische und psychosomatische Symptomatik erheblich lindern, und das bedeutet für traumatisierte Patienten ungeheuer viel. Denn diese Symptome sind so quälend, dass sie üblicherweise mit Psychopharmaka behandelt werden, die auch nicht immer den gewünschten Effekt haben.

Man könnte die Wirkung eines Traumas vergleichen mit der Belastung des Organismus durch Viren: Auch ein Herpesvirus bleibt im Körper, obwohl die Bläschen oft gut und schnell durch eine homöopathische Behandlung abheilen. Manchmal gelingt es den Organismus durch das richtige Konstitutionsmittel so zu stärken, dass kein Ausschlag mehr auftaucht. Meistens ist es jedoch so, dass das Virus bei psychischer Belastung oder Sonnenbestrahlung wieder virulent wird. Also ist es durch das Arzneimittel nicht verschwunden, lediglich konnte die dadurch verursachte Symptomatik positiv beeinflusst werden. Nur eine antivirale Medikation könnte das Virus aus dem Körper entfernen. Und solch eine „antivirale Therapie“ ist die Traumatherapie, denn nur durch sie wird das im limbischen System abgeschlossene Trauma mit den Zentren im Gehirn verbunden, die eine Verarbeitung möglich machen.

Was ist dann aber mit der Beobachtung von erfahrenen Homöopathen, dass Symptome, die sich scheinbar offensichtlich als „Folge von Schreck oder Kummer“ entwickelt haben, durch eine homöopathische Behandlung sehr wohl positiv zu beeinflussen sind oder gar ganz verschwinden? Vielleicht sind solche Symptome, die ein Patient zeigt, in dessen Eigen- oder Familienanamnese ein Trauma zu finden ist, eher unspezifisch und entsprechen nicht einer Traumafolgestörung im engeren Sinn. Solch eine Symptomatik ist nicht unbedingt auf das Trauma zurückzuführen, sondern kann sich auch unabhängig davon entwickelt haben. Das belastende Ereignis kann natürlich trotzdem als „Folge von Kummer oder Schreck“ in die Repertorisation einfließen und ein Arzneimittel gefunden werden, das der Gesamtheit der Symptome entspricht. In diesen Fällen ist eine rein homöopathische Behandlung sehr wohl in der Lage die Symptomatik aufzulösen, weil es sich nicht um eine Traumafolgestörung im engeren Sinne handelt.

### 9.2.4 Welche Chancen bietet die psychotherapeutisch-homöopathische Behandlung von Traumafolgestörungen?

Bei denjenigen psychischen und psychosomatischen Krankheiten, die aufgrund ihrer Ätiologie und Dynamik als Traumafolgestörungen diagnostiziert werden können, ist eine psychotherapeutische Behandlung indiziert. Die Art der Therapie richtet sich nach dem Störungsbild: Bei einer ausgeprägten PTBS sollte eine fokussierte Traumatherapie stattfinden. Alle anderen Traumafolgeerkrankungen können mit einer Richtlinien-Psychotherapie behandelt werden, denn in jeder qualifiziert durchgeführten psychotherapeutischen Behandlung werden auch traumatische Erlebnisse aufgearbeitet. Eine begleitende homöopathische Behandlung bietet aber in jedem Fall große Chancen.

Durch die jeweils passenden Arzneimittel können **Krisen** beherrscht werden, die während des therapeutischen Prozesses stattfinden, ohne Psychopharmaka einsetzen zu müssen. Wenn ein Patient beispielsweise durch die psychische Belastung der Traumaaufarbeitung psychosomatisch dekompensiert, kann ein gut gewähltes Arzneimittel die Symptomatik sehr lindern, ohne den inneren Prozess zu hemmen. Die Arzneimittel können **Heilungsprozesse** unterstützen oder sogar einleiten. Diese Schlussfolgerung legen Phänomene nahe, die in der Langzeittherapie von traumatisierten Patienten beobachtet wurden. Es scheint so, als ob die Ausscheidung des Trauma-Introjekts durch das passende Arzneimittel angeregt werden würde, denn manche Patienten reagierten auf das Arzneimittel mit Übelkeit und Brechreiz. In diesen Fällen sagten sie dann: „Ich möchte am liebsten alles herauskotzen!"

Eine andere Beobachtung war, dass die Körpererinnerungen entlang einer **Zeitschiene** auftauchten, die immer mehr in die frühen Traumata führten: Herr Achmed kam mit Herzsymptomen, die dann von Ohren- und Rückenschmerzen abgelöst wurden, und schließlich entwickelte er Armschmerzen wie als Jugendlicher, als er gefoltert wurde – seine früheste Traumatisierung tauchte im Heilungsprozess als letzte auf. Die jeweils verordneten Arzneimittel besserten die äußerst schmerzhaften Symptome, sodass er seinen Aufarbeitungsprozess fortsetzen konnte. Die homöopathische Medikation scheint die Beschwerden zu lindern, ohne die Emotionen oder die innere Wahrnehmung zu unterdrücken. Herr Achmed konnte also immer weiter in seine Traumaerinnerung hinabsteigen. Diesen Gesamtverlauf könnte man mit der **Hering'schen Regel** vergleichen, wonach ein Heilungsprozess die Krankheitsentwicklung noch einmal von hinten aufrollt.

Manche Patienten können erst durch eine homöopathische Behandlung so **stabilisiert** werden, dass sie überhaupt therapiefähig werden. Viele traumatisierte Patienten sind nämlich zu Beginn der Behandlung so labil, dass eine stationäre Einweisung oder Behandlung mit Psychopharmaka indiziert wäre – das kann durch eine homöopathische Behandlung vermieden werden.

Das homöopathische Arzneimittel kann bei traumatisierten Patienten als eine Art **„Übergangsobjekt"** [99] dienen, wenn sie ihre traumatischen Erinnerungen oder Affekte zu überschwemmen drohen. Dann hilft das homöopathische Mittel auch in Abwesenheit des Therapeuten, der sonst Stabilität und Kontinuität vermittelt. Eine beziehungstraumatisierte Patientin sagte beispielsweise auf meine Ankündigung hin, dass die Stunde in der nächsten Woche ausfallen wird: „Das ist Gott sei Dank nicht so schlimm, denn ich habe ja zur Not Ihre Globuli!"

Ist das **konstitutionelle Arzneimittel** erst einmal gefunden, wird es quasi als Hintergrundmusik eine Traumatherapie begleiten und Krisen bewältigen helfen. Aber auch bei der konstitutionell orientierten homöopathischen Behandlung gilt: Das Arzneimittel richtet sich nach den auftauchenden Symptomen. So können in verschieden Phasen der therapeutischen Arbeit weitere Arzneimittel indiziert sein, obwohl schon ein konstitutionelles Arzneimittel gefunden wurde: Wenn Erinnerungen an die ungenügenden Eltern oder an traumatische Trennungen und Todesfälle auftauchen, kann **Ignatia** den Schmerz lindern; wenn eine suizidale Krise kommt, wird **Aurum** nötig sein.

In der psychotherapeutisch-homöopathischen Behandlung von **chronischen Traumafolgestörungen** ist der Verlauf insgesamt ruhiger als bei akuten. Es ist ein Aufarbeitungsprozess erkennbar: Phasen von Erinnerung, Wut, Trauer und Akzeptanz wechseln sich ab. Der Behandlungsverlauf ist nicht so bestimmt von dramatisch wechselnden psychischen und physischen Symptomen wie bei der PTBS, und nach der **unterschiedlichen Dynamik** richtet sich auch die homöopathisch-psychotherapeutische Behandlung. Die Erfahrung zeigt, dass Traumatherapien in Kombination mit homöopathischer Behandlung kürzer und effektiver verlaufen. Sogar bei schwer traumatisierten Patienten genügt manchmal eine Kurzzeittherapie, wie die Fallbeispiele von Frau Sandor (Fallbeispiel 19) und Frau Faber (Fallbeispiel 21) zeigen.

## 9.3 Diskussion: Welche Konsequenzen haben die Erkenntnisse der Traumaforschung für die homöopathische Theorie und Praxis?

Einige Lehrsätze der Homöopathie müssen unter dem Licht der Psychotraumatologie und Traumaforschung neu diskutiert werden. Das **Hering'sche Gesetz** beispielsweise postuliert, dass ein Heilungsverlauf von innen nach außen, von unten nach oben und von jetzt zu früher stattfindet. Wie sind dann in diesem Zusammenhang die Body Flashbacks zu interpretieren? Sie tauchen unkontrolliert und dramatisch auf, sind aber nicht in einer Ordnung erkennbar im Sinne einer Heilung von innen nach außen. Sie sind körperliche Erinnerungen an traumatische Situationen. Das psychische Trauma wird aber durch den körperlichen Ausdruck nicht verarbeitet, wie es nach dem homöopathischen Verständnis sein sollte. Die Belastungssymptomatik bleibt auf einem hohen Niveau weiter bestehen und die Traumafolgestörung wird nicht geheilt durch das Auftreten von somatischen statt psychischen Symptomen. Lediglich in der Langzeitbeobachtung könnte eine Entwicklung der Body Flashbacks zu erkennen sein: Die zuletzt stattgefundene körperliche Traumaerinnerung taucht als erste auf, die früheste als letzte. Das würde der Hering'schen Regel wieder entsprechen. Insgesamt aber verläuft die Heilung nicht geordnet, ebenso wenig wie ein Trauma geordnet stattfindet. Das Chaos des Traumas widerspricht jeglicher Ordnung und setzt auch manche Regel der Homöopathie außer Kraft.

Auch die **häufige Wiederholung von hohen Potenzen** weicht von der homöopathischen Regel ab, wonach sie nicht zu oft gegeben werden sollten, und wenn, dann möglichst nur in großen Abständen. Die pathologischen Prozesse nach Traumatisierung sind aber so intensiv und durchdringen die ganze psychische und physische Existenz, sodass hohe Potenzen oft gegeben werden müssen, manchmal täglich oder wöchentlich. Es scheint, als ob die Arzneimittel durch die Heftigkeit des posttraumatischen Prozesses schnell verbraucht werden würden.

Eine andere Beobachtung widerlegt den Grundsatz, nachdem **„künstlich erzeugte" Krankheiten** durch homöopathische Mittel nicht zu beeinflussen sind. Wenn parallel zur homöopathischen Behandlung Psychopharmaka gegeben werden müssen, bessern sich die Nebenwirkungen als artifizielle Symptome sehr wohl durch das passende homöopathische Arzneimittel.

Schließlich zeigen die Behandlungsverläufe, dass **ein Arzneimittel allein nicht immer ausreicht**, um chronische Traumafolgen zu heilen. Hahnemann legte aber fest, dass sich die Behandlung von chronischen Krankheiten in der Regel auf ein Arzneimittel konzentrieren sollte. Ein so komplexes Geschehen wie es eine Traumatisierung darstellt, ist jedoch häufig nicht mit einem einzigen Arzneimittel zu erfassen. Vielmehr braucht es je nach Phase des inneren Prozesses die jeweils entsprechenden Arzneien. Allerdings war es in zwei Fällen von kumulativer Traumatisierung möglich, die Symptomatik der Traumafolgestörung mit einem einzigen Konstitutionsmittel in Verbindung mit der psychotherapeutischen Behandlung zu heilen.

Die **konstitutionelle Behandlung** muss ebenfalls **traumaadaptiert** stattfinden. Auch wenn das Konstitutionsmittel gefunden ist und hoch potenziert gegeben wird, verlangen akut auftauchende Belastungssymptome eine entsprechende symptomatische Behandlung mit jeweils passenden niedrig potenzierten Arzneimitteln. Besonders wenn das Trauma angetriggert wird, ergänzt eine akute Behandlung die konstitutionelle. Diese Beobachtung könnte mit der Abgeschlossenheit von traumatischen Inhalten zu tun haben: Das Trauma wird im limbischen System gespeichert und hat keine Verbindung zu den übergeordneten Gehirnstrukturen und damit auch nicht zu konstitutionellen Eigenschaften.

Das Wissen um die Dynamik einer Traumatisierung verbietet auch die assoziative **Anamnesetechnik**. Mit dieser Technik soll sich allein durch die ständig wiederholte Frage „Erzählen Sie mir mehr" das innerste Wesen des Patienten und somit sein persönliches Arzneimittel zeigen. Ein traumatisierter Patient kann so in eine Retraumatisierung getrieben werden. Durch ein insistierendes Fragen oder die Aufforderung, in sich hineinzuspüren, kann er von traumatischen Erinnerungen überflutet werden und in einen dissoziativen Zustand geraten, der manchmal erst durch eine Traumatherapie wieder aufgelöst werden kann.

### Fazit

Die Homöopathie zeigt faszinierende Analogien zur Psychotraumatologie. Die theoretischen Konzepte von Lebenskraft und Miasmen können mit den psychologischen Vorstellungen vom Unbewussten und vom Trauma verglichen werden. Auch die Konzentration auf die Ätiologie der Symptomatik ist beiden Wissenschaften gemein. Die unterschiedliche Dynamik von akuter und chronischer Traumatisierung findet sich im Repertorium wieder. Untersucht man Arzneimittel unter dem traumadynamischen Aspekt, kann man spezifische Mittel den jeweiligen Traumafolgen zuordnen. Die Behandlung von traumatisierten Patienten sollte sich in der Anamnese und Beziehungsgestaltung den Besonderheiten anpassen. Aus diesen Erkenntnissen ergeben sich Konsequenzen und Chancen für die homöopathische Praxis und Theorie, die weiter untersucht werden sollten.

# 10 Erfahrungen von HOG in der Behandlung traumatisierter Patienten

Bei den „Homöopathen ohne Grenzen", kurz HOG, arbeiten homöopathische Ärzte und Heilpraktiker zusammen, um in verschiedenen Auslandsprojekten Menschen durch Homöopathie zu helfen. Diese Nichtregierungsorganisation (NGO) wurde 1997 nach dem Jugoslawien-Krieg gegründet. Damals bauten deutsche Homöopathen eine Notfallpraxis in Mostar auf, um die schwer kriegstraumatisierten Menschen in Bosnien-Herzegowina homöopathisch zu behandeln.

**Zitat aus dem Buch „Das Mostar-Projekt"** [95]
*[…] Ab Januar 1997 wurde die Praxis in Mostar ständig von einem oder zwei KollegInnen besetzt. Mehrere Radio- und Fernsehinterviews wie auch Vorträge trugen rasch dazu bei, dass sich die Praxis mit Patienten füllte. Die schnell sichtbaren Heilerfolge taten ihr Übriges zu der Bereitschaft der Menschen, sich auf etwas vollkommen Unbekanntes einzulassen. Selbst wenn sie dafür viel von sich erzählen mussten.*
*Der Einsatz in Mostar bedeutete für uns z. T. Arbeit im 12-Stunden-Takt unter primitivsten Bedingungen. 1997 war Strom im Osten der Stadt noch ein Privileg, das nicht 24 Stunden täglich verfügbar war. Im Herbst und Winter sind die klimatischen Verhältnisse in Mostar recht extrem. Scharfe kalte Winde, heftigste Regengüsse verwandelten die zerstörten Straßen immer wieder in Schlammrutschen. Die regelmäßig brennenden Mülltonnen vis-à-vis der Praxis und ringsumher veränderten die Luft atemberaubend, was bei einigen hartnäckige Bronchitiden zur Folge hatte. Die räumlichen Verhältnisse waren sehr beengt, so dass es keine Rückzugsmöglichkeit gab. Vor allem in diesem ersten Jahr kam es immer wieder zu Schusswechseln in der Stadt, wobei uns völlig die Erfahrung fehlte, wie damit umzugehen sei. Die Arbeit mit Dolmetschern, die dennoch auftretenden Verständigungsschwierigkeiten, der Ansturm der PatientInnen, die Fülle der bedrückend grausamen Geschichten, die Härte der Pathologien stellten hohe Ansprüche an die Ausdauer und Flexibilität der TherapeutInnen.*
*Dennoch fühlten sich alle Beteiligten durch die Erfahrungen so beseelt, dass sie bereit waren, auch in Deutschland großes Engagement aufzubringen, um die auftauchenden Probleme zu bewältigen. Während des ersten Jahres lag der Schwerpunkt unserer Arbeit in humanitären Hilfeleistung und Aufklärung. Kontakte wurden geknüpft oder vertieft, unter anderem zum örtlichen Hygieneinstitut, welches uns später die Räumlichkeiten für den Unterricht zur Verfügung stellte. Die Praxis wurde fast vier Jahre von uns in einem rotierenden System betreut. Das bedeutete: Die KollegInnen wechselten wöchentlich oder in vierzehntägigem Rhythmus und kamen in die Stadt ca. dreimal im Jahr. […]*

In diese Praxis kamen Patienten mit „schwerwiegenden multiplen Erkrankungen, die infolge des Krieges sprunghaft anstiegen" [95]. Sie zeigten Angstzustände, Schlaflosigkeit, Depressionen, Psychosen, Psychosomatosen, Essstörungen und hirnorganische Psychosyndrome. Etwa 25 % der Patienten erfüllten die diagnostischen Kriterien einer PTBS.

Die hauptsächlich verordneten Arzneimittel waren Aconit, Arnica, Belladonna, Staphisagria, Calcium carbonicum, Natrium sulfuricum, Opium, Nux vomica, Ignatia, Natrium muriaticum, Stramonium und Hyoscyamus.

Die Praxisarbeit wurde begleitet von einer homöopathischen Ausbildung für Einheimische. Nach vier Jahren konnte sie an die mittlerweile geschulten Bosnier übergeben werden und besteht seitdem als feste Einrichtung in Mostar. Durch den langen Verlauf dieses Projektes konnte eine gute Dokumentation stattfinden und die Erfolge der homöopathischen Behandlung festgehalten werden: Die Akutsymptomatik hatte sich in allen Fällen reduziert, bei den chronischen Traumafolgestörungen kam es zu nachhaltigen Besserungen der psychischen und psychosomatischen Symptomatik. Die Lebensqualität verbesserte sich in allen Fällen: „Ich kann wieder weiterleben!", so sagten viele.

**Zitat aus dem Buch „Das Mostar-Projekt"** [95]

*[...] Daher war in vielen Fällen eine rasche Besserung der Symptome sowohl auf körperlicher als auch auf psychischer Ebene zu bemerken. Psychopharmaka, die dort in hohen Dosen an die Mehrzahl der PatientInnen abgegeben wurden, konnten in der Regel abgesetzt werden. Allgemeine Beschwerden wie Schlaflosigkeit, Alpträume, Angst- und Unruhezustände sowie depressive Verstimmungen ließen sich sehr erfolgreich behandeln. Pathologien auf physischer Ebene sprachen in der Regel ebenfalls gut an, jedoch war mancher Verlauf so drastisch und bösartig, dass dabei allenfalls Linderung erreicht werden konnte.*

*Auch nach unserer, allerdings nicht sehr langen, Zeit in Mostar zu urteilen, ist die Klassische Homöopathie eine effiziente, kostengünstige und schnell wirkende Heilmethode. [...]*

Ein **Behandlungsbeispiel** zeigt sehr gut den Erfolg der homöopathischen Behandlung: Ein Frontsoldat litt an einer PTBS mit Schlaflosigkeit, Unruhe, Panikattacken, Herzschmerzen, Erstickungsgefühlen und Entfremdungserleben. Er war gereizt, seine Wutanfälle richteten sich auch gegen seine Familie. Dann wurde er tätlich und schlug um sich. Er war nicht nur im Krieg an vorderster Front und wurde verwundet, sondern wurde auch Zeuge, als seine Eltern ermordet wurden. Nach der Gabe von **Aconitum** besserten sich seine Symptome um 90 %, wie er selbst sagte.

Nach dem ersten Projekt in Mostar entwickelten sich Folgeprojekte in **Sarajevo, Mazedonien, Bam (Iran), Sri Lanka, Bolivien, Ecuador, Sierra Leone und Kenia**. Es sollen im Folgenden exemplarisch die Erfahrungen aus denjenigen Projekten dargestellt werden, die besonders mit der Traumathematik zu tun hatten oder haben.

In **Sierra Leone** betreibt HOG seit 2009 eine homöopathische Ambulanz und unterrichtet einheimische Krankenschwestern. Die behandelten Patienten dort leiden weniger unter PTBS, sondern vielmehr unter Psychosomatosen. Das mag damit zusammenhängen, dass der Krieg bereits elf Jahre her ist. Die Mitglieder der Projektgruppe fliegen in wechselnder Besetzung regelmäßig zweimal pro Jahr für zwei Wochen dorthin. Sie berichten, dass die Patienten nicht über ihre traumatischen Erlebnisse sprechen: Es hat jeder erlebt, es ist nichts Besonderes, es ist normal. Sie erzählen nur von Körpersymptomen, die psychische Symptomatik ist schwer zu beurteilen. Belastungssymptome mischen sich mit Tropenkrankheiten, das häufigste Arzneimittel ist **Natrium muriaticum**, das gleichzeitig ein chronisches Traumamittel und ein Arzneimittel gegen Malaria ist.

Ein weiteres **Behandlungsbeispiel** zeigt die gute Wirkung der homöopathischen Behandlung: Ein im Krieg gefolterter Mann, der von seinen Peinigern halbtot geprügelt wurde, entwickelte eine rheumatoide Symptomatik und litt unter unerträglichen Gliederschmerzen. Er wurde mit **Arnica** behandelt und seitdem geht es ihm gut!

Nach dem Tsunami in **Sri Lanka** 2004 bauten HOG-Mitglieder eine ambulante homöopathische Praxis in einem Camp auf, wo die obdachlos gewordenen Menschen notdürftig Unterkunft fanden. Dabei machten die Homöopathen die Erfahrung, dass viele Menschen mit PTBS innerhalb einiger Wochen durch die homöopathische Behandlung beschwerdefrei waren. Es wurden hauptsächlich **Aconitum** und **Opium** bei der PTBS-Symptomatik eingesetzt. Besserten sich die Symptome aber nicht innerhalb von sechs Monaten, war dies ein Hinweis, dass diese Patienten schon vor dem Tsunami durch den Bürgerkrieg traumatisiert waren. Dann handelte es sich um ein kumulatives Trauma und die Patienten mussten konstitutionell behandelt werden. Sehr häufig fanden sich asthmatische Beschwerden, die als psychosomatisches Angst-Äquivalent gesehen werden können: Wenn jemand knapp dem Ertrinkungstod entkommen konnte, bleibt ein Erstickungsgefühl. Die Kultur verlangt von den Menschen dort, ihre Emotionen nicht zu zeigen, deshalb können sie über ihre Angst nicht sprechen. Sie wird dann in die psychosomatische Ebene verschoben und zeigt sich als Asthma. Die am häufigsten verordneten Arzneimittel waren Arsenicum album, Aconitum, Arnica, Sulfur, Stramonium, Ignatia und Natrium muriaticum.

Nach dem Erdbeben in **Bam** 2004 fuhr eine Gruppe von HOG-Mitgliedern in die betroffenen Gebiete im Iran. Sie behandelten viele Opfer der Naturkatastrophe, die vor allen Dingen Körperverletzungen, Querschnittslähmungen, Belastungssymptome und Angsterkrankungen zeigten. Dementsprechend wurde oft **Arnica, Aconitum und**

**Opium** verordnet. Leider stimmte die iranische Regierung einem längerfristigen Aufenthalt nicht zu, sodass das Projekt nach zwei Jahren beendet wurde.

Die **Erfahrungen in der Behandlung von Traumafolgestörungen** in den verschiedenen Projekten von HOG können folgendermaßen zusammengefasst werden:

Der Umgang mit einem kollektiven Trauma hängt von der soziokulturellen Situation ab. Oft werden die offensichtlich verletzten und traumatisierten Menschen aus der Gemeinschaft ausgeschlossen, was als kollektive Abspaltung des Traumas interpretiert werden kann. In **Bam** beispielsweise werden die querschnittsgelähmten Opfer des Erdbebens in Häusern versteckt, sodass sie nicht in der Öffentlichkeit zu sehen sind. Ebenso verfährt die Gesellschaft mit den Amputierten des Bürgerkriegs in **Sierra Leone**. Die kollektiven traumatischen Erfahrungen werden umso mehr verschwiegen, je länger das Trauma zurückliegt: Im **Mostar-Projekt** waren die Patienten noch froh, mit ihren Behandlern darüber sprechen zu können, in **Sierra Leone** spricht niemand mehr darüber. Allerdings gibt es auch interessante Versuche der gemeinsamen Traumabewältigung: Nach dem **Jugoslawien-Krieg** trafen sich die sexuell traumatisierten Frauen regelmäßig, um über ihre Traumata zu sprechen.

Es scheint auch lokal typische Folgeerkrankungen zu geben, die mit der unterschiedlichen Kausalität zu tun haben. In Sri Lanka litten viele traumatisierte Patienten an Asthma, während in Bam nach dem Erdbeben die Angsterkrankungen die häufigste Traumafolgestörung waren. – Ein Ertrinkungstrauma ist eine andere Ursache als eine Verschüttung, und dementsprechend entwickelt sich dann eine unterschiedliche posttraumatische Symptomatik.

Bei einem **akuten kollektiven Trauma** wie Krieg oder Naturkatastrophen leiden die Betroffenen häufig an **PTBS**, deshalb werden dann oft die typischen Traumamittel **Aconitum** und **Opium** verordnet. Liegt das kollektive Trauma weiter zurück, zeigen die Patienten **chronische Traumafolgestörungen** wie **Psychosomatosen**. Hier entspricht die kollektive Abspaltung des Traumas der psychosomatischen Abwehr: Der seelische Schmerz wird in den Körper verschoben, weil er bewusst nicht ausgehalten wird. Die Patienten kommen dann zuerst mit Körpersymptomen. Wenn das kollektive Trauma länger zurückliegt, wird nicht darüber gesprochen, denn es ist normal. Dann ist es in der Anamnese schwierig, die Causa zu finden. In Mostar redeten die Patienten über ihre traumatischen Erfahrungen, vielleicht deshalb, weil der Krieg kurz vorher stattgefunden hatte. Oder aber auch, weil hier eine andere Kommunikationskultur gepflegt wird als beispielsweise in Asien.

In den Projekten treffen die Behandler auf **alle Arten von Traumafolgestörungen**, aber es scheint lokale und kulturelle Besonderheiten zu geben, wie bereits oben beschrieben. Die Verlaufsbeobachtungen sind oft schwierig, aber in den meisten Behandlungsfällen berichten die Patienten von einer spürbaren Verbesserung der Beschwerden.

Allerdings muss man berücksichtigen, dass auch die Zuwendung einen heilenden Effekt hat, wie es eine Patientin aus Mostar ausdrückte: „Ich bin so froh, dass ich es Euch erzählen kann, dadurch geht es mir schon besser! Den anderen kann ich es nicht mehr erzählen, weil es allen so geht!" – Damit wird klar, dass die homöopathische Behandlung immer auch eine psychotherapeutische Situation ist und auch eine solche Wirkung hat. Umso wichtiger ist für die Behandler, dass sie für sich sorgen, um einer Sekundärtraumatisierung vorzubeugen. Einige Homöopathen, die sehr engagiert im Mostar-Projekt mitgearbeitet hatten, zeigten nach ihrer Heimkehr Belastungssymptome wie Schlaflosigkeit, Angstgefühle und Gereiztheit: typische Symptome einer sekundären Belastungsstörung, die durch das Hören der extrem traumatischen Erlebnisse ihrer Patienten ausgelöst wurde.

Insgesamt kann aus den Erfahrungen der HOG-Projekte die Schlussfolgerung gezogen werden, dass die homöopathische Behandlung nach kollektiven traumatischen Ereignissen wie Krieg oder Naturkatastrophen effektiv und kostengünstig ist und den betroffenen Menschen sehr gut helfen kann, um ihre Traumatisierungen zu überwinden.

## 10.1 Epilog

Ich habe in diesem Buch versucht, meine Erfahrung als homöopathische Ärztin und Psychotherapeutin mit dem Wissen aus der Psychotraumatologie zu verbinden und Schlussfolgerungen für die Praxis zu ziehen. Ich hoffe, mit diesem Versuch Interesse zu wecken. Denn meine Arbeit kann erst ein Anfang sein. Zu groß ist dieses Thema und wartet darauf, weiter erforscht zu werden. Ich möchte keine Dogmen aufstellen, sondern Anlass zur Diskussion geben, um die Homöopathie in diesem Bereich weiterzuentwickeln. Gerade in der fachspezifischen Versorgung traumatisierter Patienten könnte sie eine wichtige Stellung einnehmen, denn: Die pharmazeutische Industrie forscht mit Hochdruck an der Entwicklung traumaspezifischer Substanzen. **Die Homöopathie hat sie schon!**

# 11 Abkürzungen

**CBT** *Cognitiv-Behaviorale Traumatherapie*
**DSM** *Diagnose-Manual*
**EMDR** *Eye Movement Desensitization and Reprocessing*
**EPMS** *Extrapyramidalmotorische Störung*
**HOG** *Homöopathen ohne Grenzen*
**ICD** *Diagnose-Manual*
**IRT** *Imagery Rehearsal Therapy*
**KBT** *Konzentrative Bewegungstherapie*
**KZT** *Kurzzeittherapie*
**MAO** *Monoaminoxidase*
**MPTT** *Mehrdimensionale psychodynamische Traumatherapie*
**NET** *Narrative Expositionstherapie*
**PITT** *Psychodynamisch-imaginative Traumatherapie*
**PTBS** *Posttraumatische Belastungsstörung*
**PTSD** *Posttraumatic Stress Disorder*
**SSRI** *Selektive Serotonin-Wiederaufnahmehemmer*

# 12 Abbildungsnachweis

**Abb. 4.2, 4.3** nach Huber M. Trauma und die Folgen. 4. Aufl. Paderborn: Junfermann; 2009

**Abb. 7.1** Thieme Verlagsgruppe

**Abb. 7.2** Dr. Roland Spohn, Engen

**Abb. 7.3** www.fotolia.com/unpict – Paul Schwarzl

**Abb. 7.4** Thieme Verlagsgruppe

**Abb. 7.5** MEV

**Abb. 7.6** aus Trachsel D, Vetsch B. 88 homöopathische Arzneimittel für akute Erkrankungen. Stuttgart: Hippokrates; 2008

**Abb. 7.7** Creatic Collection

**Abb. 7.8** Corel Stock

**Abb. 7.9** Dr. Roland Spohn, Engen

**Abb. 7.10, Abb. 7.11** Dr. Rudolf König, Preetz

**Abb. 7.12** Thomas Möller, Ludwigsburg

**Zeichnungen**: Angelika Brauner, Hohenpeißenberg

# 13 Literatur


[1] Allen HC. Arzneimittellehre. Radar

[2] Altmeyer/Thomä. Die vernetzte Seele. Stuttgart: Klett-Cotta; 2006

[3] Ammon G. Kindesmisshandlung. München: Kindler; 1979

[4] Barocas HA and CB. Wounds of the Fathers. The next generation of Holocaust victims. International review of psychoanalysis 1973; 6: 331–340

[5] Besserer K. Homöopathische Behandlungsoptionen bei PTBS. AHZ 2/2012

[6] Bode S. Die vergessene Generation. Stuttgart: Klett-Cotta; 2004

[7] Boericke W. Handbuch der homöopathischen Materia medica. 3. Aufl. Stuttgart: Haug; 2004

[8] Bohleber W. Handbuch der Psychotraumatologie. Stuttgart: Klett-Cotta: 2011:110

[9] Bohleber W. Wege und Inhalte transgenerationaler Weitergabe. Psychoanalytische Perspektiven. In: Radebold H, Bohleber W. und Zinnecker, J: Transgenerationale Weitergabe kriegsbelasteter Kindheiten. Weinheim: Juventa; 2009: 107–118

[10] Bomhardt M. Arzneimittellehre Berlin: Verlag Homöopathie + Symbol; 1994

[11] Bowlby J. Frühe Bindung und kindliche Entwicklung. München: Reinhardt; 2001

[12] Cienfuegos J, Monelli C. The testimony of political repression as a therapeutic instrument. Am J Orthopsychiatry 1983; 53: 43–51

[13] Clarke JH. Der neue Clarke Arzneimittellehre. Radar

[14] Coulter C. Portaits homöopathischer Arzneimittel. Heidelberg: Haug; 1998

[15] Dilling H, Mombour W, Schmidt MH (Hrsg). Internationale Klassifikation psychischer Störungen ICD 10. Bern, Göttingen, Toronto: Hans Huber; 1991

[16] Dorcsi M. Einführung in die Homöopathie. 6 Bände. Band 1. 7. Aufl. Heidelberg: Haug; 1992

[17] Dorcsi M. Konstitution. Homöopathie. 6 Bände. Band 3. 6. Aufl. Heidelberg: Haug; 1998

[18] Dornes M. Der kompetente Säugling. Frankfurt/M: Fischer; 1995

[19] Diagnostisches und Statistisches Manual Psychischer Störungen - DSM-5. Göttingen: Hogrefe; 2014

[20] Eckert A, Kost R. Krieg gegen den Körper – Kriegstrauma und Krebs. Lindauer PT-Wochen 2014

[21] Eliascheff C. Das Kind, das eine Katze sein wollte. München: dtv; 1997

[22] Erickson M, Rossi EL. Hypnotherapie: Aufbau, Beispiele, Forschungen (Leben Lernen 49). 9. Aufl. Stuttgart: Klett-Cotta; 2007

[23] Ermann M. Lehrbuch der psychosomatischen Medizin und Psychotherapie. Stuttgart: Kohlhammer; 2007

[24] Farrington EA. Arzneimittellehre. Radar

[25] Ferenczi S. Sprachverwirrung zwischen dem Erwachsenen und dem Kind, In: Schriften zur Psychoanalyse. Bd 2. Frankfurt a.M.: Fischer; 1933: 303–313

[26] Fischer G. Mehrdimensionale psychodynamische Traumatherapie (MPTT). Heidelberg: Asanger; 2000

[27] Flatten G et al. Leitlinienreport zur S 2-Leitlinie Diagnostik und Therapie von akuten Folgen psychischer Traumatisierung. Trauma und Gewalt 2011a; 5: 200–219

[28] Flatten G. Posttraumatische Belastungsstörung: Leitlinie und Quellentext. 2. Aufl Stuttgart: Schattauer; 2004

[29] Förster G, Hee H. Vergleichende Arzneimittellehre homöopathischer Polychreste. Stuttgart: Haug; 2002

[30] Freud A. Das Ich und die Abwehrmechanismen. München: Kindler; 1980

[31] Freud S. Hysterie und Angst. Frankfurt/M: Fischer; 1994

[32] Freud S. Psychologie des Unbewussten. Frankfurt/M: Fischer; 1994

[33] Freud S. Vorlesungen zur Einführung in die Psychoanalyse. Frankfurt/M: Fischer; 1994

[34] Freud S. Zur Ätiologie der Hysterie. Studienausgabe Bd 6. 1896

[35] Gawlik W. Arzneimittelbild und Persönlichkeitsportrait. Stuttgart; Hippokrates; 1999

[36] Gnaiger-Rathmanner J. Homöopathie bei Psychotrauma. Stuttgart: Haug; 2013

[37] Guernsey HN. Arzneimittellehre. Radar

[38] Hahnemann S. Chronische Krankheiten. Radar

[39] Hahnemann S. Organon. Radar

[40] Hahnemann. Reine Arzneimittellehre. Radar

[41] Herbold W, Sachsse U. Das sogenannte innere Kind. Vom inneren Kind zum Selbst. Stuttgart: Schattauer; 2007

[42] Hering C. Arzneimittellehre. Radar

[43] Hirsch M. Psychoanalytische Traumatologie. Stuttgart: Schattauer; 2004

[44] Hirsch M. Trauma. Gießen: Psychosozial-Verlag; 2011

[45] Holderegger MH. Der Umgang mit dem Trauma. Stuttgart: Klett-Cotta; 1993

[46] Huber M. Multiple Persönlichkeiten. Frankfurt/M: Fischer; 1995

[47] Huber M. Trauma und die Folgen. Paderborn: Junfermann; 2005

[48] Hughes DA. Building the Bonds of Attachment. New York: Jason Aaronson Verlag; 2006

[49] ICD 10, Kap. V (F). Klinisch diagnostische Leitlinien. Dilling H, Mombour W, Schmidt MH (Hrsg.). Bern, Göttingen, Toronto: Hans Huber; 1992

[50] Jahr GHG. Arzneimittellehre. Radar

[51] Kernberg O. Borderline-Störungen und pathologischer Narzissmus. Frankfurt a.M.: Suhrkamp; 1983

[52] Khan MMR. The concept of cumulative trauma. Psychoanalytical Study of the child 1963; 18: 286–306

[53] Kösters C. Übersicht der Miasmentheorie von Hahnemann bis heute. Vortrag. Jahrestagung des DZVHÄ, Bamberg 2008

[54] Krakow B, Johnston L, Melendrez D, Hollifield M, Warner TD, Chavez-Kennedy D, Herlan MJ. An open-label trial of evidencebased cognitive behavior therapy for nightmares and insomnia in crime victims with PTSD. Am J Psychiatry 2001a; 158(12): 2043–2047

[55] Lichtenberg et al. Psychoanalytische Behandlungstechnik. Stuttgart: Pfeiffer bei Klett-Cotta 1996

[56] Mahler M et al. Die psychische Geburt des Menschen. Frankfurt/M: Fischer; 1994

[57] Mentzos S. Psychodynamische Modelle in der Psychiatrie. Göttingen: Vandenhoek und Ruprecht 1991

[58] Mertens W, Waldvogel B. Handbuch psychoanalytischer Grundbegriffe. Stuttgart: Kohlhammer; 2002: 12, 727

[59] Miller A. Du sollst nicht merken. Frankfurt: Suhrkamp; 1981

[60] Moser T. Dämonische Figuren. Die Wiederkehr des dritten Reiches in der Psychotherapie. Frankfurt: Suhrkamp; 1997

[61] Nijenhuis ERS. Somatoforme Dissoziation. Paderborn: Junfermann; 2006

[62] Panksepp J. Trennungsschmerz als mögliche Ursache für Panikattacken. Neuropsychologische Überlegungen und Befunde. Ptt / online/ info. Stuttgart: Schattauer; 2013

[63] Pfanzelt I. Das Burnout der Homöopathen heißt Mitgefühlserschöpfung. AHZ 2/2014

[64] Pfanzelt I. Das Symptom und seine Bedeutung in Psychoanalyse und Homöopathie. Vortrag am Institut für Psychosymbolik, München 1996

[65] Pfanzelt I. Die verborgene Botschaft der Angst. AHZ 6/2011

[66] Pfanzelt I. Hahnemann und die Psychiatrie. Vortrag im Rahmen eines Projektes von HOG in Skopje/ Mazedonien 2004

[67] Pfanzelt I. Kindesmisshandlung und Vernachlässigung – Eine retrospektive Untersuchung an den Münchner Gesundheitsämtern. Dissertation zum Erwerb des Doktorgrades der Medizin an der LMU München. 1993

[68] Pfanzelt I. Psychosomatik und Homöopathie. AHZ 5/2013

[69] Pfanzelt I. Trauma und Homöopathie. AHZ 2/2012

[70] Phatak SR. Homöopathische Arzneimittellehre. Göttingen: Burgdorf; 2004

[71] Rauwald M. Vererbte Wunden. Weinheim: Beltz; 2013

[72] Reddemann L, Wöller W. Psychodynamische Verfahren. In: Handbuch der Psychotraumatologie Stuttgart: Klett-Cotta; 2011

[73] Reddemann L. Psychodynamisch-Imaginative Traumatherapie ( PITT). Stuttgart: Pfeiffer bei Klett-Cotta; 2004

[74] Reimann EM. The Application of positron emission tomography to the study of normal and pathological emotions. J Clin Psychiatry 1997; 58(4/12)

[75] Rhode-Dachser C. Das Borderline-Syndrom. Seattle, Toronto: Huber; 1995

[76] Riedesser P, Fischer G. Lehrbuch der Psychotraumatologie. München: Reinhardt UTB; 2009

[77] Rüegg JK. Gehirn, Psyche und Körper Stuttgart: Schattauer; 2007

[78] Rush F. Das bestgehütete Geheimnis – sexueller Kindesmissbrauch. Berlin: orlanda frauenverlag; 1991

[79] Sack M, Sachsse U. In: Komplexe Traumafolgestörungen. Stuttgart: Schattauer; 2013: 280

[80] Schauer M, Neuner F, Elbert T. Narrative exposure therapy (NET) training manual: a short term intervention for traumatic stress disorders in children and adolescents. Göttingen: Hogrefe und Huber; 2005

[81] Schmidt JM. Taschenatlas Homöopathie in Wort und Bild. Heidelberg: Haug; 2001

[82] Scholten J. Homöopathie und Minerale. 11. Aufl. Kandern: Narayana; 2013

[83] Schulte W, Tölle R. Psychiatrie. Berlin, Heidelberg, New York: Springer; 1979

[84] Seidler G, Freyberger H, Maerker A. Handbuch der Psychotraumatologie. Stuttgart: Klett-Cotta; 2011

[85] Seidler G. Psychotraumatologie – Das Lehrbuch. Stuttgart: Kohlhammer; 2013

[86] Selye H. The Stress of Life New York: McGraw-Hill; 1976

[87] Sparenborg-Nolte A. Miasmen in der homöopathischen Fallanalyse. Stuttgart: Haug; 2011

[88] Spitz R. Vom Säugling zum Kleinkind. Stuttgart: Klett-Cotta; 1989

[89] Spitz RA. Hospitalism: an inquiry into the Genesis of psychiatric conditions in early childhood. Psychanal Study Child 1945; 1: 53–74

[90] Stern D. Mutter und Kind – die erste Beziehung. Stuttgart: Klett-Cotta 1994

[91] Terr L. Childhood Traumas: an outline and overview. American Journal of psychiatry 1991; 27: 96–104

[92] Therapeutische Umschau, Band 63. Stuttgart: Thieme; 2006

[93] Virk G. Stereotype Reaktion. In: Spektrum der Homöopathie 2/2010. Kandern: Narayana; 2010

[94] Vithoulkas G. Essenzen homöopathischer Arzneimittel. Höhr-Grenzhausen: Sylvia-Faust-Verlag; 1998

[95] Warken S, Wedel E v, Weinmann S. Das Mostar-Projekt. Starnberg: Verlag Peter Irl; 2003

[96] Werner R. Homöopathie – kräftig geschüttelt. Leer: G + P Verlag; 2010

[97] Whitmont EC. Psyche und Substanz. Göttingen: Burgdorf; 1987

[98] Wiberg E. Lehrbuch der anorganischen Chemie. Berlin: Walter de Gruyter; 1960

[99] Winnicott DW. Von der Kinderheilkunde zur Psychoanalyse. London: Tavistock; 1958

[100] Wirtz U. Seelenmord. Freiburg: Kreuz-Verlag; 1991

[101] Wittchen HU, Sass H, Zaudig M et al. Diagnostisches und statistisches Manual psychischer Störungen DSM 3 R. Weinheim: Beltz; 1991

[102] Wöller W. Trauma und Persönlichkeitsstörung. Stuttgart: Schattauer; 2006

# Sachverzeichnis

## T

## U



## V



## W



## Z